权威·前沿·原创

皮书系列为

“十二五”“十三五”国家重点图书出版规划项目

BLUE BOOK

智库成果出版与传播平台

健康杭州蓝皮书

BLUE BOOK OF HEALTHY CITY CONSTRUCTION IN HANGZHOU

健康杭州发展报告（2021）

ANNUAL REPORT ON HEALTHY CITY CONSTRUCTION IN HANGZHOU (2021)

主　编 / 王旭初　杨　磊

副主编 / 马海燕　许亮文　赵定东

社会科学文献出版社

SOCIAL SCIENCES ACADEMIC PRESS (CHINA)

图书在版编目(CIP)数据

健康杭州发展报告. 2021 / 王旭初，杨磊主编. --
北京：社会科学文献出版社，2021. 12
（健康杭州蓝皮书）
ISBN 978 -7 -5201 -9437 -2

Ⅰ. ①健… Ⅱ. ①王… ②杨… Ⅲ. ①医疗保健制度
-研究报告-杭州-2021 Ⅳ. ①R199. 2

中国版本图书馆 CIP 数据核字（2021）第 249368 号

健康杭州蓝皮书
健康杭州发展报告（2021）

主　　编／王旭初　杨　磊
副 主 编／马海燕　许亮文　赵定东

出 版 人／王利民
责任编辑／孙海龙　胡庆英
责任印制／王京美

出　　版／社会科学文献出版社·群学出版分社（010）59366453
　　　　　地址：北京市北三环中路甲 29 号院华龙大厦　邮编：100029
　　　　　网址：www. ssap. com. cn
发　　行／市场营销中心（010）59367081　59367083
印　　装／三河市东方印刷有限公司

规　　格／开 本：787mm × 1092mm　1/16
　　　　　印 张：22. 5　字 数：336 千字
版　　次／2021 年 12 月第 1 版　2021 年 12 月第 1 次印刷
书　　号／ISBN 978 -7 -5201 -9437 -2
定　　价／158. 00 元

《健康杭州发展报告（2021）》
编辑委员会

张军根	张丽娟	张杭君	张磊磊	陈　齐
陈玮臻	陈明方	陈晓玲	陈悦彤	陈燕娟
周　侃	周　驰	孟　萌	赵定东	胡小璞
姜　鹏	姜华强	袁北方	徐　珏	徐玛瑙
谈　芳	曹庆春	曹亦菲	崔月颖	蒋智伟
韩大卫	韩新连	谢　璐	赖思宏	管　帅
魏　华				

主要编撰者简介

王旭初 主任医师，杭州市卫生健康委党委委员、副主任，浙江省预防医学会第六届理事会常务理事，《浙江预防医学》第八届编委会委员，杭州市预防医学会第四届理事会会长、常务理事。主要研究方向为公共卫生与卫生事业管理。

杨　磊 博士，博士生导师，教授，杭州师范大学原副校长。《健康研究》杂志主编，享受国务院政府特殊津贴专家，首批“新世纪百千万人才工程”国家级人选，教育部高校教学指导委员会公共卫生与预防医学分委员会委员，浙江省高校公共卫生与预防医学教学指导分委员会副主任委员，浙江省科技发展咨询委员会专家，浙江省预防医学会副会长，浙江省预防医学会企业健康促进专业委员会主任委员、劳动卫生与职业病专业委员会副主任委员。浙江省重点科技创新团队“公共卫生监测与突发事件处置关键技术”负责人，省高校“钱江高级人才”（特聘教授）。先后主持完成了科技部、国家自然科学基金委、教育部、浙江省等国家和省部级重大课题十余项，获省部级教学科研成果奖5项。主要研究方向为预防医学、社会医学和卫生事业管理、健康管理。在国内外学术刊物上发表论文190多篇，其中SCI收录论文70余篇。主编和参编《健康杭州发展报告2018》《健康杭州发展报告2020》《职业健康服务与管理》《预防医学》《初级卫生保健学》等十余部著作。承担国家卫健委健共体全民健康管理制度研究、杭州市健康服务业发展对策研究及昆明市健康城市建设发展规划等多项决策应用类课题，主持完成的“省级卫生资源配置标准研究”被新疆维吾尔自治区政府采纳应用并获省级科技进步三等奖。

马海燕 杭州师范大学公共卫生学院教授。兼任浙江省预防医学会公共卫生监测委员会副主任委员、浙江省预防医学会流行病学专业委员会委员、浙江省预防医学会企业健康促进专业委员会委员。从事公共卫生与预防医学教育近30年。主要研究方向为健康教育与健康促进、健康城市理论与实践，主持“十一五”国家科技支撑计划项目的子课题、“十二五”国家科技攻关重点计划项目的子项目，及浙江省科技厅、杭州市的各类科研项目。主编《健康教育与健康促进》，参与编著《健康杭州发展报告2018》《健康杭州发展报告2020》《社区健康和谐之路》《社区护理导论》等教材及著作十余部。

许亮文 教授，硕士研究生导师。现任杭州师范大学医学部副主任、公共卫生学院院长。兼任中华预防医学会卫生保健分会第三届委员会常务委员，浙江省预防医学会第六届健康教育专业委员会副主任委员，浙江省健康促进与教育协会第三届理事会副会长，浙江省预防医学会理事。从事高等教育工作30年，长期承担流行病学、全科医学概论、预防医学、行为医学等教学工作。主要研究方向为人群健康素养与健康行为监测与评估、慢性病监测与预防、人群健康教育与健康促进等。主持了国家自然科学基金“中学生肥胖相关行为分阶段管理模式的研究”、浙江省重点研发项目“浙江省听力损失流行特征及其环境风险因素识别”等省部级、市局级40余项课题；发表学术论文80余篇；主编了《健康服务与管理技能》《医院健康教育与健康促进》《公共卫生监测概论》等教材。

赵定东 社会学博士（后），杭州师范大学公共管理学院教授。兼任中国社会学会理事、浙江省社会工作师协会副会长、浙江省“十三五”学科组专家、浙江省城乡社区治理专家指导委员会和浙江省新时代文明实践建设专家指导委员会委员等。曾从军10年，先后立功多次，荣获浙江省首届最美退役军人和浙江省万名好党员称号。进入学界超过 18 年，主要研究方向为社会建设、基层治理和社会政策。主持国家社会科学基金青年项目、一般项目和重点项目 5 个，省部级项目 10 余个，地方政府委托项目 50 余个，出版专著 10 部，发表论文 140 余篇。多项成果荣获省部级奖项。

摘　要

人民健康是民族昌盛和国家富强的重要标志，预防是最经济、最有效的健康策略。为深入实施健康中国战略，坚持把人民健康放在优先发展的战略地位，杭州市人民政府出台了《健康杭州三年行动（2020—2022年）的实施意见》，在健康杭州建设的既有基础上结合杭州实际提出具有杭州特色的，由8个主题25个专项行动组成的健康杭州行动。健康杭州行动推进至今已取得了良好的健康效益，不仅提升了人民群众的健康获得感、幸福感和生活质量，而且为经济社会协调发展提供了健康基础保障。

本书以健康杭州行动的推进与发展为切入点，归纳了杭州市以人民健康为中心的健康杭州行动实践情况。全书由总报告和分报告两个部分组成，总报告梳理了健康杭州行动的发展背景与探索实践，在分析健康杭州行动各项举措的基础上，围绕其面临的新形势和发展机遇，提出针对性的发展建议。分报告从健康环境、健康社会、健康服务、健康人群、健康文化、健康产业、健康治理七个方面，以杭州市绿道建设、健康乡村环境治理、智慧健康小屋、"西湖益联保"、城乡意外伤害、公共场所AED管理、整合型医疗健康服务体系、家庭医生签约、"两癌"筛检、居民心理健康服务、3岁以下婴幼儿照护、安宁疗护实践、健康文化的杭州实践、健康小镇、生物医药产业、大健康共治机制16个典型案例或模式为例，详细阐述了其具体实践情况，并提出了相关的发展策略与建议。

杭州市围绕"独特韵味、别样精彩"的世界名城建设理念，着力推进健康环境建设，以打造全市域绿道网为抓手，基于"两轴两连九射多环"

的空间结构进行绿道布局，通过“生态筑底、文化挖掘、数字赋能”多方位打造杭州特色精品绿道、文化绿道和智慧绿道。在健康乡村环境治理方面，杭州市以“千村示范、万村整治”工程为起点，扎实开展乡村环境治理工作，推动城乡统筹水平持续提升，“产村人”融合更加和谐。为满足市民日益增长的健康服务需求，杭州市利用先进的健康终端检测和互联网技术推进智慧健康小屋建设，助力打通医疗服务“最后一公里”，落实卫生健康服务领域“最多跑一次”及数字化改革的创新举措，让市民就近享受便捷的健康服务。

在健康社会的建设中，杭州市结合其基本医疗保障实际及市民现实需求，推出了具有普惠性质的城市商业补充医疗保险产品“西湖益联保”，通过数字赋能畅通线上投保渠道，减轻市民疾病负担。杭州市积极预防和减少城乡意外伤害，通过在全市范围内开展持续、系统的伤害监测，掌握伤害发生的流行特征与变化趋势，从而有效地预防和减少伤害发生，并及时开展伤害防治工作。此外，杭州市率先以地方立法形式规范公共场所 AED 的配置和使用，使杭州公共场所 AED 的配置使用规范发展，形成了公共场所 AED 管理的杭州模式。

杭州市持续优化健康服务，深入推进整合型医疗健康服务体系建设，通过“三医联动”“六医统筹”改革，构建全方位全周期的人民健康保障体系，切实提高卫生健康供给质量和服务水平。为维护全生命周期健康，杭州市充分利用“城市大脑”“智慧医疗”“最多跑一次”工作中的信息技术优势，助力全方位推进“医养护一体化签约服务”和“家庭医生签约服务”，目前已形成了值得借鉴的杭州经验与模式。杭州市持续开展适龄妇女乳腺癌和宫颈癌的免费筛查工作，从 2016 年至 2020 年，每年筛查 70 万人左右，达到了早诊断、早发现、早预防、早治疗的目的。通过搭建基层社会心理服务平台、开展多种形式的科普宣传、建立心理援助热线和危机干预队伍、实施心理社工培育工程、构建疫情防控心理服务模式等，完善社会心理服务体系建设，保障市民心理健康。

为全方位培育健康人群，杭州市积极探索具有杭州特色的 3 岁以下婴幼儿照护服务发展道路，不断推动多元化的婴幼儿照护服务体系建设。杭州市在全市范围内推广安宁疗护试点工作，出台一系列政策文件对安宁疗护服务相关标准、安宁疗护机构设施、人员配备以及安宁疗护指导中心建设的要求制定规范。深入推进医疗健康与养老服务相结合，推动建立机构、社区、居家相衔接的安宁疗护服务体系。

杭州市通过健康教育讲师团、移风易俗与健康家庭的建设营造健康文化氛围。选拔覆盖全方位全生命周期的金牌健康教育讲师，按照市民需求在城市、乡村等不同场所开展健康知识科普工作。多方位倡导新风正气，将“移风易俗”与新冠肺炎疫情防控工作相结合，改变旧陋习，树立新风尚。积极培育健康家庭，通过重点打造示范区培育健康家庭建设杭州模式，深入贯彻“将健康融入所有政策”，协同推进健康家庭建设。

杭州市大力发展杭州特色健康产业，着力推进健康小镇的建设与生物医药产业的发展。本书通过对杭州市正在创建的4个健康特色小镇的发展实践进行梳理，对杭州市生物医药产业基础进行分析，总结健康小镇建设至今形成的特色经验与存在的主要问题，以及杭州生物医药产业的优势与短板，对杭州健康小镇与生物医药产业高质量发展路径和保障提出建议。

为深入贯彻“将健康融入所有政策”，推进健康治理体系与治理能力现代化，杭州市成立了健康杭州建设领导小组与7个专项组；建立杭州市健康影响评价制度，研发并正式启用了公共政策健康影响评价辅助决策信息系统；组建了健康杭州专家智库，数字赋能健康治理，提升大健康共治机制中的治理能力。通过对杭州市居民对于健康城市建设的知晓度、参与度、满意度进行评价，评估杭州健康城市建设对提升居民获得感的影响程度。杭州市积极开展公共政策健康影响评价工作，构建公共政策健康影响评价工作保障机制，持续拓展公共政策健康影响评价制度的实施路径，完善杭州市公共政策健康影响评价体系，不断探索具有可复制性的杭州经验。

关键词： 健康杭州　健康城市　健康治理

Abstract

People's health is an important symbol of the prosperity of a nation and a country, and prevention is the most economical and effective health strategy. In order to further implement the Strategy of Healthy China and give priority to the development of people's health, Hangzhou Municipal People's Government issued the Implementation Opinions of The Three-year Action of Healthy Hangzhou (2020 –2022) . Based on the construction of healthy Hangzhou and combining with the actual situation of Hangzhou, the healthy Hangzhou action composed of 8 themes and 25 special actions with Hangzhou characteristics is put forward. So far, the Healthy Hangzhou Action has achieved good health benefits, which not only improves people's sense of health gain, happiness and quality of life, but also provides a strong health guarantee for the coordinated economic and social development.

Starting from the promotion and development of Healthy Hangzhou action, this book summarizes the practice of healthy Hangzhou action centered on people's health in Hangzhou. The book is composed of two parts: the general report and the sub-report. The general report summarizes the development background and exploration practice of the Healthy Hangzhou Action. Based on the analysis of various measures of the Healthy Hangzhou Action, it puts forward targeted suggestions for its development centering on the new situation and development opportunities it faces. The report is divided into seven aspects: healthy environment, healthy society, health service, healthy population, health culture, health industry and health management. ToHangzhou the greenway construction, rural environmental health, wisdom, health cabin, the "west lake coinsurance" AED, accidental injury between urban and rural areas, public management, integrated medical and health service system, the family doctor to sign, "two" cancer screening, community psychological services, infants and young children under the age of 3 pilot, health care, hospice care, cultural practices, health town, Hangzhou biological medicine industry And 16 typical cases or models of the co-governance mechanism of big health are taken as examples to elaborate the specific practice and put forward relevant development strategies and suggestions.

Hangzhou focuses on the construction of a world famous city with "unique charm and unique splendor" to promote the construction of a healthy environment. To build the whole city greenway network as the starting point, based on the spatial structure of "two axes, two links, nine shoots and multiple rings", greenway layout, through "ecological bottom building, cultural mining, digital empowerment" to create Hangzhou characteristics of boutique greenway, cultural greenway and wisdom greenway. In the aspect of healthy rural environment governance, Hangzhou has taken the "1000 Villages Demonstration, 10000 Villages Renovation" project as the starting point to carry out rural environmental governance, promote the continuous improvement of urban and rural overall planning level, and make the integration of "production and village people" more harmonious. To meet people's growing health services demand, Hangzhou use advanced health terminal detection and Internet technology to promote wisdom house construction, power through the medical service "the last kilometer", and the implementation of the health services "up to run a" digital reform and innovation, convenient health service to our residents nearby.

In the construction of a healthy society, Hangzhou city combined its actual basic medical security and the actual needs of citizens, launched an inclusive urban commercial supplementary medical insurance product "The west lake yi lian insurance", which unimpeded online insurance channels through digital enabling to reduce the burden of disease of citizens. Hangzhou actively prevents and reduces accidental injuries in urban and rural areas. By carrying out continuous and systematic injury monitoring throughout the city, Hangzhou can master the epidemic characteristics and changing trend of injuries, so as to effectively prevent and reduce the occurrence of injuries and timely carry out injury prevention and control work. In addition, Hangzhou took the lead in standardizing the allocation and use of AED in public places in the form of local legislation, making the allocation and application of AED in public places in Hangzhou standardized and developed, forming the Hangzhou model of AED management in public places.

Hangzhou has continued to optimize health services and further promoted the construction of an integrated medical and health service system. Through the reform of "linkage of the three medical services" and "overall planning of the six medical services", Hangzhou has built a comprehensive and full-cycle people's health security system and effectively improved the quality of health supply and service level. In order to maintain the health of the whole life cycle, Hangzhou has deeply explored the advantages of information technology in the work of "urban brain", "smart medical treatment" and "run at most once", and helped comprehensively promote the "integrated contract service of medical care" and "family doctor contract service", which has formed Hangzhou experience and model worth learning from. Hangzhou has continued to carry out free screening for breast cancer and cervical cancer among women of appropriate age. From 2016 to 2020, about 700000 women have been screened every year, achieving the goal of early diagnosis, early detection, early prevention and early treatment. To improve the construction of social psychological service system and ensure the mental health of citizens, we should build a social psychological service platform at the grass-roots level, carry out various forms of popularization of science, establish psychological assistance hot line and crisis intervention team and other social psychological services, implement psychological social work training project and construct psychological service model for epidemic prevention and control.

In order to cultivate healthy people in an all-round way, Hangzhou actively explores the development path of care services for infants under 3 years old with Hangzhou characteristics, and constantly promotes the construction of diversified infant care service system. Hangzhou promoted the pilot work of hospice care throughout the city, and issued a series of policy documents to formulate standards for hospice care services, facilities and staffing of hospice care institutions, and the construction of hospice care guidance centers. We will further integrate medical and health services with elderly care services, and promote the establishment of a hospice care service system that connects institutions, communities and homes.

Hangzhou has created a healthy cultural atmosphere through health education seminars, changing customs and building healthy families. Selection of gold medal health education lecturers covering all aspects of the whole life cycle, according to the needs of the public in cities, villages and other places to carry out health knowledge popularization. We will advocate a new and healthy spirit in all aspects, combine "changing customs and customs" with COVID -19 prevention and control work, change old and bad habits, and establish new customs. We will actively foster healthy families by focusing on theHangzhou model of building demonstration zones to foster healthy families, thoroughly implement the policies of integrating health into all, and jointly promote the construction of healthy families.

Hangzhou has made great efforts to developHangzhou characteristic health industry, focusing on promoting the construction of health town and the development of Biological medicine industry. Book through four of Hangzhou is creating healthy characteristic town to comb the development of practice, biological medicine industry in Hangzhou city were analyzed, and sum up the experiences of health town construction has formed characteristic and the main problems and advantages and short of biological medicine industry, Hangzhou town to Hangzhou health and biological medicine industry development path and the high quality security advice.

In order to thoroughly implement "integrating health into all policies" and promote the modernization of health governance system and capacity, Hangzhou has set up a health Hangzhou Construction leading group and 7 special groups. EstablishedHangzhou health impact evaluation system, developed and officially launched the public policy health impact evaluation auxiliary decision information system; Hangzhou expert think tank for health has been set up to empower health governance digitally and enhance governance capacity in the mechanism of joint health governance. Through the evaluation of the awareness, participation and satisfaction degree of Hangzhou residents in the construction of healthy city, to evaluate the impact of Hangzhou healthy city construction on improving residents' sense of gain. Actively explore the health impact evaluation of public policies, improve the health impact evaluation system of public policies in Hangzhou, and constantly explore the reproducible experience of Hangzhou.

Keywords: healthy Hangzhou; healthy city; health governance

目 录

Ⅰ 总报告

Ⅱ 分报告

健康环境篇

健康社会篇

健康服务篇

健康人群篇

健康文化篇

健康产业篇

健康治理篇

皮书数据库阅读使用指南

CONTENTS

I General Report

II Topical Reports

Healthy People

Health Culture

Health Industry

Health Governance

总报告

General Report

B.1 健康杭州行动发展报告

杨 磊　王建勋　李金涛　曹庆春*

摘　要： 健康杭州行动是杭州市在新发展阶段全面实施健康中国行动，进一步推动健康城市建设落实健康中国战略的具体措施。杭州市自启动健康杭州行动三年计划以来，推动健康理念融入决策全过程、场所培育惠及全领域行业、多维度实施全方位健康干预、使全人群健康管理覆盖全生命周期、全要素干预健康影响因素，深入开展具有地方特色的25个健康杭州专项行动，以此加速实现健康治理现代化，改善居民生活方式，有效预防重大疾病，提升居民健康水平。2020年，全市人均期望寿命达到83.12岁，5岁以下儿童死亡率2.78‰、婴儿死亡

* 杨磊，杭州师范大学原副校长，博士，教授，博士生导师，主要从事预防医学、社会医学与卫生事业管理、健康管理等方面的研究；王建勋，杭州市健康城市指导中心主任，高级经济师，主要负责健康城市建设理论研究与实践、健康影响评价研究；李金涛，杭州市健康城市指导中心健康城市评价科科长，经济师，主要从事健康影响评价、场所健康促进研究；曹庆春，杭州师范大学公共卫生学院硕士研究生。

率1.79‰、孕产妇死亡率为1.69/10万，①人群主要健康指标均达到发达国家水平。

关键词：　健康城市　健康治理　健康实践　健康评价

2019年6月24日，国务院印发了《国务院关于实施健康中国行动的意见》。健康中国行动推进委员会出台《健康中国行动（2019—2030年）》，围绕疾病预防和健康促进两大核心，开展15个重大专项行动。健康中国行动是实施健康中国战略的重要举措，对培育大卫生、大健康理念，从“以疾病诊治为中心”转变为“以健康为中心”具有历史性意义，也是增进人民健康福祉的实际行动，充分体现了人民健康优先发展的战略思想，对于全面建成小康社会、加快推进社会主义现代化建设具有重要意义。

杭州市是习近平新时代中国特色社会主义思想的重要萌发地之一，是展示新时代中国特色社会主义优越性的重要窗口。将健康融入所有政策、实施健康中国战略是习近平新时代中国特色社会主义思想的重要组成部分，也是国家治理体系和治理能力现代化的重要内涵。健康杭州行动是在健康杭州建设基础上推动健康中国战略在杭州的进一步深化，是持续改善人居环境、健全健康服务体系、提升人民健康水平、完善健康发展监测评估机制、推进大健康治理体系与治理能力现代化的实际举措。杭州市自2008年启动健康城市建设工作以来，牢固树立大健康理念，全面实施大健康战略，高水平推进健康杭州建设，取得了大量的经验与成果。杭州市从保护健康环境、构建健康社会、优化健康服务、营造健康文化、培育健康人群、发展健康产业等方面入手，贯彻落实把人民健康放在优先发展的战略地位的精神。为积极响应健康中国行动的新形势全面打造健康杭州建设

① 杭州市卫生健康委员会：《杭州市公共卫生事业发展“十四五规划”》，http://www.hangzhou.gov.cn/art/2021/10/11/art_1229541463_3943927.html，最后访问日期：2021年12月13日。

新格局，杭州市快速开展健康杭州行动工作，根据健康杭州工作实际在全方位干预健康影响因素、维护全生命周期健康和防控重大疾病的基础上结合杭州特色开展了一系列预防疾病、促进健康专项行动，全方位、全周期保障人民健康，提升人民群众的健康获得感、幸福感和生活质量，为经济社会协调发展提供了健康基础保障。

一　健康杭州行动的发展背景

（一）健康问题所需

自改革开放以来，我国医疗卫生资源迅速增加，医疗卫生服务体系不断健全，基本公共卫生服务均等化水平稳步提高，居民健康水平持续改善，主要健康指标总体优于中高收入国家平均水平。随着社会经济的发展，工业化、城镇化、人口老龄化进程加快，生态环境、生活方式等不断变化，我国居民疾病谱已发生重大转变。居民健康知识知晓率偏低，吸烟、过量饮酒、缺乏体育锻炼、不合理膳食等不健康的行为与生活方式日益普遍，由此引起的疾病（如心脑血管疾病、癌症、慢性呼吸系统疾病、糖尿病等慢性非传染性疾病）发病人数、患病人数和死亡人数不断增多，导致疾病负担占疾病总负担的比率持续增长。同时，突发性公共卫生事件防控形势变得严峻。

新型冠状病毒肺炎（COVID－19）疫情发生以来，杭州市严格落实疫情防控相关法规与政策，市卫生健康委会同有关部门扎实推进疫情防控各项工作并取得了较好的阶段性成效。同时，在疫情防控中也暴露出当前在健康共治体制机制方面存在的一些短板：一是大健康治理的“共治、法治、长治”等体制不健全，“定责、确责、促责、评责”等机制不完善；二是健康影响因素和事件的监测、评估、预警等体系尚不完善，健康治理精准导向性不强；三是政府部门“将健康融入所有政策”的意识依然不强，健康治理主体性和协同性不够，缺乏有效的管理、制约和协调机制；四是企业、单位等社会治理主体组织动员机制不健全，健康主体责任与自我管理意识和能力不足，参与疫情防控等健康治理的主动性、实效性和科学性有待提升；五是公众参与健康行动的主动性不够，缺乏自我健康责任意识，“手卫生”“咳嗽礼仪”等健康意识淡薄，“宅经济、夜经济”等新经济模式引发的中青年人群“不合理饮食”“缺乏体育锻炼”等负外部问题日渐突出，由此导致的慢性病患者逐年增加，“政府宏观主动”与“个体微观被动”、“客观需求旺盛”与“主观意识淡漠”矛盾日趋凸显；六是政府大健康战略的价值观尚未完全确立，健康治理的系统性、源头性和综合性有待加强。

（二）国家战略所需

在党的十八届五中全会上，我国首次提出了“推进健康中国建设”。2016 年 10 月 25 日，中共中央、国务院印发了《“健康中国 2030”规划纲要》，提出了健康中国建设的目标和任务，并将“共建共享、全民健康”作为建设健康中国的战略主题。2017 年 10 月，党的十九大报告提出“实施健康中国战略”，将维护人民健康提升到国家战略的高度，做出实施健康中国战略的重大决策部署。为进一步配合推动健康中国战略，加快《“健康中国 2030”规划纲要》相关战略目标的实现，2019 年 6 月 24 日，国务院印发了《国务院关于实施健康中国行动的意见》，提出：通过“强化政府、社会、个人责任”“强化跨部门协作，鼓励和引导单位、社区（村）、家庭和个人行动”等综合策略推进健康中国行动落实。成立健康中国推进委员会，印发健康中国行动组织实施和考核方案，从国家层面出台《健康中国行动（2019—2030 年）》，紧密围绕疾病预防和健康促进，完善政策、考核等机制建设，在全方位干预健康影响因素、维护全生命周期健康、防控重大疾病等方面组织开展 15 个专项行动。2019 年 7 月 25 日，国务院召开全国推进健康中国行动电视电话会议，健康中国行动进入实质性推进阶段。2019 年 12 月 23 日，浙江省人民政府发布了《浙江省人民政府关于推进健康浙江行动的实施意见》，提出全面实行健康影响因素干预、持续改善健康环境、维护全生命周期健康、防控重大疾病、强化医疗卫生服务保障、发展健康产业六大方面的任务，健康浙江行动进入实质性推进阶段。2020 年 8 月，浙江省委省政府健康浙江领导小组办公室印发《关于推进健康浙江行动的组织实施方案（2020—2022 年）的通知》，对健康浙江行动的阶段性目标和任务进行了具体部署。

为全力推进健康杭州建设，深化实施健康中国行动和健康浙江行动，杭州市卫健委于 2020 年 12 月发布了《杭州市人民政府关于推进健康杭州三年行动（2020—2022 年）的实施意见》。健康杭州行动聚焦当前影响人民群众健康的主要问题和重点疾病，从影响健康因素的前端入手，围绕全人群进行全方位的健康干预，在健康策略、目标定位、责任主体和具体行动任务上都实现了较大程度的提升和丰富。

（三）健康杭州行动建设基础

自 2007 年开展健康城市试点建设以来，杭州市始终坚持世界卫生组织倡导的“将健康融入所有政策”的理念，把人民健康放在优先发展的战略地位，牢固树立大健康理念，全面实施大健康战略，高水平推进健康杭州建设。在健康杭州“6 + 1”平台的支撑下，稳步推进实现人人享有基本医疗保障、人人享有基本养老保障、人人享有 15 分钟卫生服务圈、人人享有 15 分钟体育健身圈、人人享有安全食品、人人享有清新空气、人人享有洁净饮水“七个人人享有”的健康城市建设目标，以及完成营造健康文化、保护健康环境、优化健康服务、培育健康人群、发展健康产业、构建健康社会“六项”工作任务。杭州市健康城市建设工作开展至今，人居环境更加健康、公共服务更加均衡、健康服务更加完善、健康水平显著提高、健康文化日益丰富、健康产业发展迅速。

近年来，杭州市在健康融入城市规划、公共政策、部门职责和社会管理四个方面做了有益探索，开展了公共政策健康影响评价工作。公共政策健康影响评价是遵循大健康理念，从最广泛的健康影响因素入手，以物质环境因素、社会环境因素、生物心理因素、生活方式因素、医疗服务因素等大健康影响因素和躯体健康、心理健康、社会适应及道德健康的“四维健康观”为依据，评价相关政策、规划和项目是否存在直接或间接影响健康的因素，并针对可能存在的健康风险因子，提出改进对策建议。[①] 目前杭州市已开展公共政策健康影响评价试点工作，尝试对即将出台的公共政策进行可能影响健康的评估，尽可能发挥公共政策对公众健康的正向促进作用，减少或尽可能避免潜在不良影响，切实维护广大市民健康权益。

2016 年，杭州城市大脑上线，可以对城市进行全局实时分析，利用城市的数据资源优化调配公共资源。城市大脑发展至今，已从早期的交通领域拓展到舒心就医、便捷泊车等民生服务领域，实现从“治堵”向“治城”的转变。新冠肺炎疫情发生后，2020 年 2 月杭州市借助城市大脑推出“杭州健康码”数字化防疫措施，实施“绿码、红码、黄码”三色动态管理，在市民出行、复工复产等方面发挥了重要作用。“杭州健康码”还将不断拓展和深化生产生活场景和智能应用，应用于城市全人群、生命全周期、健康全过程，实现“一码在手，健康全城通”，成为助推“健康杭州”建设的公共服务平台。

在前述背景下，杭州市分析了多元主体健康共治体制机制改革的必要性，并提出基本设想。2019 年，杭州市实现了“常住人口超千万、经济总量超 1.5 万亿元、人均 GDP 超 2 万美元”三个标志性突破。2021 年 5 月，中共中央、国务院发布《关于支持浙江高质量发展建设共同富裕示范区的意见》。2021 年 7 月，中共杭州市委、杭州市人民政府印发《杭州争当浙江高质量发展建设共同富裕示范区城市范例的行动计划（2021—2025 年）》，进入了新时代杭州市高质量发展的新阶段。没有人民的健康就没有全面的小康，没有卫生的现代化就没有全省的现代化。[②] 突袭而至的新冠肺炎疫情更是加速了“健康优先，预防为主”大健康社会共识的形成。新形势下，国家在国民经济和社会发展方面对健康的关注将会更为凸显。

---

① 《杭州市公共政策健康影响评价试点实施方案（试行）》（杭政办函〔2019〕82 号），杭州市人民政府门户网站，2019 年 12 月 04 日，http：//www.hangzhou.gov.cn/art/2019/12/4/art_1256295_40752791.html，最后访问日期：2019 年 12 月 4 日。

② 胡晓青：《习近平眼中的健康中国》，人民网 - 生命时报，2016 年 08 月 19 日，http：//health.people.com.cn/n1/2016/0819/c398004-28650001.html，最后访问日期：2016 年 8 月 19 日。

二　健康杭州行动探索与实践

（一）健康杭州行动前期部署

2020年，健康杭州行动被纳入杭州市委深改委重点工作。杭州市政府办公厅发布了《杭州市人民政府关于推进健康杭州三年行动（2020—2022年）的实施意见》，提出到2022年，基本形成具有杭州地方特色的大健康现代化治理体系，健康影响评价制度和健康杭州考核制度等政策体系更加成熟，数字健康治理水平走在全国前列；居民健康水平持续提升，健康文化氛围更趋浓厚，人居环境更加健康宜居，健康服务更加完善，健康保障更加均衡，健康产业结构更加优化。①

健康杭州行动将健康浙江26项行动与杭州实际相结合，提出具有杭州特色的主题，分别为“普及健康生活方式、改善健康环境、营造健康社会、全生命健康周期促进、重大疾病防控、优化医疗卫生服务保障体系、推进大健康治理体系现代化和发展健康产业八个主题。细分为健康知识普及、合理膳食、全民科学健身、公共场所控烟、心理健康促进、健康支持性环境提升、社区人居环境改善、全民亚运健康促进行动、健康细胞建设、食品药品安全、预防和减少伤害、妇幼健康促进、中小学健康促进、职业健康促进、老年健康促进、心脑血管疾病防治、癌症防治、慢性呼吸系统疾病防治、糖尿病防治、深化医改打造智慧健康、完善公共卫生应急和服务体系、健康保障惠民、大健康治理体系构建、公共政策健康影响评价试点、健康产业发展促进等25项行动”。2021年，杭州市编制《健康杭州三年行动专项实施方案（2020—2022）》，为各专项行动制定了明确的工作方案和行动计划，建立了健康杭州行动部门联席会议、信息报送、进展通报等较为完善的工作机

① 《杭州市人民政府关于推进健康杭州三年行动（2020—2022年）的实施意见》（杭政函〔2020〕120号），杭州市人民政府门户网站，2020年12月15日，http://www.hangzhou.gov.cn/art/2020/12/15/art_1229063381_1707173.html，最后访问日期：2020年12月15日。

制。根据行动总体部署要求，杭州市每季召开健康杭州三年行动及省级示范试点工作推进会，市级各行动牵头部门和县区市分管领导、联络员参加会议，以便贯彻26项健康浙江行动的精神，部署下一步的工作。并将贯彻健康中国行动和健康浙江行动与健康城市建设、亚运城市行动、健康治理等系列工作进行有机融合，形成完整的大健康治理体系。

（二）健康杭州行动探索与实践情况

健康杭州行动三年计划实施阶段正值杭州市“后峰会前亚运”时期。杭州市委市政府提出了打造“数智杭州·宜居天堂”，争当高质量发展建设共同富裕示范区城市范例的战略目标。健康杭州行动积极探索实施“全方位、全过程、全周期、全领域、全要素”健康，高质量打造健康中国示范区，推动健康事业与健康产业协同发展，初步形成了健康城市品牌和居民健康福祉双提升的良好发展态势。

1. 强化健康理念融入，实施全过程健康

近年来，杭州市积极贯彻新时代卫生健康工作方针和“把人民健康放在优先发展的战略地位”理念，推动将健康融入城市规划、建设、管理全过程及各环节。

（1）从决策源头融入健康理念

杭州市将健康城市主题常态化纳入市委党校各级领导干部培训班课纲，深入坚持“以人民为中心、问题导向、统筹兼顾、创新引领、共建共享”五大理念，努力从全过程保障人民群众健康。针对国务院关于推进健康中国行动电视电话会议提出的“以治病为中心转向以人民健康为中心”和“建立健康影响审查制度”等有关要求，杭州市积极开展优化大健康建设体制机制调研，并形成了专题调研报告。

近年来，杭州市持续加强健康环境、健康文化、健康社会、健康服务、健康人群、健康产业六大任务和保障支撑体系平台建设，并将贯彻健康中国行动和健康浙江行动与健康城市建设、亚运城市行动、健康治理等系列工作进行有机融合，形成完整的大健康治理体系。2020年，杭州市委深改委第七次会议审议通过了《杭州市推进大健康治理能力现代化的实施意见》，为今后持续推进健康杭州行动与建立多元化、多层次、多维度的大健康治理体系提供了有力的政策支撑。把“健康杭州”的建设摆在了更加重要的位置，贯彻落实大健康理念，让人民群众有更多的健康获得感。

为了深入推进25项健康杭州行动，杭州市针对每一项具体行动成立了行动工作组和专家组，构建了“党委领导、政府主导、部门协同、社会参与、数字赋能”的数智健康工作模式。同时注重技术支撑，利用高校、科研机构的“智库”力量，与各高校、机构建立长期的合作关系，初步建立起涵盖健康全领域和生命全周期的健康共建体系。

（2）在公共政策实施过程中融入健康理念

从2016年起，杭州市开始探索开展公共政策健康影响评价工作，在国内率先把“健康融入所有政策”写入地方国民经济和社会发展“十三五”规划，将“城市治理框架下健康影响因素前置评估和实际应用可行性研究及推广”作为重点项目写入《杭州市建设健康城市“十三五”规划》。2019年12月，杭州市政府办公厅印发了《杭州市公共政策健康影响评价试点实施方案（试行)》，推动“将健康融入所有政策”策略落实到城市规划、建设和治理的各方面，坚持健康优先、改革创新、实事求是、可持续发展的基本原则，将健康影响评价和干预列入各部门制定公共政策的全过程，发挥公共政策对公众健康的导向作用，切实维护广大市民健康权益。[①] 杭州市作为国内最早由政府部署实施公共政策健康影响评价的城市之一，探索形成了“健康影响评价流程图”“健康影响因素清单目录”“政府部门健康影响评价操作手册”。

杭州市依托在杭高校科研院所组建健康影响评价专家库，通过与北大、清华、浙大、同济、西湖大学、杭州师范大学以及中国健康教育中心等高校和科研机构积极开展多形式合作，持续强化健康杭州专家智库建设，运用技

① 《杭州市公共政策健康影响评价试点实施方案（试行)》（杭政办函〔2019〕82号），杭州市人民政府门户网站，2019年12月4日，http：//www. hangzhou. gov. cn/art/2019/12/4/art_ 1256295_ 40752791. html，最后访问日期：2019年12月4日。

术支撑提升公共政策健康影响评价能级。杭州市在健康杭州行动中提出了到2022年，具有杭州地方特色的大健康现代化治理体系基本形成，健康影响评价制度等政策体系更加成熟的目标。这一目标的达成除政策法规的支持外，还需要高水平健康科技智库进行理论指导、调查研究和专业评估，为健康治理体系建设提供科学的决策依据。杭州市在这方面已进行了积极的探索，利用高校、科研机构的“智库”力量，成立北京大学公众健康与重大疫情防控战略研究中心（杭州中心）等，与各高校、机构建立长期的合作关系，开展健康城市政策、智慧健康治理、健康管理适宜技术推广等科研工作。成功申报杭州市健康治理重点学科，加强健康治理领域科技研发和实践应用，助力杭州市打造中国健康城市治理现代化创新实践示范区。围绕数字化改革要求，开展数智健康治理体系和框架研究。

2021年6月，为加快推进“将健康融入所有政策”进程，全面启动杭州市公共政策健康影响评价工作，提升评价标准化和信息化水平，杭州市召开了公共政策健康影响评价推进会暨评价辅助决策信息系统启动会议。早在2017年，杭州市健康办就委托杭州师范大学利用自然语言人工智能处理技术启动研发“杭州市公共政策健康影响评价辅助决策系统”，该系统历时三年研发，已初步具备自动识别健康影响因素关键词、自动检索健康影响支撑文献、智能输出相应修订建议、自动输出健康影响评价参考依据等系列功能。该系统通过平台化管理、智能化辅助和可视化操作，协助评价主体开展公共政策健康影响评价，在国内率先实现对公共政策健康影响评价的数智化运作模式。

同时，杭州市积极参与浙江省及全国健康影响评价相关工作会议，赴省内外兄弟城市沟通交流传播杭州经验。参与编写全国健康城市技术指南、公共政策健康影响评价操作手册，不断提升公共政策健康影响评价层级。

（3）在健康杭州建设绩效考核上融入健康理念

从2018年至今，健康杭州建设相关专题工作连续四年被列入了市委改革办和市委考评办重点任务清单。2019年，健康杭州考核项目作为专项考核单列项目纳入市级综合目标考核。2021年，健康杭州行动和健康浙江行动示范试点工作被纳入重点任务清单。同时，市政府将健康杭州建设纳入行政奖励计划，初步建立起奖惩分明的考核激励机制。在健康杭州的考核指标设置过程中，将健康中国和健康浙江建设考核指标作为必备指标占比为80%，健康杭州指标占比为20%，另外还设置了大健康治理特色加分指标，引导各部门积极开展健康杭州建设。

2. 强化场所健康促进，实施全领域健康

健康单位是指能有效运用健康促进方法、综合措施，倡导健康理念、健康行为和生活方式，改善环境、服务，使之有利于人们的健康、和谐，并激发潜能的工作、学习、生活的组织或场所（“健康细胞工程”所含对象）。健康单位的培育是健康城市的重要组成部分与健康城市建设的重要抓手，也是各类型社会主体参与到大健康治理共建共享健康杭州成果的重要途径。

（1）健康单位培育覆盖全领域

早在2008年，杭州市在启动健康城市建设试点工作之时，就配套开展了各类健康单位的培育工程。培育类型包含了社区、农村、学校、医院、机关、企业、市场、商场、宾馆、饭店、景点和家庭等12类。通过开展健康单位培育工作，杭州市调动各方面的积极因素，营造健康生活方式的支持氛围，普及健康生活方式相关知识，提供健康生活方式指导，增强市民健康意识，提升健康素养，提高全体市民的健康生活水平和生活质量。

（2）培育标准与时俱进

2009年，杭州市由市健康办牵头制定了第1版12类健康单位建设标准，针对不同类型的单位提出了个性化和差异化的培育要求，并于2013年进行了修订。健康中国战略提出后，杭州市根据最新的发展形势需要，对相应的健康单位培育标准进行了修订，为单位和场所健康促进建设提供了技术保障。2021年新版省级健康促进医院建设标准印发后，杭州市对照2013年旧版标准进行了深入分析，找准突破口和提升空间，持续推进健康单位建设。

健康单位建设的管理办法包括申报、指导、评估、命名、长效管理五个方面的内容。符合申报条件的单位按照自愿原则填写建设健康单位的申报表，向县区市健康办申报，经县区市健康办审核并推荐上报市健康办，市健康办复核备案。市、区两级健康办采取随机抽查方式对申报单位的建设工作进行中期技术指导，一年不少于两次，以提高申报单位查找问题的准确性、干预方案的可行性、评估指标的科学性。在整个项目的进行期间共评估考核3次。最初的评估是由县区市健康办负责，对项目实施方案的可行性以及科学性进行评估；中期评估由市健康办组织，主要了解项目确定的目标，以及工作计划与实际执行过程是否一致；最后评估验收，各建设健康单位首先根据健康单位评估指标进行自我评价，写出自我评估报告及今后提升的方向，然后向所在县区市健康办递交书面评估报告，县区市健康办初评后向市健康办推荐。市健康办组织专家进行评估验收。专家评估验收各项指标内容均达到要求后，予以命名表彰。命名后的单位要制订新的建设规划和健康影响因素干预计划，对建设过程要进行监督，做好质量管控，并随时修订、完善各种方案。健康单位每4年复核1次，对不符合健康单位要求的，将撤销健康单位称号。①

（3）健康单位形成品牌

2009～2013年，杭州市将健康单位建设纳入了市委办公厅和市政府办公厅“两办”表彰序列。2020年，又将健康单位培育纳入了市政府重点工作任务。截至2020年底，全市已培育市级健康单位1968家，二级以上医院省级健康促进医院覆盖率达80.56%，中小学健康促进学校覆盖率达78.74%，健康社区覆盖率达到62.4%，省级卫生村开展健康村镇建设覆盖率25.97%，健康企业覆盖率16.41%。2011年11月，在杭州举办了全国健康市场建设现场会，杭州的健康市场培育工作得到了世界卫生组织的高度评价。2016年，为有利于健康城市建设，尤其是健康单位建设的整体发展，实行统一规范下的分类指导，杭州市建设健康城市领导小组办公室结合近几

① 曹承建：《健康城市之细胞工程——健康单位建设指南》，浙江大学出版社，2016，第12～13页。

年健康城市建设工作的实践，组织相关专业人员编写了《健康城市之细胞工程——健康单位建设指南》。健康细胞培育工程成为推动不同行业共享共同健康的重要形式，在社区、企业等社会单元建立微观健康管理组织体系，完善了社会细胞参与健康治理的机制和路径，让健康自我管理理念在全社会广泛兴起，形成了社会健康共识。

3. 强化多维健康促进，实施全方位健康

世界卫生组织在著名的《维多利亚宣言》中提出了健康的生活方式，即健康四大基石：合理膳食、适量运动、戒烟限酒、心理平衡，对预防疾病和促进健康具有积极作用。健康杭州三年行动计划（2020—2022 年）的实施意见从健康生活方式着手，覆盖了这四大健康基石，从全方位多角度实施人群健康干预。

（1）加强健康知识普及行动

健康知识普及工作对维护和促进人们的健康具有重要意义，是帮助人们认识自身的健康责任、养成健康行为和生活方式的重要手段。为满足人民群众对权威科学和健康科普知识的强烈需求，杭州市举办金牌健康讲师大赛，以赛代选，组建金牌健康讲师团，在全市范围内打造高水平健康讲师队伍。通过“网络选课”和“统筹安排”相结合确定年度巡讲计划，开发并上线实施科普讲座选课系统，实行点餐式预约与讲师的双向选课相结合。

同时，杭州市提倡健康讲座进文化礼堂，推动健康教育与农村文化礼堂有机结合，采用“点餐配送式”开展系列健康讲座，利用农村文化礼堂网络全、覆盖广、人气旺的优势，将优质医疗卫生与健康教育资源送入农村文化礼堂，全面提升农民群众健康素养水平。杭州市将健康素养进农村文化礼堂行动作为市委“六大行动”“文化兴盛”部分考核内容，纳入市政府年度综合目标考核，实施季度活动总结和绩效评估工作。此外，杭州市充分发挥全国数字经济第一城优势，依托新媒体平台，积极探索数字化新技术的应用，建设健康科普新媒体阵地、虚拟演播室，并尝试与视频云技术合作；针对不同类型人群开展新冠疫情防控的宣传。

（2）加强合理膳食行动

合理膳食是健康的重要基础，为帮助人们掌握正确的营养健康知识，养成健康的饮食习惯，杭州市举办了全民营养周启动仪式、中国学生营养日主题宣传、科学大讲堂等活动，推动营养健康知识科普宣传。在全省率先制定营养指导员工作方案，完善营养指导工作要求及营养监测管理要求，组建营养指导员队伍。目前全市已培训聘任营养指导员 1784 人。并全面推进一系列营养监测工作，包括开展学生剩饭剩菜状况调查、居民营养及膳食消费调查、居民营养知识知晓率调查等活动。

此外，为开展合理膳食行为实践教育引导，解决学生超重、肥胖、营养不良等问题，杭州市重点依托校园食育基地建设和校园肥胖干预活动，市疾控中心于 2021 年度继续对全市中小学校的供餐状况进行调查，完成学生营养监测分析报告并设计了 100 套适合中小学生的营养套餐，免费发放至各区县及各中小学校，为学校及家长提供带量食谱和营养素分析报告及膳食搭配建议，引导学生科学营养用餐。

（3）加强全民健身行动

全民健身是增强人民体魄、增进身心健康的重要途径。目前，杭州正处在“亚运会、大都市、现代化”的重要窗口期，为进一步扩大科学健身行动覆盖面，2020 年 4 月，杭州市委市政府将亚运健康城市行动作为亚运城市八大行动之首，加快推进健康城市行动。自亚运健康城市行动启动以来，全民健身设施更加完善，健康要素融入杭州市公共空间提升规划进程加快。杭州市分类推进全市 36 个公共体育场馆服务，充分利用闲置土地，大力改造绿道、游泳水域，截至 2021 年，新建群众身边的体育设施 200 处以上，人均体育场地面积不断提升。继续挖掘学校体育场地设施开放潜力，在抓好疫情常态化防控的前提下，全市 716 家符合条件的学校体育场地设施在双休日、节假日向社会开放。持续实行体育场馆免费开放工作，每月 1 至 2 天免费开放，室外田径场等设施常态化免费开放，从而更好地满足市民的健身需求。加强数字体育在全民健身领域的应用，提升全民健身公共服务能力，推进全民健身地图 2.0 版建设。通过“AI 动杭州”小程序，实现场馆导航、预订、支付和赛事报名等。此外，杭州市积极引进国际 A 类体育赛事，继续培育杭州马拉松、国际（杭州）毅行大会、横渡钱塘江等本土品牌赛事。目前全市共有 13 个体育赛事列入省级品牌体育赛事名录库，入库数量位居全省第一。

2021 年杭州市召开市级体育社团上半年业务培训会议，加快体育社团实体化改革和标准化建设，落实体育社团等级评估政策。制定完善社会体育指导员相关培训和服务机制，加强社会体育指导员队伍建设，发挥社会体育指导员的组织管理作用。并召开 2021 年度杭州市体质测试工作会议暨技术培训班，切实加强科学健身指导水平。杭州市“体育大脑”、“校园智慧健身一件事”、“泳池智能管理一件事”和“社会力量办赛一件事”成功入选省体育数字化改革“揭榜挂帅”项目。

（4）加强心理健康促进行动

心理健康是健康的重要组成部分，加强心理健康促进有助于改善公众心理健康水平，促进人际和谐与社会稳定。提升居民心理健康素养水平，普及心理健康知识是促进心理健康的主要措施。杭州市充分利用网络、微博、微信等方式，开展心理健康科普宣传。加强心理援助和心理危机干预，在市本级成立市心理危机研究与干预中心，开通 24 小时心理援助热线。同时，提升心理健康服务能力也是心理健康促进行动的关键措施，市司法局、市公安局等市级部门充分利用部门优势，积极开展心理健康行业服务，各地针对不同类型人群开展心理健康服务。针对老年人心理健康，杭州市积极开展阿尔茨海默病现况调查及前瞻性队列研究，分析该人群心理健康状况，开展第二次身心健康评估工作，探索适合地方人群的老年心理服务模式。借助人工智能创新技术应用，打造数字化智能社会心理服务体系，开展镇街“解铃工作站”每周 1 次心理咨询师驻点服务工作；同时依托爱心科技馆，建立了全国首个心理社工孵化基地。目前全市各县区市三级社会心理服务平台已搭建完毕，其中乡镇（街道）覆盖率已达到 100%。乡镇（街道）已 100% 建立精神卫生综合管理小组。社会心理服务已纳入杭州市城乡基本公共服务体系，且市、县两级均已建立“心理人才库”，总数达 1600 余人。

4. 强化全程健康管理，实施全生命周期健康

全生命周期健康促进以人的生命周期为主线覆盖每个人从出生到死亡的全生命周期，提升婴儿期、幼儿期、儿童期、少年期、青年期、成年期、老年期等不同阶段的健康水平，根据不同群体的特点，在重点时期为重点人群提供健康干预和健康保障，精准降低健康损害的发生概率，力求实现预防疾病、促进健康、延长寿命、提高生活质量的目标。近年来，杭州市立足全人群和全生命周期两个着力点，提供公平可及、系统连续的健康服务，提升全生命周期健康水平。

（1）做好妇幼健康服务工作

2020 年 9 月，为提高妇女健康服务水平，杭州市制订下发了《关于开展杭州市更年期妇女保健规范化建设活动的通知》，并构建更年期妇女保健服务网络。此外，杭州市全面实施出生缺陷预防项目，出台《杭州市出生缺陷防治实施工作方案》，落实产前筛查、产前诊断、增补叶酸项目财政资金保障，并着力开展消除“艾梅乙”母婴传播、“两癌”检查项目，加大对 0～3 岁儿童发育筛查监测宣传力度。2020 年，杭州市开始将新生儿先天性心脏病“双指标法”筛查列为基本公共服务项目，常态化开展工作。通过出生缺陷防治中心和产前筛查质控中心统筹开展出生缺陷防治单位的指导、检查和质控。

为保护母婴生命安全，杭州市研发了智能化产科电子病历系统，开发推广电子版“母子健康手册”，将生育登记、孕产期保健、儿童保健、免疫接种服务“合四为一”，实现孕产妇、区妇幼保健医生和市妇幼保健院之间的信息实时共享。通过移动终端一站式、连续化服务，让孕产妇主动参与健康管理。杭州市自 2019 年 7 月起推进出生“一件事”联办改革，目前已累计联办事项 102335 件。2020 年，为解决办事群众出院后也能申请办理出生医学证明的问题，杭州市推出出生医学证明邮寄服务，完成邮寄证明 1.95 万份。2021 年 1 月，杭州市出台《杭州市人民政府办公厅关于促进 3 岁以下婴幼儿照护服务健康发展的通知》，推动建立健全婴幼儿照护服务工作管理体制和运行机制。2020 年，增加婴幼儿健康照护服务供给纳入市政府重点民生实事项目，在市和县（区、市）两级妇幼保健院，分别建立婴幼儿照

护服务指导中心，积极落实照护服务民生实事。2020 年，共计完成新增婴幼儿照护服务机构 70 家，新增婴幼儿照护服务托位 2626 个，组织编写《杭州市 3 岁以下婴幼儿照护家长读本》及《婴幼儿照护服务技能提升培训教材》，举办下社区婴幼儿照护服务培训 139 场，市财政给予民生实事项目补助资金 250 万元。此外，杭州市积极推进公共场所母婴设施建设工作，全市已建成并投入使用的公共场所母婴室达到 644 家。

（2）持续关注老年健康服务

为做好老年健康工作，杭州市于 2016 年被列为首批国家级医养结合试点后，着力开展医养结合工作。2020 年 8 月，为进一步推进医养结合，提升老年健康服务和医养结合服务能力，杭州市依托市老年病医院成立了杭州市老年健康指导中心，率先在国内开展紧密医养联合体试点工作，在联合体之间建立内部业务协作、双向转诊机制。目前，已有 7 家市级医院、3 家社区卫生服务中心与 27 家医养结合机构正式签订紧密医养联合体合作协议。截至 2020 年底，全市医养结合机构 75 家，总床位 28634 张，全市运行的养老机构均能以不同形式为入住老年人提供医疗服务。2020 年，杭州市被授予全国唯一“幸福示范标杆城市”。

杭州市积极探索以市级安宁疗护技术指导中心为引领，以县级安宁疗护中心或病区为支撑，以社区卫生服务中心（乡镇卫生院）和护理院、医养结合机构等开展安宁疗护服务的机构为主体，构建安宁疗护服务网络。2020 年 6 月，杭州市结合本市实际情况研究制定了《杭州市安宁疗护试点工作实施方案》，帮助改善临终患者生存质量，提升临终患者生命尊严，打通全生命周期健康服务的最后一环。目前全市共有 18 家医疗机构开展安宁疗护服务，设置安宁疗护病床 200 余张。试点开展阿尔茨海默病早期筛查和干预工作，拱墅区选取 5 个老龄化程度较高的社区启动社区老人益智增能试点项目，受益老年人将达到 1.8 万。上城区通过医养护一体化服务信息平台提供上门医疗护理服务，打造“未来健康屋”，开展签约居民健康管理闭环工作。

此外，杭州市着力加强老年健康宣教和健康管理，落实基本公共卫生服务老年人健康管理服务项目，做实做细家庭医生签约服务工作。截至目前，全市65岁以上老年人签约服务人数已达104万，所占比例为80%。社区卫生服务中心（卫生院）与2600余家居家养老服务中心开展协议上门巡诊、健康管理和健康宣教等工作。

（3）突出职业人群健康促进

2020年疫情防控常态化后，杭州市积极巩固在疫情防控期间形成的助企防疫工作经验，印发了《杭州市助企健康指导工作方案》，重点推进企业健康医生、驻企健康指导员、企业健康管理员等制度落实；完善了公共卫生和医疗卫生服务“绿色通道”服务企业平台，帮助企业解决健康相关问题。2021年，杭州市编制了《健康中国企业行动国家杭州方案（2021—2023年）》《杭州市高质量健康IT企业试点培育总体方案》，大力推进职业场所健康促进工作。此外，杭州市积极开展“互联网+职业健康”信息化建设，探索建立全新的杭州市职业卫生培训取证新机制，2021年4月“杭州市职业健康培训服务互联网平台”全面启动运行，积极开展职业健康教育与职业健康促进和职业健康技术指导工作，推进企业依法履行职业病防治等相关法定责任和义务，从而有效保障劳动者的健康。同时，杭州市卫生健康委联合市人社局、市民政局、市医保局、市总工会和市经合办通过线上举办的职业健康知识有奖竞答活动，扎实开展《中华人民共和国职业病防治法》宣传工作。自2019年以来，全市就有17万多人参与竞答。此外，杭州市推动重点行业领域尘毒危害专项治理、职业性尘肺病随访及回顾性调查、职业病危害现状调查和工伤扩面以及建设尘肺病康复站试点等工作，落实尘肺病防治工作。

2020年11月，浙江省预防医学会企业健康促进专业委员会在杭州成立。该专委会围绕保护劳动者健康这一宗旨，以健康中国行动中的“职业健康保护行动”和“健康企业建设”为抓手，汇聚多学科、多领域人才团队为各类健康企业建设提供咨询、规划、培训与评估服务，大力推进职业场所健康促进工作。

5. 强化社会因素干预，实施全要素健康

（1）数智赋能串起健康全要素

杭州市依托城市大脑，构建了智慧环境监测、智慧交通、智慧养老、数字城管、数字平安、数字治疫、舒心就医、健康码，以及智慧场馆和全民健身地图 2.0 等场景，基本实现了主要健康风险因素的在线监测、评估和预警。

杭州市通过夯实数字化健康转型基础，构建标准化、智能化的医疗健康大数据平台，积极探索开展 5G + 医疗健康应用试点项目，并推动无人机在医疗卫生领域的应用，推进县区市医学人工智能示范应用。深入推进分级诊疗体系建设与城市医疗联合体建设，完成了《杭州市推进城市医疗联合体建设实施方案（征求意见稿）》的起草。此外，为提升县域医疗服务能力，杭州市实施医疗卫生“山海”提升工程，并深化院前医疗急救体系建设，提升院前急救服务能力。根据《关于印发杭州市卫生健康委委属医院医疗资源双循环绩效管理实施方案（试行）的通知》要求，开展 2020 年度双循环考核，梳理双循环信息化建设需求，制定双循环信息化改造初稿，梳理各医院双循环开展项目情况及特色资源。

（2）健康环境持续优化

健康环境是人民群众健康的重要保障，在世界卫生组织提出的影响健康的四个主要因素中，环境因素占比达到 17%。影响健康的环境因素不仅包括物理、化学和生物等自然环境因素，还包括社会环境因素。杭州市积极学习贯彻习近平新时代中国特色社会主义思想和党的十九大精神，自觉践行生态文明思想和“绿水青山就是金山银山”的发展理念，努力打造“美丽中国”杭州样本。

在推进健康支持性环境提升方面，杭州市全面推进蓝天、碧水、净土、清废行动，以“无废细胞”建设为抓手，推进全域“无废城市”创建；加快建立小微产废企业危险废物集中统一收运体系；加强土壤污染重点监管单位的环境监管，督促企业开展有害物质排放报告、隐患排查、自行监测等工作。同时，杭州市继续深化“五水共治”（治污水、防洪水、排涝水、保洪水、抓节水），助推治水工作高质量发展，将钱塘江、苕溪和运河等流域作为重点，实施以流域控制单元为基础的水环境质量管理，落实流域控制单元水质达标（保持、稳定）方案，加强交接断面水质保护。同时，杭州市持续推进“污水零直排区”建设，制定了“污水零直排区”复查复核方案，将复核整改情况纳入考核，持续巩固创建成果。并实施了《杭州市治污水暨水污染防治攻坚行动2021年实施计划》，落实县级饮用水源地、“千吨万人”及其他乡镇级饮用水水源地水质定期监测制度。针对空气质量改善问题，2021年，杭州市制定出台了部分文件以促进空气质量的提升，包括《关于延长非营运小微型客车环保免检年限的通告》，加强机动车排气污染防治工作；《杭州市2021年“迎亚运”夏秋季臭氧攻坚行动方案》，围绕重点区域、重点行业、重点时段，全方位全过程开展VOCs和NOx综合治理，深入开展臭氧专项行动。并举办了两次百人以上的行业挥发性有机物治理工作宣贯培训，深化重点企业挥发性有机物治理。

2020年，杭州市区环境空气优良率为91.3%、PM2.5平均浓度29.8微克/立方米，城市集中式饮用水水源地水质达标率连续10余年保持100%，千岛湖饮水工程有续推进，全市已建成各类型绿道4000公里，实现绕城高速内绿道密度达到每平方公里1.5公里，人人享有清新空气、洁净饮水、15分钟体育健身圈的目标基本实现。在促进社区人居环境改善方面，2014年杭州市委、市政府将治废纳入“四治”工作。目前，杭州市城区生活垃圾分类覆盖面已达到100%。全市开展垃圾分类建制村达1918个，农村生活垃圾分类处理覆盖率达100%。农村生活垃圾资源化利用率100%、无害化处理率100%。2020年，市本级城镇污水处理工作考核94.87分，位列全省第一，市本级污水处理率、城市生活污水集中收集率分别为98.53%、87.4%，污水厂进水平均BOD浓度为105.69mg/L。

2018年，杭州市政府印发并实施了《杭州市“厕所革命”三年行动计划（2018—2020年）》，对“厕所革命”的法规、规划和建设等制定明确标准。2021年，新增提升改造100座城市公厕、30座农村公厕，现已完成50座公厕无障碍环境改造。累计已整改公厕无障碍问题4136个，完成率74%。杭州市现有城市公厕1905座，农村公厕4498座，倡导社会单位对外开放内部卫生间超过1000家。按国家3~5座/平方公里的标准，杭州市建成区城市公厕设置密度目前已达4.29座/平方公里，基本满足群众如厕需求。

（3）健康保障臻于完善

杭州市印发了《杭州市商业补充医疗保险实施方案》以支持推进商业健康保险发展，按照方案设计开发商业补充医疗保险“西湖益联保”。“西湖益联保”作为补充医疗保险顺利上线后，首日投保人数突破 30 万，2021 年度投保总人数达到470.59 万，参保率达42.27%；通过医保信息系统改造、数据共享，建立医保、商保医疗费用报销结算联办机制，于 2021 年 4 月 1 日实现商业补充医疗保险在市域范围内就医结算“一站式”理赔。同时，杭州市与阿里健康合作积极探索开展网上购药医保在线支付试点工作，与阿里健康会同试点药店、医保信息系统开发商全力加快推进信息系统改造工作，网上购药医保在线支付项目于 2021 年 5 月 31 日正式上线运行，截至 2021 年 6 月 30 日，网上购药医保在线支付达到 1084 人次，结算金额 8.21 万元。此外，全市食品生产企业已 100% 建成和使用电子追溯系统，主要食品、药品抽检合格率分别达到 99.15%、98.7%。2020 年全市户籍人口基本医疗保险参保率和基本养老保险参保率分别达到 99.58%、98.95%，人人享有基本医疗、养老保障、安全食品的目标基本实现。

三　健康杭州行动新形势与发展建议

（一）健康杭州行动新形势

1. 人口增加面临的新挑战

杭州市作为全国经济实力雄厚的省会城市，通过人才补贴、租房补助、购房补贴等多项人才引进政策，持续吸引人口流入。近年来，杭州市常住人口增长迅速，其中，除自然增长外，很大一部分是外来流入人口。2019 年末，杭州市常住人口突破千万，达到 1036.0 万人，成为国内人口净流入第一的城市。根据杭州市统计局发布的《杭州市 2020 年第七次人口普查主要数据公报》，截至 2020 年 11 月 1 日，杭州市常住人口为

1193.601 万人。[①] 大量人口流入为杭州市经济和各项事业发展提供了所需的劳动力资源，特别是增加了年轻劳动力的供给。人才引进政策为杭州市的创新发展输送了大量人才，对促进杭州市产业发展，推进杭州高质量建设，增强城市竞争力都起到了积极作用。但与此同时，人口的大量流入，也给杭州市的生态环境及交通、住房、教育资源带来了新的压力，外来人口的就业、医疗、生育等社会问题日益凸显。

从人口年龄结构变化来看，全市人口老龄化发展进一步加速。在全市常住人口中，60 岁及以上人口为 2013297 人，占比为 16.87%，其中 65 岁及以上人口为 1391404 人，占比为 11.66%。与 2010 年第六次全国人口普查相比，60 岁及以上人口的比重上升了 3.47 个百分点，65 岁及以上人口的比重上升了 2.64 个百分点。失能、半失能以及失智老年人数量将随着人口结构老龄化的发展而大量增加。此外，3 岁以下婴幼儿有 311022 人（0～1 岁 88498 人，1～2 岁 112186 人，2～3 岁 110338 人）。基于杭州市的人口形势变化，健康杭州行动需深入保护全生命周期健康。

2. 人均基础设施和公共服务供给不足

根据杭州市的 2020 年全国健康城市评价数据，城市人均体育场地面积为 2.13 平方米/人，与实现国家发展改革委、国家体育总局共同发布的《“十四五”时期全民健身设施补短板工程实施方案》所提出的到 2025 年，全国人均体育场地面积达到 2.6 平方米以上的目标尚有一定差距。人均公园绿地面积市域建成区为 12.63 平方米、市区建成区为 12.50 平方米，低于《2020 年中国国土绿化状况公报》公布的城市人均公园绿地面积（14.8 平方米）。此外，随着杭州市人口总量的迅速增长，体育、教育、医疗、文化等公共服务，尤其是优质公共服务资源人均供给水平将面临更为严峻的考验。同时，公共服务资源在城乡之间、区域之间、群体之间配置仍然不均衡。而且新划城区以及县市与主城区在公共服务均衡共享的一体化发展尚未

① 杭州市统计局：《杭州市 2020 年第七次人口普查主要数据公报》，杭州市人民政府网站，http://www.hangzhou.gov.cn/art/2021/5/17/art_805865_59034996.html，最后访问日期：2021 年 10 月 7 日。

完全实现，尤其是受经济水平、地理位置、历史原因、体制机制等多方面因素的影响，部分远郊农村地区公共服务资源缺乏现象仍然突出。公共服务多元供给格局有待构建，优质教育资源分布尚需进一步优化，覆盖城乡的公共文化设施及服务网络、社会保障、环境治理等方面仍需加强。

3. 国际化发展面临突发公共卫生事件的不确定性

2020 年 12 月，中共杭州市委十二届十一次全会提出，到 21 世纪中叶建成具有全球影响力的独特韵味别样精彩世界名城。面向“十四五”及未来较长一个时期，杭州正处在“亚运会、大都市、现代化”的重要窗口期。新型冠状病毒肺炎（COVID－19）疫情突袭而至，境外输入的传染力更强、潜伏期更不确定的德尔塔毒株不但助推了全球第二波疫情，而且加剧了国内新型冠状病毒肺炎疫情的扩散形势。在国外疫情防控形势极为严峻的情况下，杭州市作为第 19 届亚运会的承办城市，面临着大量国际参赛人员与游客入境的巨大防控压力。此外，杭州市在建设现代化国际大都市的目标引领下，对外贸易额、利用外资规模、设立境外投资机构数量都呈现快速增长趋势。相关贸易对象所在国家的公共卫生体系建设能力水平参差不齐，在一定程度上也增加了杭州市在走向国际化过程中所面临的突发公共卫生事件的不确定性。

4. 数字化改革推进“数智杭州”建设

我国《国民经济和社会发展第十四个五年规划和 2035 年远景目标纲要》在加快数字化发展，建设数字中国篇中提出要打造数字经济新优势、加快数字社会建设步伐。2020 年，杭州市委十二届十一次全会审议通过了《关于制定杭州市国民经济和社会发展第十四个五年规划和二〇三五年远景目标的建议》，提出围绕“数智杭州·宜居天堂”的发展导向，加快建设社会主义现代化国际大都市。数，是数字变革；智，是智慧城市。2021 年 3 月 31 日，杭州市召开了数字化改革暨“数智杭州”建设攻坚年推进大会，强调要准确把握数字化改革的总体框架和内涵逻辑，突出“七个两”，一是“两个赋能”，即赋能治理、赋能发展；二是“两个端口”，即政府端、社会端；三是“两个层面”，即强化顶层设计、鼓励基层创新；四是“两个转变”，即盆景变风景、场景变全景；五是“两个保障”，即数据共享协同、数据优质；六是“两个推手”，即安全有形之手、无形之手；七是“两个体系”，即理论体系、制度体系。[①] 以着力打造数智底座、数字驾驶舱、服务中台、数智经信、空间管家、智慧卫士为目标，高水平推进“数智杭州”建设。

5. 共同富裕促进人民健康水平提升

推进共同富裕可以促进社会经济水平提升，这与人民健康息息相关，是影响人民健康的重要因素之一。习近平总书记提出：“共同富裕是社会主义的本质要求，是人民群众的共同期盼。我们推动经济社会发展，归根结底是要实现全体人民共同富裕。”[②] 2021 年 6 月 10 日，《中共中央　国务院关于支持浙江高质量发展建设共同富裕示范区的意见》发布，支持鼓励浙江先行探索高质量发展建设共同富裕示范区。随后，浙江省委全会细化落实中央意见精神，制定实施方案。

2021 年 7 月，杭州市委市政府印发了《杭州争当浙江高质量发展建设共同富裕示范区城市范例的行动计划（2021—2025 年）》的通知，提出了人的全生命周期公共服务优质均衡的目标，率先探索破解新时代社会主要矛盾的有效途径，率先形成推动共同富裕的体制机制，高水平打造“数智杭州·宜居天堂”。这一系列工作部署为人民健康水平提升提供了政策保障。在推进共同富裕的发展形势下，杭州市未来必将逐步缩小城乡之间、区域之间、收入之间的差异，提升居民人均可支配收入，完善城市基础设施建设，均衡全生命周期公共服务供给。在卫生健康领域进一步推进城乡医联体和县域医共体建设、提升区县公立医院改革绩效水平和基层医疗卫生服务，促进优质卫生资源与技术水平下沉，实现优质医疗健康服务更加普惠公平共享。

---

① 《杭州日报“数智杭州”发出“攻坚令”》，杭州市人民政府网站，http：//www.hangzhou.gov.cn/art/2021/4/1/art_ 812262_ 59032153.html，最后访问日期：2021 年 10 月 01 日。

② 习近平：《关于〈中共中央关于制定国民经济和社会发展第十四个五年规划和二〇三五年远景目标的建议〉的说明》，中华人民共和国中央人民政府网站，http：//www.gov.cn/xinwen/2020－11/03/content_ 5556997.htm，最后访问日期：2021 年 9 月 12 日。

（二）健康杭州行动发展建议

1. 积极应对人口发展形势

杭州市应坚持宜居舒适天堂的目标，继续提升人居环境品质，保持适宜的人口总量，坚持逐步收紧人才引进政策，优化人才结构，提高落户条件，降低人口流入速度。此外，为提升城市的人口和环境承载力，杭州市可制定相应政策，在就业、住房、社会保障、教育等方面提供支持，促进劳动力向远郊农村转移。一方面，可以缓解农村劳动力向外流出的压力，另一方面，人才流入能够推进乡村地区建设，缩小城乡之间的差距，推动实现共同富裕。

要缓解老龄化压力首先需提升出生率，杭州市应进一步优化生育政策，加强生育家庭税收、教育、社会保障、住房保障等方面的政策支持力度，降低育儿成本。第一，加大杭州生育津贴力度，除延长孕产妇假期外，其配偶相应假期也应延长，增加孩子抚养经济补贴，缓解育儿压力。第二，完善企业监督机制，保障女性职工的职场公平，提高女性职工生育意愿。第三，健康杭州行动需深入开展全生命周期行动，加快完善婴幼儿照护服务体系、孕产妇保护政策与养老服务体系建设。一是持续推进母婴基础设施建设，提高孕产妇与婴幼儿福利保障；二是进一步增加品质养老设施和服务供给，培育养老服务市场，大力发展银龄经济；三是随着平均寿命的逐年提高，杭州市可以适当延长退休年龄或是实行弹性退休制度，有效利用人才资源。

2. 多形式推进公共服务供给均等化

针对优质教育资源分配不均问题，杭州市已提出鼓励跨层级跨区域的优质学校集团化办学、提升任职任教教师待遇等措施。近年来，受新冠疫情的影响，我国线上教育得到快速发展，也为教育资源的均衡化提供了渠道。2021 年 9 月 1 日，杭州市发布了《杭州市进一步减轻义务教育阶段学生作业负担和校外培训负担实施方案》，提出做强做优免费线上学习服务，进一步推动优质教育资源共享一体化。针对医疗服务供给，杭州市可大力开发医疗卫生人力资源，建立完善的任职激励机制，利用薪酬待遇、职称评定等方面的政策鼓励医务人员赴各级医院以及基层医疗卫生机构交流，有序引导优质医疗资源下沉，进一步满足人民群众多层次医疗服务需求。构建社会保障体系，完善基础养老金和基本医疗保险市域统筹机制，健全社会救助制度市域统筹机制，适时调整参保人员档次标准和缴费补贴标准。扩大养老服务的有效供给，通过给予一定的财政补贴鼓励多元主体建立养老机构，提升养老服务人员的福利待遇，推进居家生活照料、康复护理、家庭设施适老化改造等服务，加快形成高水平均衡化的养老体系。加大财政支持力度，同时推动供给主体与供给方式多元化、融资渠道社会化，在政府的监管下集中社会力量共同推进基础设施建设，缓解政府财政压力。

3. 加强国际化形势下的疫情防控工作

在疫情防控常态化形势下，杭州市还需深入开展亚运城市行动，为筹办高水平国际体育盛会做好准备，针对不同疫情防控态势，做好各项应急预案和演练。在亚运会举办期间，会有大批国际友人入境，杭州市需要准备充足的隔离地点、疫情防控物资及疫情防控工作人员，做好入境人员的疫情防控工作。杭州市可以吸取 2021 年东京奥运会的经验教训，做好参赛人员与观众的各项疫情防控工作，避免发生大规模聚集性感染。此外，亚运会的举办将进一步推动杭州市国际化，为提供高质量的便民服务，杭州市应加快健康码更新进程，整合日常生活中常用且分散的各类“码”服务权益，将健康码与更多日常出游所需服务相结合，减少重复亮码行为，简化出游流程，实现“吃住行游购娱”的一“码”畅游。

4. 数字化改革覆盖全人群、全周期

在数字化改革的大趋势下，要加快推进覆盖全人群、全周期的“互联网 + 医疗健康”建设，同时，针对老年人、残障人士等特殊人群，数字健康服务需进一步优化。通过加强数字技术创新，在就医场所与特殊人群就医设备中加入语音、一键化等便捷功能，增加特殊人群个性化健康管理智能服务项目，推进特殊人群健康数字化可及性与获得感。进一步优化婴育数字化平台数字驾驶舱应用，持续推进婴育数字化，开发多种孕产妇便捷数字服务产品。根据生命周期各个阶段人体存在的健康隐患与高发疾病，采用科技化、数字化手段从预防的前端入手，为居民提供健康知识科普、个性化的干预措施、个性化的医疗卫生资源分布等智能服务，对全生命周期健康进行全面监测、全程干预。

5. 加快推动共同富裕资源共享

进一步构建杭州推进共同富裕的体制机制，持续完善政策框架与实现路径。结合杭州各县（区、市）实际情况，因地制宜地发展多元产业，通过给予一定的财政支持鼓励乡镇企业创新发展，促进乡镇地区劳动力高质量就业。同时，持续推进“人才西进”、新乡贤带富工程，加快乡村农旅融合发展，加快化解城乡之间经济发展不平衡的矛盾。此外，要持续推进健康杭州行动落实到各县（区、市），促进实现城乡居民健康公平。帮助居民养成良好的行为与生活方式，提升健康素养，防控慢性非传染性疾病，维护全生命周期健康。加快推进基础设施建设与人才培养，支持社会资本开办医疗机构，增加医疗机构、医疗卫生工作人员、床位数的数量。持续深化县域医共体和城市医联体建设，促进优质医疗卫生资源与各类医疗卫生工作人员上下联动，推进优质医疗资源的可及性。

分报告

Topical Reports

健康环境篇

B.2 杭州市绿道建设实践与探索

张杭君　匡力勤　魏　华　张磊磊　周　侃*

摘　要：在“亚运会、大都市、现代化”历史窗口期，杭州生态环境、人居环境持续改善，不断满足人民对美好生活的需求，努力构建宜居城市建设的样本。基于“蓝绿交织、水城共融、覆盖城乡”的“绿道+”理念，杭州以打造全市域绿道网为抓手，坚持系统完善、以人为本、生态优先、文化传承、因地制宜、协同发展六项原则，串联自然山水人文景观，坚持创新实践“两山”理念、全市域“一盘棋”建设和共建共享绿

* 张杭君，博士，杭州师范大学生命与环境科学学院教授，杭州师范大学科研处处长，中共杭州市委杭州市人民政府咨询委员会委员，浙江省生态学会主任委员，浙江省环境科学学会副理事长，主要研究方向为典型环境污染物生态风险和生态修复技术；匡力勤，杭州市城乡建设发展研究院城建所所长，教授级高级工程师，国家注册规划师；魏华，杭州市城乡建设管理服务中心生态与绿道建设处处长，高级工程师；张磊磊，杭州市城乡建设委员会村镇建设处副处长；周侃，杭州市卫生健康委员会爱国卫生和健康促进处处长。

道成果。以“两轴两连九射多环”的空间结构进行绿道布局，通过“生态筑底、文化挖掘、数字赋能”多方位打造杭州特色精品绿道、文化绿道和智慧绿道。目前，杭州绿道集生态之道、健康之道、智慧之道、致富之道、文化之道与利民之道于一体，形成森林生态网、运动休闲网、低碳交通网、全域旅游网、五水共导网、多功能便民网，在发展中保护、在保护中发展，促进了城乡绿色协调发展，使绿水青山产生生态效益、经济效益、社会效益。

关键词：　绿道建设　城乡绿色发展　生态文明建设

一　前言

绿道，即以绿化为特征，将自然景观和人工景观有机结合，行人和自行车均可进入的线形慢行开敞空间，是保护生态环境、串联人文景观和融合地方风貌的绿色廊道，为市民提供了开放共享的公共休闲空间，提升和重塑了城镇环境空间。绿道作为一项绿色公共基础设施，在改善城乡生态、美化城乡环境、打造慢行新业态等方面做出了积极贡献，在提升百姓获得感、提升城市品质方面可起到四两拨千斤的作用，越来越受到广泛关注和欢迎。

在新时代美丽杭州建设背景下，绿道建设保障市民居住环境，美化城市容貌，实现了杭州生态环境的再进步。基于“蓝绿交织、水城共融、覆盖城乡”的“绿道+”理念，杭州以打造全市域绿道网为抓手，串联自然山水人文景观，促进城乡绿色协调发展，进一步发挥杭州在生态文明建设方面的示范引领作用。

二　杭州市绿道建设背景

一千多年前，白居易、苏轼两位太守“前人栽树”，为杭州留下了“绿杨阴里白沙堤”。后世的杭州人并没有止于乘凉，绿色发展的理念在这里得到传承。20 世纪 90 年代，杭州市开始实施市区河道整治，同步建设城市慢行系统，开启绿道建设之路。从 2003 年起，杭州市结合西湖综保、运河综保、河道综保、三江两岸环境整治等重点工程，兴起绿道建设热潮。2019 年，杭州市绿道建设入选市政府“十大民生实事”，迎来了新一轮发展机遇。2019 年 3 月，杭州绿道获得中央电视台《新闻联播》报道，《人民日报》、新华网等多家中央媒体“点赞”。随后，杭州绿道建设在体制机制上实现跨越式进展，市政府专门成立杭州市绿道建设推进领导小组，办公室设在市住建委。近三年来杭州市在绿道建设方面开展了一系列工作：摸清家底，开展全市绿道普查工作；总体谋划，编制全市绿道专项规划；明确项目，制定杭州市绿道建设三年行动计划；统一标准，出台杭州绿道建设技术导则；统一标识，全国范围内征集杭州绿道 LOGO；智慧导航，率先在全国推出首个绿道高德地图；配套建设资金，出台杭州绿道建设资金奖励政策；建立奖惩机制，统筹推进并每年评选杭州最美绿道。

从国家层面出发，践行“两山理念”。绿道一头连着生态环境，一头连着民生福祉，契合生态文明导向、全民健康生活及城乡产业发展，具有重要的生态、经济和社会效益。绿道建设是践行“两山理念”，提高百姓幸福感的重要体现。从浙江省层面出发，建设诗画浙江大花园。杭州市从 2012 年开始推进绿道建设工作，浙江省人民政府多次将其纳入民生实事项目。2016 年 2 月，浙江省建设厅与省财政厅等十部门联合发布了《关于加快绿道网建设的实施意见》（浙建城〔2016〕23 号），要求从 2016 年开始，全省每年新增各类绿道 1000km 以上。2018 年，根据《浙江省大花园建设行动计划》，省建设厅联合省发改委等部门在原有工作基础上提出到2022 年，打造“万里骑行绿道网”建设目标，并提出到 2022 年省级绿道要求全线贯通。从杭州市层面出发，实现迎亚运 · 全民健身。杭州是山水园林城市，市区河网密布，绿道建设条件优越。随着人民生活水平的不断提升，健康理念深入人心，健康生活方式也在日益转变，绿道越来越受到百姓喜爱。2022 年亚运会举办在即，“绿道 + 健身”相结合，将“迎亚运 · 全民健身”融于绿道建设十分必要。为此，杭州在2019年初成立绿道办，统筹推进全市绿道工作。在“独特韵味、别样精彩”的世界名城建设中，杭州正构建全域的绿道网络，通过绿道建设打通城市绿色空间“最后一公里”，探索形成“亲山近水、人文共美”的绿道建设模式。

（一）杭州市绿道总体规模与分布

截至2020年12月，杭州市域已建成8大类型共3713km的绿道网络，其中十城区范围内绿道长2755km，占市域总量的74.2%；市域可骑行绿道622km，占现状绿道的16.75%；打造了中东河老城古韵环、拱墅塘河片区沿河生态健康廊道、青山湖环湖绿道等16个精品绿道环。杭州市域建成区绿道网密度达到$1km/km^2$，绕城范围建成区绿道密度已达$1.6km/km^2$，主城区建成区已实现5分钟步行可至绿道网。例如，白小线路段全长35km，富春绿道（南线城区段）长6.2km，营造自然生态的新型城市滨水岸线可漫步观江、骑行阅江，是综合功能性绿道；青山湖绿道三期主线全长约8.3km，形成了以森林公园特色为核心的充满了自然野趣的景观。上城区绿道全长约4.5km，绿道建设时，充分考虑了“人与生俱来的亲水特性”，为市民提供一个观水、亲水的休闲空间（见图1）。

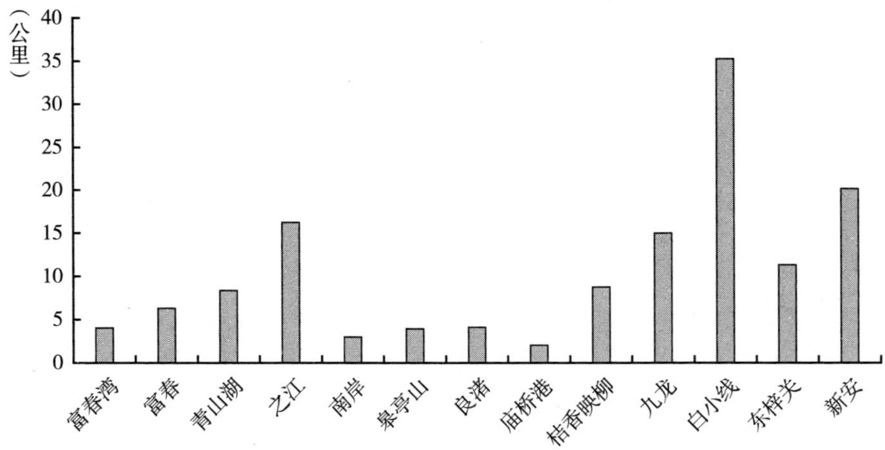

图1　杭州市部分地区绿道全长分布

近年来，杭州市加快推进省级绿道和骑行绿道建设，努力打造生态化、本土化、多样化、人性化和品质化的绿道网，进一步改善区域生态环境，提升品质生活，为绿色出行、健康生活方式提供必要条件。皋亭山骑行赛道，之江、滨江、下沙等地区沿江休闲带建设，萧山环湘湖自行车道，余杭塘超小径，富阳江滨南大道绿道以及外围县市桐庐绿道 3 号线，淳安千岛湖半岛绿道，建德新安绿道（钱塘绿道），临安青山湖环湖绿道等，提升了杭州市绿道建设的规模和品质。截至 2020 年底，杭州市域已建成骑行绿道 622km，占现状绿道的 16.75%。

2019 年 5 月 7 日，杭州市发布《杭州市绿道系统建设技术导则（试行）》，针对全市域绿道规划建设提出了统一规范的绿道技术标准：根据绿道区域位置，将绿道分为区域级绿道、城市级绿道、社区级绿道三级，用以连接市县、县区和社区绿色开敞空间与自然人文节点；根据建成区类型，又分为都市精品型绿道、城镇休闲型绿道和乡野自然型绿道三类，根据依托的自然资源，又可分为沿山绿道、沿河绿道、沿江绿道、环湖绿道、湿地绿道、公园绿道、沿路绿道和乡村田野绿道八类。①

1. 沿山绿道建设

目前市域已建沿山绿道 695km，重点包括西湖区西山游步道，萧山百药林道，富阳宵井村登山道、拔山村登山道路、常安景山古道、春建群山登山道，临安大龙湾景区绿道，桐庐瑶琳镇百岁生态绿道等。

2. 沿河绿道建设

杭州市河网密布，当前沿河绿道占比最高，已建成沿河绿道 1353km，其中十城区建成的沿河绿道总计 1160km，为市民提供了一种新的生活和休闲方式。

3. 沿江绿道建设

主要沿钱塘江、富春江、新安江、浦阳江、兰江、寿昌江分布，目前市域已建成沿江绿道 476km。

① 《杭州市绿道系统建设技术导则（试行）》，2019 年。

4. 环湖绿道建设

环湖绿道主要是环西湖、湘湖、青山湖、千岛湖绿道，目前市域已建成环湖绿道 549km。

5. 湿地绿道建设

现状湿地绿道主要分布在西溪国家湿地公园内部及周边、塘超小径（塘栖镇区八字桥至超山北园）、环西太洋慢行系统工程（环西太洋），目前市域已建成湿地绿道 73km。

6. 公园绿道建设

公园绿道按主线长度统计，目前市域已建成公园绿道 110km，主要分布在十城区市级及以上公园内。

7. 沿路绿道建设

沿路设置的绿道相对较少，主要是沿城市快速路的绿化带、道侧绿地、县道、村道、乡道等。目前市域已建成沿路绿道 146km。例如，沿绕城公路绿化带、石祥路绿化带、紫金港路绿化带、区域绿道 3 号线（临安界至太湖源森林公园）、余杭区美丽公路示范整治工程——超山环线等。

8. 乡村田野绿道建设

目前市域已建成乡村田野绿道 256km，主要分布在余杭、桐庐和淳安。重点包括余杭大径山国家乡村公园绿道，桐庐合村乡生仙里逸道、莪山乡莪溪十里游步道，淳安姜家十里长廊绿道、临岐十里长坪绿道、潭唐线绿道、千岛湖大峡谷绿道等。

（二）杭州市绿道建设主要举措

1. 统一思想认识，加强统筹协调

绿道建设是促进杭州新型城市化发展、加快城乡统筹、推进城市生态文明建设的重要工作，是配套亚运会建设的重点工程，受到了区政府和相关部门的高度重视。杭州市专门成立绿道建设推进领导小组，并充分发挥其牵头抓总作用，强化统筹协调，细化分解任务，加强督查考核。各牵头责任单位要各司其职，统筹推进职责范围内的各项工作和跨区、跨部门的重要事项，协调解决重难点问题。各区政府也成立了强有力的组织领导机构，协调推进区域间的合作联动，确保属地各项工作实施到位。树立全域绿道联网的大生态理念，统筹考虑整个城市的公共空间，对节点、区块、廊道、路网进行统一规划设计，均衡合理布局城市绿道体系。

2. 强化监督考核，加快计划落地

将绿道建设三年计划重点工作内容作为分年度市直单位和县区市有关单位绩效考核目标的制定依据，加强督促指导，具体由杭州市绿道建设推进领导小组办公室统一组织实施，以考核促督查，以督查促落实，使行动计划落到实处。不断尝试、探索和研发，将新技术、新材料、新理念和大数据、人工智能等高科技手段推广到绿道中去，持续做出让老百姓满意的民生绿道，让杭州绿道步入“智慧化”时代。

3. 统一建设标准，打造精品工程

新建绿道严格按《杭州市绿道系统建设技术导则（试行）》实施，秉持“绿道＋健身”理念，组建绿道专家委员会，按照“一道一特色”进行方案把关，充分体现休闲、运动、文化元素，高质量地打造一批精品绿道环线，高品质、高水平建设绿道网，共同营造喜迎亚运的良好氛围。着力打通跨区域绿道环线，实现市级以上绿道与高速公路、铁路、河道等屏障的立体交叉；着力打造中心城区精品绿道，深入推进 8 大类 30 个精品环线建设；着力打造一批文化之道，形成文化传承网。①

4. 优化审批流程，配套奖励资金

进一步简化和优化事前审批程序和流程，出台分级审批指导意见，对跨区域、影响面广、技术难度大的方案进行联审。出台资金补助管理办法，鼓励和引导多方力量参与绿道建设，营造良好的投资环境，充分调动各实施主体参与绿道建设的积极性。维护“杭州绿道”品牌，重视后期的长效养护

① 《杭州绿道建设工作如何更进一步？这场现场会需要重点了解一下！》，杭州建设网，http：//cxjw. hangzhou. gov. cn/art/2020/12/24/art_ 1692516_ 58914538. html，最后访问日期：2020 年 12 月 24 日。

管理。以数据为支撑，探索形成一套完整的绿道养护管理科学指导标准，不定期举办各类技术和管理培训。

5. 全民共建共享，营造舆论氛围

加强绿道建设信息开放共享，积极鼓励社会公众共谋、共建、共享杭州绿道。通过广泛开展宣传，及时总结推广成功经验和典型做法，打造杭州绿道品牌效益，提升杭州绿道知名度，让绿道建设惠及更多百姓，营造“全民参与”的良好氛围。① 运用大数据、互联网提高绿道导航的功能性和智能化水平，探索抖音推广、微信小程序打卡等方式，进一步扩大杭州绿道的影响力。

（三）杭州市绿道建设主要成效

杭州市绿道集生态之道、健康之道、智慧之道、致富之道、文化之道与利民之道于一体，在发展中保护、在保护中发展，使绿水青山产生巨大生态效益、经济效益、社会效益。

1. 形成森林生态网，契合生态文明导向

面临城市建设难以避免的无序扩张和自然环境退化问题，如果只是开展单个公园的规划建设或者采用隔离带提高城市绿化程度，那么在全市域范围内离散型的生态孤岛难以发挥生态系统的综合效益。② 因此，杭州采用“绿芯（西湖）—绿带（钱塘江、运河绿地）—绿脉（河流、道路沿线绿地）—绿叶（各级公园绿地和绿化广场）”的绿道脉络体系，引绿入城、串点成线，城市绿道加密提质，城市与乡村、自然与人文互联互通。目前，已建成中东河古都韵味绿道、杭钢怀旧河道绿道、上塘风情河道绿道、城市客厅的富阳江滨大道、胜利河舌尖上的河道绿道、一步一景特色

① 《关于印发〈杭州市绿道建设三年行动计划（2019－2021 年）〉的通知》，杭州城乡建设委员会网站，http：//cxjw. hangzhou. gov. cn/art/2019/8/19/art_ 1229485820_ 58914783. html，最后访问日期：2019 年 8 月 19 日。

② 徐文辉：《现代城市绿道规划建设的探索与实践——以杭州市区与城区双层次绿道规划为例》，《园林》2011 年第 7 期。

的余杭区大径山绿道、妙不可言的桐庐县分水镇九龙绿道、号称生态之路的建德市新安绿道（钱塘绿道）等，[①] 真正践行既要“金山银山”又要“绿水青山”理念。

2. 形成运动休闲网，契合全民健身活动

随着经济社会发展，环境恶化、社会竞争、城市人口密集、文明病在内的问题不断形成，市民健康面临严峻挑战。为此，杭州市抓住举办“G20 峰会”、创建国家级生态市和打造“美丽浙江”示范区的契机，建成了余杭塘河健康夜跑河道绿道、闻涛路沿江景观最美跑道，并深入贯彻“绿道 +”建设理念。在绿道建设中，加入丰富的运动元素，成为市民亲近自然的绿色健身空间，提升了城市活力。目前滨江区在已经建成的健身绿道（公园）中增设了健身设施，并将体育设施提前纳入新建的绿道，切实做好体育设施进绿道（公园）建设试点工作，“滨江绿道 +”样板的成功建设使杭州市成为全国运动休闲建设的标杆城市。[②]

3. 形成低碳交通网，契合低碳生活方式

机动车给人们带来了生活便利的同时，也产生了环境污染和交通拥挤等社会问题。相对于机动车道形成的“快行系统”，绿道则补充了宜居幸福城市的“慢行系统”，并解决了以机动车交通为城市交通主体的发展方式引发的诸多城市问题。[③] 杭州市区结合河道综合整治，已经建成沿河绿道约 760km，使之成为杭州城绿道网中最重要的组成部分，成为与市民出行、生活联系最紧密的生态环保基础设施。

4. 形成全域旅游网，契合旅游产业发展

杭州作为著名的风景旅游城市和历史文化名城，旅游景点、旅游村镇、

---

① 《杭州市打造“蓝绿交织、水城共融、覆盖城乡”的全市域绿道网建设“杭州模式”》，中国网站，http：//zjnews. china. com. cn/yuanchuan/2019 - 10 - 12/191908. html，最后访问日期：2019 年 10 月 12 日。

② 《杭州市打造“蓝绿交织、水城共融、覆盖城乡”的全市域绿道网建设“杭州模式”》，中国网站，http：//zjnews. china. com. cn/yuanchuan/2019 - 10 - 12/191908. html，最后访问日期：2019 年 10 月 12 日。

③ 孔伟：《多重战略机遇下京津冀绿道示范城市建设个案研究》，《生态经济》2019 年第 2 期。

商业网点众多，通过绿道建设将各功能区有机连接，不仅延伸了游客活动的区域，更是促进包括旅游、休闲、度假、运动、餐饮、住宿在内的多样化产业发展。例如，建德市和富阳区通过共建城市级绿道，将富春山居、新沙岛、玉泉寺和梅城古城等旅游景区连接起来，进一步促进了历史文化旅游的开发；淳安县通过连接淳杨线、千汾线绿道、排岭半岛绿道和城市绿道，构建了150km的环湖骑行绿道，并以举办国际公路自行车赛、中国自行车骑行联赛为契机，打造“淳安绿道骑行”样板，提高了城市的影响力和美誉度，将“生态资本”不断转变成“富民资本”。

5. 形成五水共导网，契合特色山水城市

以江、河、湖、海、溪五水共存的城市水文化特色模式是杭州的独占性优势。杭州营造出“水清、河畅、岸绿、景美”的宜居城市，通过沿河、滨江、环湖、穿湿地设置绿道，使河水、植物、绿道相映成趣、相得益彰，充分展现江南水乡的灵动特色。杭州绿道连接城乡居民点、公共空间及历史文化节点，更大限度地保护和利用文化遗产，挖掘和展示历史文化碎片，使城市特色得以保留和延续。城市与乡村、自然与人文，传承和保护串成一线，河水、植物、绿道相映成趣，让百姓在赏绿与享绿中，传承江南水乡文化，实现“幸福宜居”。例如，富春湾绿道，融合了富阳众多的历史文化资源，通过恢复新建江畔民居造型建筑，结合现有郁达夫故居、鹳山公园、董公祠、南门渡、下水门等历史遗存，打造出富春八景中的苋浦归帆、恩波夜雨、吉祥晓钟等系列人文景点。

6. 形成多功能便民网，契合惠民绿色生活

根据杭州师范大学生命与环境科学学院绿之翼社团开展的2020年杭州市绿道建设社会实践调研报告，除14%的受访者选择其他休憩场所外，27%的受访者平时休憩的场所为绿道，33%受访者选择在就近的社区广场、26%受访者选择在城市公园进行休憩活动（见图2）。由此表明，绿道已成为杭州市民日常休闲活动的重要场所。在绿道使用频次方面，调查结果显示，21%的市民经常选择绿道作为休憩场所，35%的市民偶尔使用（见图2）。市民使用绿道开展的活动主要为散步和跑步（见图3）。此外，

大部分受访者选择绿道作为休憩场所的原因是因为低碳环保、经济实惠，同时还可以锻炼身体，越来越多的市民因为环境优美和城市文化而选择绿道休息或活动（见图4）。

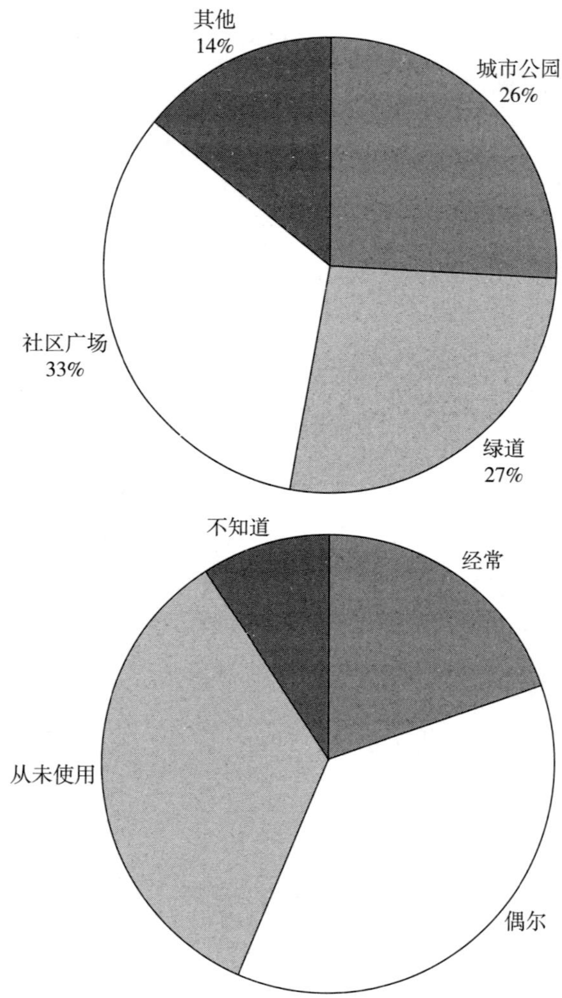

图2　休憩活动的场所（上）和绿道使用频次（下）调查

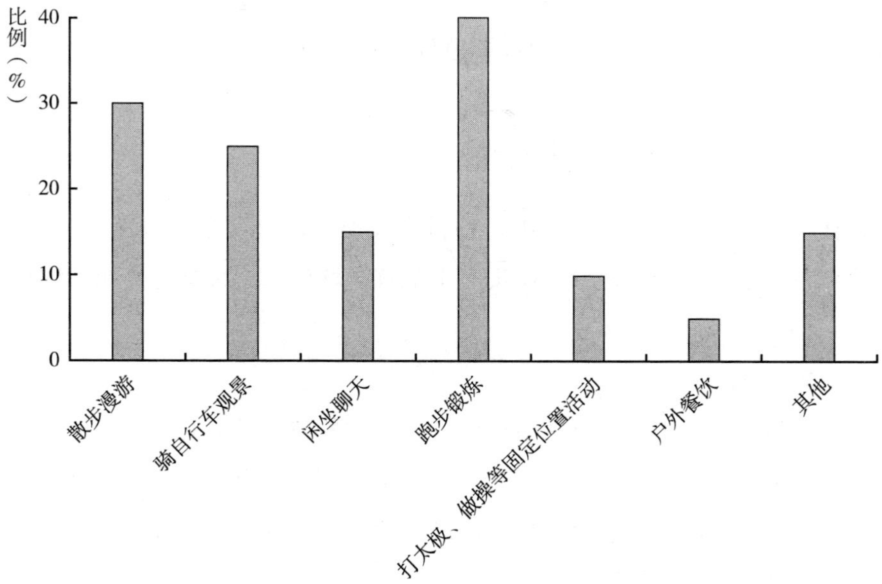

图 3　市民选择绿道所开展的活动

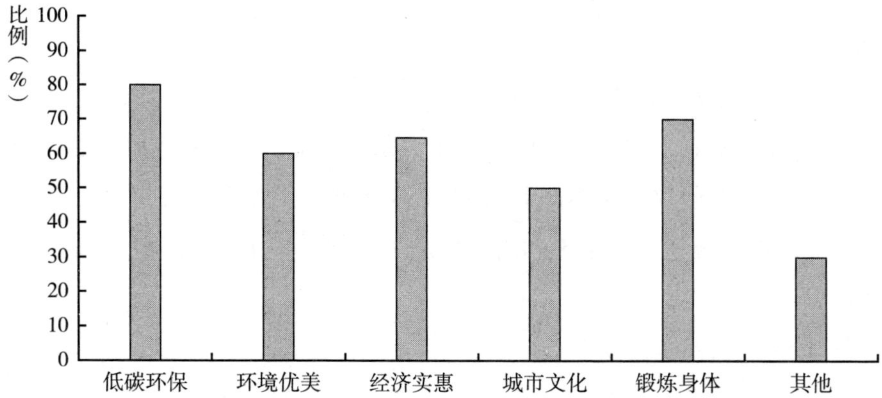

图 4　市民选择绿道的原因

三　杭州市绿道建设原则与理念

（一）杭州市绿道建设原则

杭州绿道建设坚守六项原则，创新建设模式，统筹布局城市生产空间、生活空间和生态空间，用绿道网串起幸福宜居城市，持续推进美丽中国样本建设。

1. 坚持系统完善原则

重点加强绿道系统性和网络性建设，注重各城区界面对接，形成连续的带形绿色空间。按照景区标准打造绿道，推动绿道向休闲游览、绿色出行、体育健身、生态环保、社会文化、经济产业等多功能的延展。

2. 坚持以人为本原则

统筹城乡空间布局，提升中心城区和中心镇的绿道网密度，让建设成果更多惠及百姓。整合各种自然与人文资源，尽可能串联公共中心、特色街区、文保单位、体育场馆、居住区或乡镇、乡村，加强绿道的便捷性、可达性。

3. 坚持生态优先原则

尊重生态基底，顺应自然机理，保护原生环境，减少对周围生态环境的干扰和影响。将分散的生态斑块通过绿道有机连接，充分发挥生态系统的“海绵”功能，统筹城乡生态网络，形成了“绿道连山水、美景入城中”的格局。①

4. 坚持文化传承原则

延续我市“综合保护与开发整治”的经验，充分挖掘环境特征和历史文化碎片，注重绿道所在地的本土风情和文化展示，使杭州绿道系统整体体现多样化的景观特色。

---

① 住房城乡建设部：《绿道规划设计导则》，2016。

5. 坚持因地制宜原则

坚持经济可行，因地制宜，“一道一方案”，充分合理利用现有设施，避免大拆大建，严格控制建设规模，降低建设与维护成本。坚持开发合作，协同共赢，用好各种资源，发挥市场力量。

6. 坚持协同发展原则

以人民群众的获得感、幸福感和安全感作为绿道建设评价的重要标准，结合美丽城镇建设，打造老百姓家门口的绿道，加大乡村绿道建设力度，展现美丽乡村风采，延伸旅游产业链，突出生态性和休闲性，既具有保护生态、改善环境的功能，又有服务民生、促进经济的作用。

（二）杭州市绿道建设理念

在绿道建设过程中，杭州市努力做好“三个坚持”：坚持创新实践“两山”理念、坚持全市域“一盘棋”建设、坚持共建共享绿道成果，让绿道联系城乡、拉近百姓、亲近自然，在城乡建设中彰显“看得见山、望得见水，记得住乡愁”的人文情怀。

1. 坚持创新实践“两山”理念

绿道建设，一头连着生态环境，一头连着民生福祉，要把绿道青山转换为金山银山，使绿道成为城乡区域统筹的纽带。在实践中要注重“四个契合”，即绿道建设契合生态文明导向，让生态效益持久释放；绿道建设契合低碳健康生活理念，让市民生活更加丰富；绿道建设契合城市自然人文禀赋，让水乡韵味更加凸显；绿道建设契合产业发展，让经济效益更加持久。对此，杭州市围绕历史遗产传承、特色文化呈现、生态休闲康乐、都市风情体验四大主题，把自然生态节点、历史文化遗迹、城市公共空间及居住区都用绿道贯穿起来，织成一张连接杭州城乡生态、产业、文化的绿道网，让百姓感受美丽廊道的独特韵味。

2. 坚持全市域“一盘棋”建设

杭州市建立了市区联动、部门协作、定期通报等推进机制，出台了《杭州市绿道系统建设技术导则（试行）》、《杭州市绿道建设专项资金管理办法》、《杭州市绿道建设三年行动计划（2019—2021 年）》等一系列政策、标准、规划，筹集 7.3 亿市级奖补资金，为全市绿道建设提供强有力的支撑，充分体现全域统筹、“一盘棋”规划建设的工作优势。

3. 坚持共建共享绿道成果

杭州市绿道建设突出共建理念，借势借力凝聚各方共识，把绿道建设与西湖、运河、良渚申遗，五水共治、三改一拆、美丽城镇、乡村振兴等省、市重点工作有机结合，把绿道建设纳入民生实事人大票决机制，使“健身绿道”入选杭州市民生实事项目，有效调动绿道建设积极性。

此外，随着信息技术的进步与第三产业发展速度的提升，结合民众所需、民众所求，将互联网、大数据充分利用于绿道建设，成为杭州市绿道发展的必经之路。因此，在做好“三个坚持”基础之上还需秉持以下理念。

第一，突出智慧理念，充分发挥“数字经济第一城”优势，在统筹推进项目时同步建设智慧绿道管家，辅助绿道建设智慧应用。开发“绿道云”平台，将普查数据录入系统，并植入地图导航系统，逐步实现绿道命名全覆盖，运用大数据提升绿道智能化管理水平。

第二，突出惠民理念，把绿道有机更新与培育“美丽经济”增长点有机结合，让绿道成为延伸旅游产业链的重要催化剂。例如，淳安构建了 150km 的环湖骑行绿道，以国际公路自行车赛、中国自行车骑行联赛为契机，将“生态资本”不断转变成“富民资本”；建德、富阳通过共建城市级绿道将新沙岛、富春山居、梅城古城等旅游景区连接起来，促进了当地历史文化旅游的发展；余杭大径山美丽乡村绿道、桐庐合村生仙里绿道等吸引各地游客驻足体验，成为乡村旅游新的经济增长点。

四　杭州绿道建设发展目标

（一）总体目标

在“亚运会、大都市、现代化”历史窗口期，杭州通过高品质绿道建设满足人民对美好生活的需求，构建宜居城市建设的样本，让绿色成为“美丽杭州”最动人的颜色，不断增进民生福祉。预计到 2025 年，杭州市实现区域绿道全线贯通、城市绿道加密提质，生态环境持续改善，人居环境质量日益提高，城市竞争力和吸引力得到有效增强。预计到 2035 年，绿道网络系统及相应的配套设施完善，绿道生态基底完好、生物多样性丰富，“绿道 +”的场景得到充分运用，新技术在绿道中得以体现，城乡绿道各具特色，绿色生态、绿色出行、绿色健康成为常态。

（二）具体目标

杭州市在“十四五”期间预计新建绿道 1000km、改造提升绿道 1000km。到 2025 年底，全市域绿道总计 5000km 以上，其中市区建成区绿道网密度达到 1.2km/km^2，实现 70% 以上市区区域 5 分钟内步行至绿道。进一步深化“绿道 +”理念，按照“两轴两连九射多环”的空间结构进行绿道布局，通过“生态筑底、文化挖掘、数字赋能”多方位打造杭州特色精品绿道、文化绿道和智慧绿道。

（三）规划结构

根据杭州市绿道系统近期专项规划，结合杭州市“十四五”产业和经济发展，以及近期热点开发用地，按照“两轴两连九射多环”的空间结构进行绿道布局。其中，“两轴”为三江两岸绿道（钱塘绿道）、三湖两湿地绿道，“两连”指东源港连线、分水江连线，“九射”为京杭大运河绿道、萧绍运河绿道、浦阳江绿道、大源溪绿道、兰江绿道、寿昌江绿道、新安江山水画廊绿道、东关溪绿道、南苕溪绿道，“多环”指推进沿江、沿河、环湖、沿山、沿路、湿地、公园、乡村等 8 大类精品绿道环建设，串联人文与自然资源，提升绿道使用效率，带动城市有机更新。

（四）规划布局

杭州市域绿道规划总体布局：省（区域）级绿道 1941km，市（县）级绿道2200km，社区级绿道1206km，规模达到5000km以上。省（区域）级绿道共1941km，其中省级主线绿道共6条，总长1015km，省级支线绿道926km。省级绿道1号线主线，全长约386km，南起建德大洋金华界，沿兰江、富春江、钱塘江设置；省级绿道1号线西线南起建德大洋金世界向北终止于嘉兴界，东线南起建德大洋金华界向北终止于江东大桥。省级绿道2号线主线，全长约76km，北段沿京杭运河（嘉兴界—钱塘江）设置、南段沿萧绍运河（钱塘江—绍兴界）设置。省级绿道3号线主线，全长约38km，沿大江东新城的钱塘江南岸江海湿地设置，西起江东大桥，东南止于绍兴界。省级绿道4号线主线，全长约128km，西起杭州安徽界，沿千岛湖、寿昌江设置，东至金华诸葛镇。省级绿道7号线主线，全长约287km。主线南起衢州界，沿千岛湖、昌化溪、天目溪等设置，北至湖州界。省级绿道9号线主线，全长约100km，南起绍兴界，沿天目溪、分水溪设置，北至临安潜川镇。

（五）具体举措

为加快形成“两轴两连九射多环”的空间结构，杭州市在“十四五”时期重点打通省级绿道，加密城市绿道，打造系列精品绿道（2条精品轴、7条精品线、18个精品环、21条特色主题绿道），新增乡村绿道，打通绿道断点，完善绿道衔接。

1. 打通区域绿道，推动城乡区域统筹

打通省级绿道，“编织”1张省级绿道网。落实浙江省打造“万里绿道网”、省级绿道全面建成的目标要求；加强区域统筹，克服区域级绿道网地形地势复杂、建设难度大，各区发展不平衡、交接界面不衔接的困难，实现区域绿道全面贯通。重点完成三江两岸绿道（钱塘绿道）、京杭大运河绿道（石祥路—嘉兴段）、萧绍运河绿道、余杭塘河（绕城以西段）绿道，以及沿浦阳江、寿昌江、分水江等绿道工程。

2. 加密城市绿道，提升百姓获得感

根据城市空间规划和近期的热点开发区域、结合老小区改造、城市河道综合整治等，在城市建成区内推进一批城市绿道建设，提升建成区绿道覆盖率，加密中心城区绿道网密度，提升百姓获得感。重点包括：新开河绿道、新塘河绿道、冠山河绿道、解放河绿道、济民河绿道、备塘河绿道、和睦港绿道、禾丰港绿道、通义港绿道、新浦河绿道、独城河绿道、临平城区绿道、临西绿廊、同协路绿道、桃花湖公园绿道、良渚—瓶窑绿道连接线等工程。

3. 打造精品绿道，带动城市品质提升

打造 2 条精品轴、7 条精品线、18 个精品环、21 条特色主题绿道。以三江两岸绿道（钱塘绿道）和三湖两湿地绿道为轴线，带动市域整体空间环境提升。以运河、上塘河、西塘河、余杭塘河、萧绍运河、北塘河、东苕溪等骨干河道为依托打造中心城区精品绿道线路。以串联更多自然与人文资源、服务更多人群为原则，推进 18 个精品环线建设，提升绿道使用效率，带动城市有机更新。围绕名山系列、森林系列、河湖系列、滨海系列、田园系列、古道系列、诗路系列、红色系列 8 大主题，打造 21 条特色主题绿道。

4. 新增乡村绿道，助力乡村振兴

以乡村绿道建设为抓手，推动乡村振兴。通过乡村绿道建设，展现美丽乡村风采，延伸旅游产业链，突出生态性和休闲性，既具有保护生态、改善环境的功能，又有服务民生、促进经济的作用。重点包括：大径山美丽乡村建设项目、传芳村沿山绿道、大慈岩乡村旅游绿道、勤丰村绿道、山里王村沿溪沟绿道、杜家村乡村田野绿道、百江镇联盟—百江—金塘坞绿道、西游村绿道、藻溪村绿道等。

5. 打通绿道断点，完善系统功能

打通绿道断点 50 处以上。加强区域统筹，统一建设时序，打通一批断头、不连续的绿道。实现城市级以上绿道与高速公路、铁路、河道等屏障的立体交叉，提升绿道的连续性。重点包括：运河小河油库段、江滨西大道北渠口、富春绿道青江口段、葛溪绿道（万市—洞桥）交界段、贴沙河云雀苑小区段、备塘河尧典桥路以西段等。

6. 完善衔接线，提升绿道可达性

每区完善衔接线 5 条以上。加强绿道与公共空间、景区、体育文化设施、居住区等的联系，新建绿道同步建设衔接线，既有绿道加强完善衔接线的研究建设，提高绿道使用效率。

B.3

杭州市健康乡村环境治理实践与探索

宋云蔚　张杭君　蒋智伟　王 婷　朱 燕*

摘　要：　在乡村环境治理上，杭州坚持科学发展、城乡融合的理念，根据规划先行、因地制宜、分类指导、建管并重、注重实效五大原则，以改善村容村貌为重点，以提高人居环境质量为目标，以中心村、精品村、历史文化村落、风情小镇、精品线路和精品区块，以及“污水、厕所、垃圾”三大革命为载体，扎实推进乡村环境治理工作，为建设独特韵味、别样精彩的世界名城提供更多杭州特色的乡村元素。在新时期，杭州进一步明确乡村治理阶段目标，解决乡村环境实际问题，推动乡村环保宣传教育，强化乡村疫情防控服务。目前，已形成了分类化建设、景区化发展、生态化治理、产业化开发、传承性保护、规范化指导的乡村治理经验，为美丽中国样本建设提供杭州方案。

关键词：　农村环境　城乡发展　农村生活垃圾

* 宋云蔚，杭州市乡村振兴服务中心工程师，主要从事乡村建设相关工作；张杭君，博士，杭州师范大学生命与环境科学学院教授，杭州师范大学科研处处长，中共杭州市委杭州市人民政府咨询委员会委员，浙江省生态学会主任委员，浙江省环境科学学会副理事长，主要研究方向为典型环境污染物生态风险和生态修复技术；蒋智伟，浙江省杭州生态环境监测中心工程师，主要从事环境监测工作；王婷，杭州市环保产业协会助理工程师，主要从事环境监测工作；朱燕，杭州市城管局环境卫生监管处副处长。

一　前言

“没有全民健康，就没有全面小康”，健康扶贫在脱贫攻坚中作用显著。推进健康乡村建设是巩固脱贫攻坚成果和实施振兴战略的重要措施，其中乡村环境治理是健康乡村建设的主要内容之一。目前，我国乡村环境污染倍受重视，农作物污染、河道水质变差、空气质量下降、土壤肥力下降等问题频频出现。乡村环境治理不当，不仅直接影响人民的身体健康，同时关系到乡村振兴战略目标的完成。在当前的大背景下，必须对乡村环境进行科学且有效地治理。

2003 年，时任中共浙江省委书记的习近平同志在深入调研、准确把握浙江“三农”工作和城乡关系阶段性特征的基础上，适应人民群众新期待，亲自点题、亲自谋划、亲自部署推动了“千村示范、万村整治”工程。从城市生产、生活、生态的“三生”融合进一步扩展到农村的“三生”融合，以农村环境改善为重点，通过改善乡村生态环境、提高村民生活质量，积极开展浙江农村环境治理工作。根据习近平总书记的指示精神，国务院总理李克强做出批示强调，改善农村人居环境承载了亿万农民的新期待。各地区有关部门要从实际出发，统筹规划，因地制宜，量力而行，坚持农民主体地位，尊重农民意愿，突出农村特色，弘扬传统文化，有序推进农村人居环境综合整治，加快美丽乡村建设。

二　杭州乡村环境治理背景

杭州市健康乡村环境治理源于浙江省的“千村示范、万村整治”工程。随后，杭州市一直致力于推进乡村环境治理，确立了坚持科学发展、城乡融合的发展理念，坚持规划先行、因地制宜、分类指导、建管并重、注重实效五大原则，以改善村容村貌为治理重点，以提高人居环境质量为目标，以中心村、精品村、历史文化村落、风情小镇、精品线路和精品区块，以及

"污水、厕所、垃圾"三大革命为载体，扎实推进乡村环境治理工作。通过示范引领、普遍推进、重点深化和巩固提高等阶段的建设，目前杭州的美丽乡村建设走在了全省乃至全国的前列。2013 年 10 月，全国首届改善农村人居环境工作会议在桐庐召开，习近平总书记强调要认真总结浙江省开展"千村示范、万村整治"工程的经验并加以推广。桐庐县、淳安县分别荣获 2019 年和 2020 年全国村庄清洁行动先进县称号，建德市获得 2020 年全国农村人居环境激励县称号。杭州市健康乡村环境治理为建设独特韵味、别样精彩的世界名城提供更多杭州特色的乡村元素，为生产美、生态美、生活美的"三美杭州"建设和建设美丽中国样本奠定了坚实基础。

三　杭州市健康乡村环境治理方针政策与治理模式

（一）杭州市健康乡村环境治理方针政策

2017 年 11 月，十九届中央全面深化改革领导小组会议通过了《农村人居环境整治三年行动方案》，提出改善农村人居环境，建设美丽宜居乡村的重要任务；以此方案为标准，中共浙江省委办公厅、浙江省人民政府办公厅印发了《浙江省深化美丽乡村建设行动计划（2016—2020 年）》《浙江省高水平推进农村人居环境提升三年行动方案（2018—2020 年）》《关于深化"千村示范、万村整治"工程高水平建设新时代美丽乡村的实施意见》等文件，明确浙江省美丽乡村行动方案；结合自身发展特点，杭州市委办公厅、市政府办公厅进一步印发《杭州市美丽乡村建设升级版行动计划（2016—2020 年）》《杭州市美丽乡村精品村建设三年行动计划（2018—2020 年）》《关于深化"千万工程"开展新一轮高水平高质量美丽乡村建设的实施意见》等文件，对实现杭州市健康乡村环境治理做了进一步明确和细化。《关于深化"千万工程"开展新一轮高水平高质量美丽乡村建设的实施意见》指出，到 2025 年，全市将建成乡村振兴联合体 25 个、美丽乡村风景带 50 条、美丽乡村特色村 150 个。全市所有行政村达到新时代美丽乡村省级标准，形成一批杭州特色的数字乡村、未来乡村样板。村级集体经济显著增强，城乡统筹水平持续提升，率先基本实现农业农村现代化。

农村垃圾治理是健康乡村环境治理上的重要一环。浙江省将农村推行垃圾分类作为破解垃圾难题、提升人居环境和提高社会治理的重要抓手。依据国家系列政策文件（如《国务院办公厅关于转发国家发展改革委住房城乡建设部生活垃圾分类制度实施方案的通知》《住房和城乡建设部等部门关于在全国地级及以上城市全面开展生活垃圾分类工作的通知》等），制定细致的管理办法，（如《关于加强农村生活垃圾资源化处理站点设施运行维护管理的意见》《2020年度浙江省农村生活垃圾分类处理实施方案》《2021年度浙江省农村生活垃圾分类处理实施方案》）。杭州市人民政府进一步根据杭州特点，印发《关于进一步加强生活垃圾处理工作的实施意见》《杭州市深化推进生活垃圾分类工作实施方案》，原杭州市农办印发《杭州市农村生活垃圾分类及资源化减量化处理三年行动计划（2016—2018年）》《杭州市农村生活垃圾处理技术指南》；杭州市分类印发《关于印发全面推进生活垃圾分类达标街道（乡镇）创建实施方案的通知》《关于印发全面推进生活垃圾分类杭州模式实施方案》《关于统一全市生活垃圾分类名称标识的通知》《杭州市生活垃圾分类考核办法（试行）》《杭州市生活垃圾分类工作日常检查办法（试行）》《杭州市生活垃圾分类宣传管理检查办法（试行）》等文件。

（二）杭州市健康乡村环境治理模式

随着生活水平的提高，农村生产生活垃圾量逐渐增多。农村生活垃圾对土地质量、水资源安全和生态环境均造成了影响，甚至影响农民的生活健康。农村垃圾问题已成为农村环境治理的重点和难点。在农村垃圾治理方面，杭州市积累了一定经验，已形成治理机制法制化、源头分类规范化、处理模式多样化、管理机制长效化的模式。

1. 治理机制法制化

为强化法律支撑，杭州市近几年陆续出台《生活垃圾管理条例》（2019

年8月修订)、《杭州市餐厨废弃物管理办法》等地方性法律规章，在法制层面对垃圾分类工作进行保障；为提高政策保障，杭州市专门成立市、区工作领导小组，抽调人员集中办公，形成全市统筹、部门协调、上下联动的工作局面；为完善技术标准，出台《生活垃圾分类管理规范》《城市生活垃圾集中处置服务规范》等文件，统一农村生活垃圾分类标识及管理规范；为健全考核机制，每月对生活垃圾"三化四分"工作情况进行通报，制定杭州市生活垃圾治理考核办法，创新加分扣分、一票否优等措施。县级结合各自实际，适时编制调整政策意见、建设计划等。例如，富阳区制定《高水平打造"最清洁"乡村环境工作考核细则》，明确农村垃圾分类考核标准，借力推进农村垃圾分类工作，提升分类处理环卫保洁质量管理水平等。

2. 源头分类规范化

为强化宣传力度，各地采取多层次、多形式的垃圾分类宣传活动，利用报纸、电台、网络、自媒体等进行宣传。2020年，全市对生活垃圾分类的宣传报道累计有53564篇，其中，国家级媒体261篇，省级媒体1858篇，市级及以下51445篇。全市累计举办各类垃圾分类宣讲活动9814次，参与的市民约188.8万人次。淳安县开展垃圾分类LOGO征集、"我的分类故事"征文活动和垃圾分类全民找茬活动，目前共收到LOGO征集投稿77件、征文380余篇；同时以"武强玫瑰服务队"、寒假活动等形式组织妇女、学生开展垃圾分类宣传，并针对老年人采取"上门讲解"策略，提高垃圾分类知晓率和准确率。推进源头减量，明确源头管理工作任务、内容要求，厘清牵头部门、实施单位，加快实施绿色包装、绿色快递、"限塑"等举措，加强一次性消费品管控、"文明餐桌"等一系列宣传活动。深化强制分类，严格按照四分类要求，全面推行居住小区（村）、公共机构和企业强制分类，持续巩固分类覆盖面成效，针对投放准确率不高、分类氛围不浓的责任主体，由属地管理部门提供上门分类指导服务，对于违反相关规定者根据《杭州市生活垃圾管理条例》进行相关处罚。

3. 处理模式多样化

在推进农村垃圾分类及减量化资源化处理工作中，各区根据不同情况，统一规划、合理布局、科学配置和建设垃圾处理站点，实现资源整合。在处理模式上，充分结合各地实际，坚持以集中处理为主、分散处理为辅的农村垃圾处理模式。截至2020年底，杭州市建成焚烧处理设施3座，分别为临江、富阳和建德的焚烧处理设施，总设计处理能力7200吨/日；新（改、扩）建餐厨处理设施5座，分别为天子岭厨余二期、萧山卓尚二期、富阳、建德和淳安易腐垃圾处理设施，总设计处理能力800吨/日。钱塘区采用集中处理模式，以前端分类收集设施建设为重点，加强分类基础设施建设，实现村级垃圾收集、清运设施全覆盖，农村与城市型小区清运体制调整一体化推进，截至2020年8月，钱塘区农村已实现清洁直运，农村生活垃圾收集、转运、处置已形成完善的闭环系统。桐庐县采用集中处理和分散处理相结合的方式，目前城乡一体易腐垃圾末端处置项目（设计处置能力100吨/日）在建设中，分散的资源化处理站也于2021年2月完成招标。淳安县以分散处理模式为主，截至2020年底，全县共有分散处理设施125个，其中机械快速成肥设施29个，阳光房处理设施96个，设计日处理能力83.5吨。

4. 管理机制长效化

深化城乡统筹一体化机制，实现农村生活垃圾全链治理。例如，临平区在全区农村区域推行“国企参与 + 环卫保洁”模式，大力推进以镇街为主导的“宣、分、运、处”一条龙，以及环境保洁一体化运作模式；临安区建立完善的“户集、村收、镇运、区处理，分类投放、分类收集、分类运输、分类处置”农村生活垃圾分类处置模式，当前全区18个镇街实现垃圾分类收集全覆盖。

在开展日常检查和垃圾治理专项督查的同时建立暗访机制，采取形式多样的督查方式，及时受理反馈问题，全面督促整改，把问题解决在初始阶段。例如，富阳区组建了“义务监督员队伍”，设立“垃圾分类曝光台”，以随时随地曝光问题的方式促进整改；淳安县组织单位互查，在乡镇间开展“互学典型、互查问题，互助提升”的大比武活动。

各地注重环境整治与长效管理机制建设并重，积极探索切实可行的财政投入分担和常态化运行方式。例如，临安区按照“谁污染谁付费”原则，试行农村生活垃圾处理有偿服务的物业化管理模式，已有近 20 个村采用了市场化运作、物业化经营模式。

四　杭州市健康乡村环境治理主要举措与工作方法

（一）杭州市健康乡村环境治理主要举措

杭州市在健康乡村环境治理方面进行了广泛的探索。特别是自 2018 年以来，杭州市准确把握中央和省《农村人居环境整治三年行动方案》工作要求，将三年目标与年度工作“远近”结合，精准发力，提质增效。

1. 改善村容村貌，提高人居环境质量

在爱国卫生专项行动的基础上，杭州市各地普遍开展了以房前屋后、卫生死角、沟渠池塘为重点的村庄清洁行动。自疫情防控阻击战开展以来，更是采用“清单责任化”、分片包干的方式，每天对村内道路、沟渠、河道、公共场所等进行日常保洁，确保无卫生死角。

2020 年，杭州市在全域范围内开展以“清理废弃杂物、清理村内沟渠、清理农业生产废弃物、整治乱搭乱建、整治乱贴乱画、整治乱接乱拉、提升垃圾分类水平、提升厕所服务水平、提升庭院美化水平”（简称“三清三整三提升”）为主要内容的农村人居环境“百日攻坚”行动，排查梳理出的 215612 个问题点位，已全部完成整治销号。在全省农村人居环境“百日攻坚”情况第三方监测中，涉及杭州市的 1084 处问题线索已按要求核查整改到位。

以省部级农村人居环境简报等为载体刊登杭州农村建设文章，淳安县下姜村被农业农村部评为首批全国村级“乡风文明建设”典范。余杭区塘栖村被列入全省大花园“耀眼明珠”美丽乡村名录，青山村、小古城村、求是村、径山村、寺前村、前溪村、渔公桥村、港南村、杜城村等多个村庄视频参加了“全国农村人居环境视频擂台赛”，并在快手平台播出。2020 年 5 月 12 日，黄湖镇青山村的“未来乡村”建设试验，获人民日报整版点赞报道，临安区上田村参加了中国农村杂志社组织的“全国美丽宜居村庄短视频擂台赛”，并在全国农村人居环境专栏上展播。

2. 建设文化村落，推动农村文化建设

落实省级历史文化村落、市级精品村、风情小镇、精品示范线的年度建设任务。将各项任务指标相互结合，协同推进，提升建设质量。2020 年新启动省级历史文化村落 13 个、市级精品村 70 个、风情小镇 9 个、精品示范线 8 条。萧山区欢潭村是曾经的“空心村”“老人村”，其围绕“拆、整、序、美、治”五大抓手，采用做减法（先后开展 3 次环境卫生综合整治百日攻坚，为古村腾出发展空间）和加法（注重旅游配套建设，新建或改建 70 余个配套项目）的方式实现完美蜕变。杭州市滨江区西兴街道、萧山区临浦镇、建德市寿昌镇等入选省第二批“千年名镇”地名文化遗产；杭州市富阳区场口镇东梓关村、建德市寿昌镇乌石村等入选省第二批“千年古村落”地名文化遗产。

3. 开展“污水、厕所、垃圾”三大革命

杭州市政府围绕农村环境治理中存在的重点与难点，积极协助市级相关部门开展“污水、厕所、垃圾”革命，着力抓好基础环境治理。一是全面开展农村生活污水治理。已完成 1772 个村的生活污水治理，受益农户超过 60 万户、建设终端 8914 个、投入资金 49 亿元，污水 ph 值、悬浮物、化学需氧量、氨氮、总磷抽测达标率 100%。二是全面推进整乡镇垃圾分类和减量化资源化处理。完成了 127 个整乡镇（街道）农村生活垃圾分类处理工作，建设站点 474 个。当前，农村生活垃圾分类处置区域覆盖率达到 100%，回收利用率可达 47.1%，资源化利用率高达 88.6%，无害化处理率也已超过 99.7%。三是全面实施农村公厕综合整治，完成农村公厕改造 4566 座，累计投入 3.98 亿元，基本实现了对行政村的全覆盖。

针对生活垃圾治理，在试点推进阶段，杭州市首先开展省级垃圾分类试点村项目和农村生活垃圾减量化资源化处理试点村项目，率先在富阳区永昌镇、桐庐县合村乡和莪山乡、淳安县石林镇等 6 个乡镇开展农村生活垃圾分类及减量化、资源化处理乡镇试点工作，全面实施镇域范围内垃圾分类收集、分类投放、分类清运以及分类处理的方案，实现了垃圾减量和资源化利用。在此基础上，进一步全面启动整乡镇农村生活垃圾分类与减量化、资源化处理，实现垃圾投放点合理布局、清运人员配备充足、处理设施科学配置。截至2018年底，累计完成整乡镇推进农村生活垃圾分类及减量化资源化处理127个乡镇（街道）、1837个村，建设垃圾处理站点474个。全市基本实现生态治理全覆盖，村庄面貌得到有效提升。在城乡统筹推进阶段，充分发挥城乡统筹区域化推进优势，积极开展省、市示范创建，改变以往城区之间、城乡之间、小区与机构、企业之间不平衡、示范少的现状，根据城乡地形特点、产业特色、乡村分布等实际情况，科学制订建设规划，优化资源配置，因地制宜地开展工作。截至2020年末，杭州市已实现城乡生活垃圾总量“零增长”和生活垃圾“零填埋”。

（二）杭州市健康乡村环境治理工作方法

1. 明确乡村治理阶段目标

结合中央、浙江省要求和杭州市实际，制定健康乡村环境治理工作的远期目标。按照“规定＋”的要求，在省定19个目标30项任务的基础上，进一步明确了“十类覆盖、百处风景、千村精品、万户美丽”目标和美丽生态、美丽田园、美丽集镇、美丽村庄、美丽农居、美丽经济、美丽人文、美丽组织的“八个”工作重点，确保杭州市走在全国前列。在三年远期目标的引领下，细化目标任务。根据省、市行动计划要求，及时讨论分析，分解年度工作任务，并组织各地实施，确保省定30项任务不走样，市定23项任务有保障，做到了三年任务二年完成。落实省级历史文化村落、市级精品村、风情小镇、精品示范线的年度建设任务。将各项任务指标相互结合，协同推进，提升建设质量。2020年新启动省级历史文化村落13个，市级精品村70个、风情小镇9个、精品示范线8条。

2. 解决乡村环境实际问题

对标目标任务，坚持问题导向，采取有效措施，推动提升美丽乡村各项工作。第一，以环境整治为抓手，创新摸排手段，制定问题清单。2020年6～

9 月份，杭州市在全域范围内开展以“三清三整三提升”为主要内容的农村人居环境“百日攻坚”行动，排查梳理出的 215612 个问题点位，已全部完成整治销号。在全省农村人居环境“百日攻坚”情况第三方监测中，涉及的 1084 处问题线索也都按要求核查整改到位。第二，以服务指导为手段，严格创建标准，确保规范实施。全面规范项目申报立项、责任主体、规划设计、施工建设、长效运维、资金管理、风险排查等重点环节，将“回头看”、中期检查、年终核查作为常态化工作，及时发现项目建设过程中出现的问题，予以现场更正指导，并要求限期整改，确保项目质量和进度。第三，以项目审计为依据，查漏补缺，强化项目和资金管理。通过第三方机构对各类美丽乡村建设项目开展年度审计和绩效评价，并采用“挂（销）号”制的方式对发现的问题进行严肃整改，务求发挥财政资金最大效益。

3. 推动乡村环保宣传教育

注重宣传教育，以浓厚的氛围推动农村人居环境整治。通过“农村人居环境视频擂台赛”和快手等载体，展示各地农村人居环境整治成果。2020 年，先后在省部级农村人居环境简报、西湖先锋 · 杭州智慧党建系统、《杭情微视》和《杭州农业农村》等载体刊登发表文章 14 篇。淳安县下姜村被农业农村部评为首批全国村级“乡风文明建设”典范。通过微信、电视广播媒体、乡镇（街道）宣传栏等渠道进行正面宣传引导和反面曝光，开展比学赶超活动，相互监督，形成全民共建、共治、共享的良好氛围。例如，淳安县安阳乡固定每月 20 日下村开展垃圾分类宣传、指导工作，统计工作进度和覆盖率，营造良好的比武竞争氛围，增强创先争优意识。建德市将排查中发现的典型问题照片（注明详细地点）制作成 PPT，在全市工作推进会上播放，通过视觉冲击，让参会人员了解自身工作的不足。余杭区发起“随手捡美家园”倡议书，并充分运用“红黑榜”“亮晒比拼”机制，鼓励群众主动落实参与，共扮美丽家园。淳安县临岐镇在主干道墙面上绘制卡通墙画“垃圾与猪的故事”，展示猪在面对易腐垃圾、可回收垃圾、其他垃圾和有害垃圾的想法，既生动有趣，又便于记忆，深受村民和小朋友的喜爱。屏门乡建成“垃圾分类科教中心”，开展相关睦剧宣传等，广泛开展教育引导工作，让广大村民意识到实行垃圾分类的重要性，更好地参与到垃圾分类和环境保护的行动中。临安区启动农村生活垃圾分类“百场活动进百村”活动，在100个省市区级示范村内开展50场生活垃圾分类培训和50场垃圾分类趣味活动。

4. 提升乡村疫情防控服务

聚焦村庄环境卫生难题，重点关注夏秋季等特殊时期的农村防疫，尤其是2019年新冠肺炎疫情的突袭而至对乡村公共卫生防控提出了更高的要求。第一，加大力度，做好村庄环境清洁。第二，精准施策，做好垃圾分类处理。当前生活垃圾分类处置区域覆盖率达100%，无害化处理率在99.7%以上，各县区市在抗疫期间有效进行垃圾分类收集，针对隔离点采取上门收集生活垃圾，废弃口罩和其他医疗用品全面实现单独收运。第三，全面覆盖，做好环境消杀工作。各县区市加大对垃圾中转站、公共厕所、防疫检查点、垃圾桶、果皮箱等重点区域和设施的消杀保洁工作，确保全面覆盖。同时，规范垃圾中转作业流程，做好对垃圾收集车和压缩车的消毒工作，严格实施“一车一消毒”制度。在抗疫期间，全市共开展农村公厕保洁消杀23.3万次，农村公共场所卫生消杀37.2万次，垃圾资源化处理站点消杀1.2万次。第四，智慧督查，实现远程实时管控。疫情期间，为了降低风险，提高管控效率，各地充分运用远程智慧监控平台，对村庄、人员实行精细化管理，适时地研判人员流动情况，及时解决人员流动动态管理问题。利用视频抓拍、无人机航拍、手机“随手拍”等手段，对辖区村民执行疫情防控工作要求的情况和村庄卫生清洁进行检查，对检查中暴露的问题第一时间反馈并要求限时整改。在余杭区塘栖村、萧山区群围村等地，村委会通过覆盖全村的视频监控平台进行村庄动态管理。

五　健康乡村环境治理经验与展望

（一）杭州健康乡村环境治理经验

通过示范引领、普遍推进、重点深化和巩固提高等阶段的建设，目前杭州的美丽乡村建设走在了全省乃至全国的前列，连续 15 年被评为浙江省“千村示范、万村整治”优胜单位。在乡村环境治理方面已积累了一定经验，主要有如下几个方面。

1. 分类化建设

根据美丽乡村建设任务和标准，开展七项重点工作，逐步推进乡村项目建设：一是 193 个中心村，重点是形成中心村集聚辐射功能；二是 467 个精品村，重点是开展“五美”建设；三是 59 个市级风情小镇，重点按照“四宜”标准进行景区化打造；四是 151 个历史文化村落，重点是保护古建筑、传承古文化，留住乡愁记忆；五是“三江两岸”沿线 145 个村庄，串点连线打造现代版的富春山居图；六是通过一般行政村的道路硬化、庭院整治等 8 项基础整治，改善村庄环境面貌；七是创建省级示范乡镇 56 个，特色精品村 99 个、垃圾分类示范村 38 个，通过示范引领推动提质增效。

2. 景区化发展

基于“景区化”理念，实现美丽乡村建设“点、线、面”建成。一是注重连线连片打造。把美丽乡村、农业园区、旅游景区、产业平台等有效串联起来，使其成为自驾游和乡村旅游的重要目的地。已累计建成了 78 条美丽乡村精品线和 14 个精品区块。二是注重景观通建设。通过“一绕六线”高速综合整治和“三江两岸”生态景观保护与建设，全面消除高速沿线两侧 500 米以内的视觉污染，真正将钱塘江、富春江、新安江打造为水道生态大走廊，已建成绿道超 120km。三是注重村落景区开发。坚持以景区的标准、要求和红利，来规划、建设、惠及美丽乡村，现已成功创建省级 3A 级村落景区 253 个。

3. 生态化治理

以“污水、厕所、垃圾”治理为载体，扎实推进乡村环境生态治理工作，确定了“十类覆盖、百处风景、千村精品、万户美丽”的目标，明确了美丽生态、美丽田园、美丽集镇、美丽村庄、美丽农居、美丽经济、美丽人文、美丽组织的“八个”工作重点。根据城乡地形特点、产业特色、乡村分布等实际情况，科学制定建设规划，优化资源配置，因地制宜开展工作。杭州市以基础环境治理为抓手，全面开展农村生活污水治理，建设终端8914个，投入资金49亿元；全面推进整乡镇垃圾分类和减量化资源化处理，建设站点474个，资源化利用率高达88.6%；全面实施农村公厕综合整治，完成农村公厕改造4566座，累计投入3.98亿元。在此基础上，根据当地生态环境特征，加快农村道路修建与绿化工程建设，全面开展生态景观保护与建设工作。

4. 产业化开发

一手抓美丽乡村建设，一手培育农村新型经济业态，积极推进农业产业“接二连三”，大力发展美丽产业，改变农村发展、农业生产和农民生活等方式。杭州市基本形成了以当地农房出租为牵引的特色民宿产业，以农村信息化为牵引的便捷电子商务产业，以农业休闲观光综合园、自驾游带动的农家乐，以风情小镇、历史文化村落带动的乡村旅游业，以农村山溪漂流、野外拓展带动的运动休闲业，以农村生态、避暑带动的养生养老产业，以摄影、写生、影视拍摄等带动的农村文创产业等七大新型经济业态。2020年全市乡村接待游客7153万人次，实现经营收入65亿元，农村电商销售额突破165亿元，率先在全省乃至全国建立起全面推进农村电商发展的新格局。

5. 传承性保护

通过对农村历史文化、乡土文化、建筑文化等的挖掘、传承和开发，让美丽乡村真正成为承载记忆和文化的精神家园。一是以省级重点村和一般村、市级重点村为载体，列入名录的古村落有178个，其中已保护和开发的有151个，省市两级财政累计投入2.45亿元。二是依托农民集聚区建设、村落建筑修复等，着力打造一批具有杭州特色、百姓安居乐业的“杭派民居”典范。完成23个示范点建设，市财政累计投入0.8亿元。三是把农村文化礼堂建设列入市政府十件民生实事，通过以“两堂五廊”为主要内容的文化礼堂建设，真正把文化礼堂打造成农村“接地气、聚人气、扬正气”的红色殿堂。截至2020年底，杭州市已建成的农村文化礼堂达到1789个，实现了五百人口规模以上村全面覆盖。

6. 规范化指导

市级层面，在加强定期和不定期服务指导的同时，还先后出台了《农村生活污水治理工作技术手册》《农村生活污水治理难题破解实招》《农村生活污水治理项目工艺设计实用指南》等文件，有效地解决了工艺技术和施工过程的难点、痛点问题，得到了县区市的高度肯定。在县级层面，各地也出台了美丽乡村建设指导手册、设计导则、管理手册、管理规定、工法手册、标准图集、庭院设计导引、村落景区标准、建设管理正负面清单等，确保了项目质量，提高了村庄建设的品质与标准，进一步彰显了村庄的个性特色，得到了村民和各级领导，以及考察团的认可，场口镇东梓关村、枫树岭镇下姜村、洞桥镇文村等很多村庄已成为网红村。

（二）健康乡村环境治理展望

1. 完善环保设施建设，推动美好宜居乡村建设

农村环保基础及配套建设是农村环境治理的基础，扩大政府财政预算，增加农村垃圾清运车、垃圾处理站、污染排放管道、垃圾分类箱等基础设施的投入量，提高对保洁人员与环卫工人的服务补助。根据当地生态环境特征，采用大理石、鹅卵石等材料进行铺路，加快农村道路修建与绿化工程建设。推动农村文化活动中心、活动广场、超市、卫生所建设，积极推进美好乡村与宜居乡村建设。①

2. 加强环保理念宣传，增强农民主人翁意识

农民是农村环境污染治理的基础力量，切实加强农民的主人翁精神，使其积极投入农村环境治理与防控工作中。首先，优化农村地方性环保政策制度，完善农村环境污染防治法规及法律体系；增加农民法律常识，普及环境治理知识，增强全民环保意识。由农民成立农村治理评估小组，定时对农村

① 李绍萍、张恒硕、王甲山：《黑龙江省农村环境污染治理现状、存在问题及对策研究》，《大庆社会科学》2021 年第 5 期。

治理情况进行互评；各县、乡加大环保宣传力度，通过电视、广播等方式进行传播，通过板报条幅、宣传册、有奖竞答等形式进行教育培训。

3. 完善多元共治模式，推动农业全面高效管理

农村环境具有多样性、分散性等特点，农村环境治理应采取因地制宜的方法实现多元共治。积极调动社会组织和团体加入，如村委会、基层党组织、当地私营企业，建立“政府支持、企业赞助、组织帮助、农民参与”的多元共治机制。政府进一步通过制定财税、金融、福利、人才等政策，对积极参与并做出贡献的组织和团体，给予减免税、补贴、融资、土地指标上的支持等方面激励。①

① 白莉、赵可：《我国农村环境问题现状及其治理对策》，《建设科技》2021 年第 7 期。

B.4
杭州市智慧健康小屋建设拓展健康环境内涵

张杭君　孟 萌　吴 婧*

摘 要：杭州智慧健康小屋充分利用社区健康相关机构为居民公共服务场所整合各方资源，赋予其基于居民个体健康检测的精准化健康管理等功能，从而为居民提供健康自检自评与自我管理的功能载体，获得健康教育与早期干预的渠道。当前，通过合理规划、科学布局、一体服务、全程预防、规范管理、优化功能的建设举措，杭州逐步构建人工智能的健康监测体系和健全直观可视的健康服务体系，完善安全可靠的应急保障体系，进一步增强了居民的健康意识和疾病预防意识，从而降低发病率及医疗过程总费用，完善家医签约服务机制。在健康小屋建设上，杭州市通过构建完善的健康服务生态链，夯实健康环境基础，提升辖区社区卫生服务规范化程度，逐步实现“5分钟步行健康服务圈”的城市特色，落实卫生健康服务领域“最多跑一次”及数字化改革的创新举措，让居民就近享受便捷的健康环境服务。

关键词：智慧健康小屋　健康监测　健康指导干预

---

* 张杭君，博士，杭州师范大学生命与环境科学学院教授，杭州师范大学科研处处长，中共杭州市委杭州市人民政府咨询委员会委员，浙江省生态学会主任委员，浙江省环境科学学会副理事长，主要研究方向为典型环境污染物生态风险和生态修复技术；孟萌，杭州市上城区卫生健康局基层卫生与妇幼保健科副科长，杭州市基层卫生协会常务理事；吴婧，杭州市健康城市指导中心科员，主要从事健康影响评价工作。

一　前言

自2008年IBM公司首次公开提出“智慧地球”（smart planet）发展战略以来，越来越多的智慧方案已经陆续在我国各个层面得以推进，人类正在以前所未有的自由度来构建、汇集、整合和连接各类资源。近年来，为了进一步促进生态文明建设和满足人民日益增长的美好生活需要，“智慧地球”这个概念逐渐扩展到环保和健康领域，拓展了“健康环境”的内涵。“健康环境”主要是根据时代发展、社会需求与疾病谱的改变，基于对生命全过程全方位呵护的指导思想，提倡自我健康管理、科学的健康生活、正确的健康消费等理念，这是一种全局概念。

2021年全国基层卫生健康工作会将推进基层卫生综合管理信息平台建设列为工作重点，强调信息技术与基层卫生健康服务的深度融合。在“互联网”高度发达以及“物联网”技术日益成熟的今天，城市化快速发展，常住人口日益增加，而基层卫生健康服务能力及覆盖面还不能满足人民群众日益增长的健康服务需求。从2019年起，国家卫健委组织开展“优质服务基层行”活动，旨在进一步提升基层服务能力、改善服务质量，建立优质高效医疗卫生服务体系，其中“增设智慧健康小屋”是重要评价指标之一。在浙江省未来社区健康场景建设方案中也提出要在未来社区中开展健康自助监测。

二　智慧健康小屋简介

（一）智慧健康小屋的定义与内涵

智慧健康小屋，即运用专业的健康管理医疗体系服务社区、企业、学校等公众场所，为居民、职工、学生等提供更快捷、更高效、更优质的健康保障，构建完善的健康服务生态链。在实验基地中，利用图像识别、语音识别等数字化信息服务平台以及健康智能家居、健康检测、健康服务机器人等人工智能技术，提供健康教育与健康行为干预，使居民能够就近享受便捷的健康环境服务，促进慢性病的早筛查、早诊断，从而增强居民的健康意识，完善健全应急急救体系。对此，杭州市为进一步突出区域一流发展定位，分区开展智慧健康小屋试点。

（二）智慧健康小屋的服务宗旨与功能

智慧健康小屋本身是非营利模式的主体，是一种以提高服务品质、提升医院形象、增强居民健康意识的辅助设施。各区、乡镇（街道）应合理分布、设置智慧健康小屋，对智慧健康小屋所需房屋场地进行科学规划、合理布局、统筹安排。

智慧健康小屋内配备的设备，不能只是仪器的简单堆积，应确保功能健全、操作简便、安全实用；建设自助式体检，配备专业的服务软件，并可实现信息数据的自动采集与整合。智慧健康小屋以线上、线下结合模式为居民提供健康自检、自评报告，开具健康处方、运动处方等健康服务，提供有针对性的健康、健身指导与宣教，并根据健康自检结果，引导居民至社区中心或医院接受进一步疾病筛查、诊疗、健康管理等服务。

智慧健康小屋充分利用社区健康相关机构为居民公共服务场所整合各方资源，赋予其基于居民个体健康检测的精准化健康管理等功能，从而为居民提供健康自检自评与自我管理的功能载体，获得健康教育与早期干预的渠道。其功能主要包含。

1. 日常健康监测

智慧健康小屋将自助检测作为主要形式，以居民常见疾病为重点，通过建立居民电子健康档案，结合智能化设备开展健康自检工作，并推进重点疾病、慢性病的风险提示工作，实现社区健康管理关口前移。

2. 全民健康教育

智慧健康小屋通过主动邀请患者或居民共同参与的方式，进行疾病的自我参与、自我管理，根据不同健康状况与疾病风险，发现问题及时干预、即时指导和实时追踪，引导与专科医生等专业资源的对接，开展同伴教育等集体活动，如肿瘤、糖尿病沙龙等。

3. 健康指导干预

通过健康风险评估报告、健康账户查询、健康宣教、家庭医生签约、引导就医提供社区健康服务信息等形式，为有需求的居民提供健康指导干预。

4. 远程健康管理

结合现代统计学方法和集成应用大数据、云计算、人工智能等前沿技术，通过用户端、医生端、机构端、领导端等实时掌握基层健康小屋的真正使用情况，同时充分调动各方优质医疗资源，实现预约挂号、远程医疗、双向转诊等场景。

（三）智慧健康小屋的政策支持与必要性

为更好地落实《国务院关于实施健康中国行动的意见》、《健康浙江 2030 行动纲要》和《“健康杭州 2030”规划纲要》等文件精神，进一步深入贯彻习近平总书记考察浙江、杭州重要讲话精神和健康中国、健康浙江、健康杭州的战略部署，牢固树立大健康理念、构建全民动员行动的多元主体健康共治体系、推动持久性健康城市命运共同体建立等行动已势在必行。

《杭州市人民政府关于推进健康杭州三年行动（2020—2022 年）的实施意见》指出，要加强健康支持性环境建设，推动促进呼吸健康和运动健康元素融入各级各类空间规划，在人员密集场所新建或提升改造一批智慧健康小屋。到 2022 年，实现县区市均建有智慧健康小屋等开放健康场所。

（四）智慧健康小屋服务流程

1. 信息采集

智慧健康小屋服务通过身份证或医保卡进行实名认证，在服务人员的帮助或者通过自助平台的提示说明下，填写生活方式、疾病风险自评、健康自评等相关电子化量表，同时为妇女、儿童、老人等特殊人群提供便利，并统一按照国家或者行业数据存储标准进行存储。

2. 健康评估

开展自助健康监测、国民体质检查，评估基本健康状况自助检测、特定人群自助检测、健康指导干预等工作。结合采集信息，统一上传评估内容，经大数据分析，为居民出具健康报告，为健康指导干预提供依据。

3. 健康干预

针对不同健康报告的结果，制订相应地健康干预方案，并有针对性地进行健康指导与宣传教育，提供规范化的健康管理和治疗方案、健康教育课程、家医签约、随时电话回访、线上预约专家就医等服务。

三　杭州市智慧健康小屋建设实践与工作成效

“健康屋”项目方案是基于互联网和基层医疗需求的医疗新型服务形态，应用信息化手段进一步将基层卫生服务做实，建立长效健康监测机制，居民通过便捷的健康屋可随时了解身体健康状况，享受获取检测报告、自评报告和健康宣教等服务，进一步增强了居民的健康意识和疾病预防意识，从而降低发病率和医疗过程总费用，完善家医签约服务机制。

（一）杭州市智慧健康小屋建设实践举措

杭州市《未来健康屋管理制度》确定了关于健康小屋运行管理的责任单位及具体工作职责，为健康小屋的良好运营、维护以及居民良好体验提供了制度保障。同时，2020 年杭州市原江干区出台的《江干区社区卫生服务“四化”建设三年行动计划（2019—2021 年）》也明确指出，要以打造“未来健康屋”为载体、提升辖区和社区卫生服务的规范化程度，实现“5 分钟步行健康服务圈”，让居民就近享受便捷的健康服务。据相关媒体报道，2020 年 7 月原江干区凯旋卫生中心健康小屋使用率达 100%。据杭州市未来健康屋实时数据统计，截至 2021 年 9 月，全市居民使用未来健康屋的人数已经超过 17 万人次。具体举措有以下几个方面。

1. 合理规划，科学布局

据健康小屋专题调查平台对浙江省健康小屋建设的系统调查统计，从

2007 年至 2015 年浙江省共创建健康小屋 835 个，其中，杭州市创建健康小屋数量最多，为 188 个。杭州市结合各区的具体情况（如辖区各街道面积、常住人口数量、新建、迁建及改建社区卫生服务站），科学制定了健康小屋三年规划，确定各街道预设小屋数量。例如，在原江干区有签约居民 23.3 万人，医疗资源难以满足群众日益增长的需求，平均每两到三个社区配备一个社区卫生服务机构，存在长时间排队看病的困难情况。基于打通医疗服务“最后一公里”的考虑，2019 年原江干区卫生健康局重点工作任务书明确了健康屋的总体发展目标和具体建设任务，开始在街道、社区、商场陆续设置了 15 个“未来健康屋”，2020 年完成了 50 个健康屋的建设工作，并计划在 3 年内建成 100 个生态化“未来健康屋”。

同时，杭州市其余各区对健康小屋的建设也很重视，例如，《健康余杭三年行动 2021 年度重点工作计划》指出，余杭区打造示范健康步道 1 条、健康主题公园 1 个、健康场所 3 处、智慧健康小屋 1 个。杭州经济开发区在 2 家街道社区卫生服务中心和 6 个社区卫生服务站建设了居民智慧健康小屋，统一配备科学、快捷的智慧医疗检测设备，安排专职医护人员，为居民提供自助式健康服务。上城区为打通健康服务“最后一公里”，通过“未来健康屋”系统谋划，构建健康服务生态链，夯实健康上城建设基础，提升辖区社区卫生服务规范化程度，以打造“未来健康屋”为载体，逐步实现“5 分钟步行健康服务圈”的上城特色，落实卫生健康服务领域“最多跑一次”及数字化改革的创新举措，让居民就近享受便捷的健康服务。

2. 一体服务，全程预防

杭州市卫生健康委、民政局等部门多跨协同，从而实现数字医养“一体服务”，发挥全天候自助检测、名医名师零距离、120 急救和转运、自助购买应急药品等功能。例如，在余杭区良渚文化村智慧健康站，仅需配备 5 名医生和 5 名护士，即可实现全科门诊、中医馆、慢病一体化门诊，完成 DR、彩超、心电图、即时检验，以及自助健康检测等设施设备的运行检测。通过远程会诊可实现“站点－社区医院－区级医院－市级医院”的四级联动。结合“互联网＋”，健康小屋不仅能让市民轻松完成从检测到治疗的医疗全过程，而且可为市民提供高水平的医疗服务。

通过先进的健康终端检测和互联网技术，实现检测数据智能预警，并实时同步到共享平台，以方便居民查询，并可供签约医生服务参考，从而使得区域健康从“单纯医疗服务”转向“全程预防”服务。通过收集线上数据，健康小屋管理人员可对辖区内高血压患者、糖尿病患者和老年人等进行分类管理、精准干预。此外，签约居民每年可获得一份年度健康评估报告，包括体检结果、慢病分级情况、健康危险因素、个性化健康生活方式指导等信息，获得“知健康、享健康、保健康”的数字化健康保障。

3. 规范管理，优化功能

杭州市通过制定《未来健康屋管理制度》，确定健康屋管理责任单位，落实未来健康屋“屋长”制，建立权责明晰、协同高效的工作推进和管理机制，同时动态监测分析项目应用数据，保障未来健康屋良好的运营维护及使用生态。

按照疫情防控常态化要求，对原有健康屋模块功能进行完善扩充，优化体温监测前哨预警、数据驾驶舱、中医体质辨识系统、家庭医生签约 APP 信息提示、区域医院信息系统部分数据互通、设备监控系统等功能。

（二）杭州市智慧健康小屋建设工作成效

1. 构建人工智能的健康监测体系

开发建设健康屋配套信息平台，主要包括家庭医生签约、疾病自测、居家医疗、智能量表、健康服务点、健康宣教、慢病监测、预约挂号平台、问题反馈等模块，实现智能设备与信息系统、健康屋信息平台与家庭好医平台的互联互通，优化家庭好医平台的健康屋相关功能，一期项目结束后，可以实现健康屋信息平台数据与区域医院信息系统、健康档案的互联互通。二期项目主要是优化健康信息平台、完善健康屋的使用管理。以家庭医生签约为例，通过智能化的健康终端检测和互联网技术，实现检测数据智能预警，并将数据实时同步到健康上城和家庭好医平台，便于家庭医生及时跟踪干预，从而实现从“单纯医疗服务”向“全程健康预防”的转变。

2. 健全直观可视的健康服务体系

健康屋的硬件设备主要包括超声波身高体重测量仪、血压脉搏检测装置、安卓查询一体机、自动体外除颤仪等。

通过接口对接实现数据互联互通，居民读卡测量身高体重、血压后，硬件设备数据通过接口调用家医服务，把测量的数据保存到家庭好医平台的居民测量表中。同理，硬件设备数据通过接口调用，用大屏设备或者公众号呈现。在门禁系统部署的半封闭或全封闭区域内外，搭建便民服务、查询服务、监测服务等健康屋惠民便民服务。通过监测硬件设备的自助使用，自助测量身高、体重、血压、BMI 等数据，实现相关数据与社区家庭医生的数据实时同步。通过查询一体机硬件设备，可以实现家庭医生签约各项业务功能的查询、疾病的自测、居家医疗服务、智能量表、健康服务点查询、健康宣教、慢病监测、问题反馈、双向转诊推广。例如，居民可通过智慧健康小屋触摸屏或“健康上城”公众号随时查看检测报告、量表自评报告和健康宣教内容，引导居民增强健康意识和疾病预防意识。

3. 完善安全可靠的应急保障体系

每个未来健康屋还设立急救区，配备自动体外除颤仪（AED），使用者无须具备高水平判读心电图能力，只需根据语音提示，接通电源，按动放电按钮，即可完成心电图自动分析、除颤。在人流密集场所，如商场、高铁站等的未来健康屋内配备 AED，有望抓住急救“黄金 4 分钟”。截至 2020 年，原江干区共建设未来健康屋 66 个，使用人数超过 24 万人次，此未来健康屋建设项目被评为健康浙江行动优秀案例，并获得第十届西湖城市学金点子提名奖。

四　杭州市智慧健康小屋建设的展望

（一）提升居民健康意识

“智慧健康小屋”作为一种系统、全面的健康自测体系，在杭州市居民生活和健康管理等方面发挥了重要作用。社区居民基于杭州市社区“智慧健康小屋”的建设，通过自行健康检查、“每日打卡”、健康屋触摸屏随时查看检测报告以及接受慢病干预指导等活动，居民已经对健康小屋的建设理念和作用有了实际的认识和了解。在未来健康小屋的建设中，可以通过传授合理膳食、养生保健、慢病预防等科学知识和方法的扩充，进一步增强居民的自助式健康管理和疾病预防意识，推动现代健康生活方式的逐步形成，并最终提高居民健康水平。

（二）优化智慧健康小屋基础设施

杭州市智慧健康小屋秉承杭州城市大脑的设计风格和理念，以简洁、清晰、直观、便捷的方式服务于广大社区居民，已取得较大的服务成效和认可度。未来，在继续推广杭州市智慧小屋建设的同时，针对广大老年人群的使用需求，提高设备的易操作性，如健康屋语音指令服务、人工智能辅助指导的添加及升级，将为健康小屋建设的优化提供保障。

（三）协调数据分享与安全保障

科技赋能包括大数据和云计算等信息技术的发展，在一定程度上推动了杭州市城市和健康环境管理的精细化进程。目前，杭州市智慧健康小屋的建设和利用已经承载了个体和群体健康监测数据记录和管理的重要功能。未来，随着健康小屋监测数据的大量积累，如何对健康管理数据进行合理分享，如何利用科技赋能对容量大、类型多、来源分散的数据进行关联分析，以及实现数据价值最大化是健康小屋数据科学管理的重要方面。同时，面对健康小屋共享数据的管理和利用，依法依规构建在杭健康数据共享安全保障框架，对于保障居民信息安全、协调数据分享和安全保障之间的平衡将具有重要意义。

（四）拓展健康环境建设内涵

在全国倡导全民健康生活方式的背景下，智慧健康小屋作为支持性环境建设之一，杭州市已积极开展了其创建工作。随着杭州市“未来健康屋”“5 分钟步行健康服务圈”的逐步实现、卫生健康服务领域“最多跑一次”及数字化改革创新举措的逐步实施，杭州市健康服务生态链正逐步完善，由此从社区居民健康的角度出发，进一步丰富了其对杭州市健康环境的认识和理解。杭州市智慧健康小屋的建设及其智能服务作为提升社区居民自我健康管理和素养的重要平台，除有助于创建健康支持环境、引导居民健康生活外，还成了与之息息相关的自然环境、社会环境等进一步拓展和优化的重要举措。

健康社会篇

B.5
“西湖益联保”的杭州实践

赵定东　宋 睿　吴达宇 *

摘　要：　当今社会，身心全面健康愈发成为人民群众美好生活的核心诉求。近年来，中央多次指出，构建完善的公共卫生医疗体系，为人民群众提供全方位全周期健康服务，是高质量建设“健康中国”的重要任务之一。本章旨在总结国内部分地区政策实践的基本动态，以及概述杭州市“西湖益联保”作为杭州特色医疗服务工作的发展背景与制度基础。本章指出：“西湖益联保”具有参保对象广覆盖、投保缴费“掌上办”、就医结算“一站式”、保障待遇“减负强”等特色优势。

关键词：　健康中国　“西湖益联保”　医疗保险

2017 年 10 月，习近平总书记在十九大报告中提出了实施“健康中国战略”的号召。在此之后，以“为人民群众提供全方位全周期健康服务”为核心要义的中国特色大健康观逐步形成和发展，成为人民群众美好生活需要的有机组成部分。2021 年 3 月，十三届全国人大四次会议表决通过的“十四五”规划决议

* 赵定东，博士，杭州师范大学公共管理学院教授，主要研究方向为社会建设、基层治理和社会政策；宋睿，杭州师范大学公共管理学院硕士研究生；吴达宇，杭州师范大学公共管理学院硕士研究生。

纲要明确指出，构建完善的公共卫生医疗体系，是建设健康中国的一项基础性任务。[①] 所谓构建完善的公共卫生医疗体系，具体而言，就是指着力建立健全公共卫生服务体系、医疗服务体系、医疗保障体系和药品供应保障体系，加强基层医疗卫生服务体系和全科医生队伍建设。从而实现我国医疗卫生系统全面持续地提供优质高效的医疗卫生服务，中国人民更加健康长寿的战略目标。此外，健全全民医保制度也是纲要中强调的重点任务。将健全和完善广覆盖、多层次、高质量的医疗保障体系定位为减轻群众就医负担、增进民生福祉、维护社会和谐稳定的重大制度安排，是因为考虑到我国城乡居民基本医保已接近实现全民覆盖的这一坚实基础，同时，这也是我国坚持以人民为中心，提高民生治理水平，实现高质量发展的必由之路。

一　城市商业补充医疗保险：国内部分地区政策实践的基本动态

结合中国社会优质医疗资源集中于公立医院的现实，从国际上可供借鉴的先进经验来看，在一定行政区域内部实施由“政府主导、商保承办、自愿参保、多渠道筹资”的商业补充医疗保险是完善现有医保制度的可行举措。例如，深圳于 2015 年试行的城市特大疾病补充医疗保险，广州试行的“惠民保”、苏州与成都分别于 2020 年 4 月和 5 月相继推行的“苏惠保”“惠蓉保”等。总体而言，中国大陆部分地区在设计和推行城市补充商业险时大多遵循市级（地级市或以上）统筹原则，并充分考虑到本市经济发展水平、人口健康素养、年龄结构、现有政策等实际情况，采取“一城一模式”的发展路径。目前，各地的城市补充商业险在政府、保险公司、第三方运营平台组成的多元主体合作框架下，其具体政策实践可谓是百花齐放，各有千秋。

---

① 《中共中央关于制定国民经济和社会发展第十四个五年规划和二〇三五年远景目标的建议》，中国政府网站，http：//www. gov. cn/zhengce/2020 - 11/03/content _ 5556991. htm，最后访问日期：2020 年 11 月 3 日。

表 1　深圳、广州、苏州、成都四个城市的商业补充医疗保险政策内容

		城市特大疾病补充医疗保险	惠民保	苏惠保	惠蓉保
城市名称		深圳市	广州市	苏州市	成都市
推出时间		2015 年	2020 年 1 月	2020 年 4 月	2020 年 5 月
覆盖人群		参保人群（含既往症患者）	参保人群（不含既往症）	参保人群（不含 10 种重疾患者）	参保人群（含部分既往症患者）
保障标准	医保目录内	免赔额度:1 万元 报销比例:70% 报销限额:无	免赔额度:2 万元 报销比例:80% 报销限额：100 万元	免赔额度:2 万元 报销比例:70% 报销限额：100 万元	免赔额度:2 万元 报销比例:75% 报销限额：100 万元
	医保目录外	特药类别:13 种 特药限额:0 ~ 15 万元 特药比例:70%	特药类别:15 种 特药限额:2 万 ~ 100 万元（可共用） 特药比例:80%	特药类别:15 种 特药限额:100 万元（可共用） 特药比例:70%	特药类别:20 种 特药限额：100 万元（可共用） 特药比例:75%
保费		30 元/年	49 元/年	49 元/年	59 元/年
承办企业/平台		平安医保科技	平安健康	东吴人寿	思派健康

注：表中“特药”指用于治疗恶性肿瘤、罕见病等特殊疾病的药物。

资料来源：深圳市、广州市、苏州市、成都市人力资源和社会保障局。

综合表 1 所列的深圳、广州、苏州、成都四个城市商业补充医疗保险实施细则，可得出以下结论。第一，我国城市商业补充医疗保险制度起步较晚。2015 年，我国第一个城市商业补充医疗保险才在深圳落地。与欧美发达国家同类型医疗保险相比，不论是医保覆盖规模还是保障标准体系都相对落后。且直到 2020 年，广州、苏州和成都的城市商业补充医疗保险才相继落地，并开始出现快速增长的势头。第二，我国城市商业补充医疗保险呈现较为明显的普惠性质。这主要体现在其未对保险覆盖人群的身体健康状况做出过多限制，门槛较低，大部分城市的城市商业补充医疗保险均对有既往重症病史的市民开放。此外，该类保险的保费也较低。通过表 1 中四个城市的比较可知，“惠民保”的年保费在 30 ~ 60 元，近年来虽呈上升趋势，但与市面上流通的保费动辄过百的纯商业性医疗产品相比，城市商业补充医疗保险的保费就非常亲民了，通常需要不断扩大投保规模，运用“大数据”法则平衡风险。第三，作为对居民基本医疗保险的有效补充，多地的城市商业补充医疗保险通过降低免赔标准，扩大报销比例，加大重疾特殊药物赔付力度等方式，强化补充险与社会性医保体系的衔接功能，进而有效地解决本市居民“看病贵”“因病致贫”等难题。

2020 年 2 月，国家出台《中共中央　国务院关于深化医疗保障制度改革的意见》。以此为契机，全国各主要城市相继推出自己的城市商业补充医疗保险方案。2021 年初，杭州市医疗保障局遵循“政府支持、定位补充、投赔简便、商业运作”原则，结合本市基本医疗保障实际及市民现实需求，积极联合商业保险公司，推出了具有普惠性质的城市商业补充医疗保险产品“西湖益联保”，着力减轻群众重特大疾病负担。

二　多层次医疗保障体系：“西湖益联保”的发展背景与制度基础

（一）加快商业补充医疗保险发展势在必行

杭州市在 2021 年推出具有自身印迹的城市商业补充医疗保险，这是顺应时代发展潮流，回应人民需求的重要举措，其主要出于以下三点考虑。一是中央有要求。2020 年 2 月，《中共中央　国务院关于深化医疗保障制度改革的意见》（中发〔2020〕5 号），明确提出要加快发展商业健康保险，建立健全补充医疗保险制度，促进各类医疗保障互相衔接，提高重特大疾病和多元医疗需求保障水平。[①] 二是省里有部署。2020 年 10 月，浙江省医保局等 4 部门联合印发了《关于促进商业补充医疗保险发展　进一步完善多层次医疗保障体系的指导意见》（浙医保联发〔2020〕22 号），要求各地 2021 年落地实施商业补充医疗保险工作。2020 年 12 月，浙江省委、省政府印发了《关于深化医疗保障制度改革的

① 《中共中央　国务院关于深化医疗保障制度改革的意见》，中国政府网站，http：//www.gov.cn/gongbao/content/2020/content_ 5496762.htm，最后访问日期：2020 年 2 月 25 日。

实施意见》（浙委发〔2020〕29号），要求各地探索建立商业补充医疗保险制度，加强同基本医保、大病保险、医疗救助等制度的衔接，进一步增强医保体系的系统性、协同性。三是现实有需要。杭州市基本医疗保障水平多年位居全国前列，但是部分群众就医诊疗用药仍存在医保政策未能全覆盖的问题，尤其是患有重特大疾病的困难群众，对购买商业健康保险，以互助共济的方式进一步降低个人医疗费用，补充提升医保水平的愿望强烈。

（二）日益完善的多层次医疗保障体系提供三重制度保障

2001年，杭州市开始试行《杭州市城镇职工基本医疗保险暂行规定》，拉开了新世纪杭州市医疗保障体制改革的序幕。经过近二十年的发展，杭州市已基本建成了以基本医疗保险为主体，大病保险延伸，医疗救助托底，各类补充医疗保险共同发展的全覆盖、多层次城乡统筹医疗保障体系。截至2020年12月底，全市基本医疗保险参保人数达1078.06万人（其中，职工基本医疗保险参保人数为713.49万人，城乡居民基本医疗保险参保人数为364.57万人），户籍人口参保率达99.59%。2020年，杭州市修订《杭州市基本医疗保障办法》，统一完善了全市基本医疗保障制度政策标准，进一步强化了基本医疗保险、大病保险、医疗救助三重保障功能。

第一，基本医疗保险保障功能。杭州市基本医疗保险包含职工基本医疗保险和城乡居民基本医疗保险，为各类单位的职工、灵活就业人员、退休人员、少年儿童、大学生和其他城乡居民等各类杭州市民提供了有力的基本医疗制度保障。在全国各城市中，杭州市较早地实现了职工和城乡居民基本医疗保险门诊统筹，并且实行了“通道式”“上不封顶”的管理模式，保持了较高的门诊医疗保障水平。住院医疗费用实行分段补偿，职工和城乡居民基本医疗保险住院报销比例平均达到85%和75%左右，报销限额分别为40万元和36万元，极大地减轻了参保群众的医疗负担。

第二，大病保险保障功能。杭州市大病保险已实行市级统筹，由医保部门全面负责经办和管理，通过扩大待遇支付范围，发挥同基本医疗保险、医疗救助的梯次互补作用，减轻重特大疾病患者医疗费用负担。同时，通过降低起付标准、提升报销比例等倾斜政策，适当提高困难群众大病保险保障水平。一是精准管理待遇支付范围，将合规的住院医疗费用以及诊疗必须且合理的药品费用纳入保障范围。其中，住院医疗费用包括基本医疗保险由个人按比例承担的自付费用，以及住院最高支付限额以上的医保范围内费用；药品费用除浙江省大病保险特殊药品费用外，杭州市将享受浙江省罕见病用药保障待遇后，个人承担的罕见病药品费用也一并纳入保障范围。二是精准施策提高大病保险待遇，合理设定起付标准和报销比例。以城乡居民参保人员为例，起付标准为2.5万元，低于杭州市居民年人均可支配收入（2020年为61879元）的50%；报销比例为70%～80%。三是精准保障困难群众的待遇水平，有效防范因病致贫、因病返贫。对于符合医疗救助条件的参保人员，大病保险起付标准为7500元，降低50%以上；报销比例提高10～15个百分点，达到80%～95%。

第三，医疗救助保障功能。医疗救助制度是在基本医疗保险和大病保险基础上，对困难人员个人负担部分进行适当医疗费用补助的一项重要制度安排，目的是防止因病致贫、因病返贫现象的出现。一方面，积极落实救助对象资助参保政策。对于持有效证件的困难人员，其个人应缴纳的职工或城乡居民基本医疗保险费用由政府予以补贴。其中，特困、低保、残保以及持有二级及以上《中华人民共和国残疾人证》的人员由政府全额补贴。同时，杭州市医疗保障局主动协调民政、扶贫等部门，完善信息共享和交互机制，建立困难人员认定和医保参保的工作衔接机制，有效实现困难人员“新增一人参保一人”。另一方面，切实保障困难人员医疗救助待遇。对持证困难人员所发生的合规医疗费，在扣除基本医疗保险、大病保险后个人承担的部分，按规定进行救助，并通过一站式结算实现了实时救助。如对特困人员个人承担的普通门诊、住院和规定病种门诊医疗费予以全额救助。同时，建立健全医疗救助联席会议制度，对已给予医疗救助及各类救助后，仍存在严重就医困难等特殊情况的人员，进行研究并按规定再予以一定的救助。

三　杭州市商业补充医疗保险制度的建立及“西湖益联保”运行现状

（一）杭州市商业补充医疗保险制度的建立

2020 年 12 月，按照国家和省的部署要求，在充分调研杭州市基本医疗保障资金运作和经济社会发展水平、广泛征求意见建议的基础上，杭州市政府批准市医疗保障局会同市财政局、税务局联合印发《杭州市商业补充医疗保险实施方案》（以下简称《实施方案》），并于 2021 年 1 月 1 日起施行，建立了参保对象广覆盖、保障待遇可衔接、制度发展可持续、管理运作商业化的商业补充医疗保险制度。坚持商业补充医疗保险是多层次医疗保障体系重要组成部分的定位，强调其对社会医疗保险的衔接互补作用，将医保政策范围内应由个人自负的合规医疗费和医保政策范围外的合理医疗费纳入保障范围。同时明确商业补充医疗保险由商业保险机构负责承办，承保机构自负盈亏、自担风险。要求承保机构以市场机制、保本微利为运营导向，筹集的保费除用于支付必要的运营成本之外，主要用于参保人员的待遇保障，最大限度惠及重特大疾病参保人员。各级相关部门按照各自职能优势，在政策制定、产品设计、参保动员、宣传推广、信息支持、保费征收、参保资助、税收优惠、经办服务和监督管理等方面予以积极支持，使商业补充医疗保险成为构建多层次医疗保障体系的重要组成部分。

（二）“西湖益联保”运行现状

全新版市民保——“西湖益联保”——已于 2021 年 1 月 20 日正式上线运营，享有“数字之城”美誉的杭州市着力通过数字赋能畅通线上投保渠道，实现“西湖益联保”投保掌办网办，基本实现参保受益人群广覆盖的预期目标；另外，新版智慧医保结算系统将为市民提供“一站式”就医结算，从而带给参保人员便捷、高效及舒适的理赔服务体验。具体流程有如下三个方面。

1. 投保缴费“掌上办”“零证明”，实现投保人群广覆盖

自“西湖益联保”上线以来，收获了诸多好评。首日投保人数破30万人，3天投保人数破100万人。2021年度全市“西湖益联保”参保人数超过470万人，参保率超过40%。按基本医保参保险种统计，“西湖益联保”投保人员中，职工医保参保人员与城乡居民医保参保人员之比为7∶3；女性参保人与男性参保人员占比较为接近，女性略高；按年龄段统计，0~20周岁参保人数为61.25万人，占比13.03%；21~40周岁参保人数为139.80万人，占比29.71%；41~60周岁参保人数为155.22万人，占比33.02%；61~80周岁参保人数为101.82万人，占比21.66%；80岁以上参保人数为11.85万人，占比2.52%。参保人群的年龄主要集中在36~70岁，总体投保结构较为健康，有利于“西湖益联保”产品的可持续发展。年龄段处于0~20岁的人员参保率较低，后续参保推广应持续加大对20岁以下青少年及幼儿群体的宣传，扩大人群覆盖面，进一步优化参保人群年龄分布。同时，采用个人医保账户历年余额购买的人员占比超过50%，可见这项便利化投保政策也广受市民认可。在2021年度“西湖益联保”参保期结束前，各县区市已落实持证困难人员资助参保工作，共计资助参保人员近10万人，资助金额过千万元。

2. 就医结算“一站式”“零跑腿”，实现理赔服务便捷高效

截至2021年9月底，“西湖益联保”总体赔付人数达24.89万人次，赔付金额33394.38万元，考虑到起付线累计因素，后续理赔支出预计将有较大幅度增长。其中，累计“一站式”结算赔付超过22万人次，赔付金额超过1.7亿元；对于1月至3月的医疗费用，商业保险公司通过后台批量处理实现统一报销拨付，为参保人员减少了理赔环节，共计赔付超过3000万元；对于保障责任三和责任四的医疗费用，[①] 通过“西湖益联保”微信公众号申请

① 注：责任一，大病保险补充医疗保障，报销比例80%，报销上限120万元；责任二，住院和规定病种门诊医保目录外合理药品、材料补充医疗保障，报销比例分65%、75%两档，报销上限120万元；责任三，特定肿瘤及危重症创新药品、耗材医疗保障，报销比例60%，报销上限50万元；责任四，三种罕见病专项药品医疗保障，报销比例60%，报销上限10万元。

理赔的累计赔付金额过千万元，其中近四成是通过预约购药直付（领药时仅需支付个人承担部分的费用）完成赔付，其余是通过事后报销方式理赔的。目前，持证困难人员累计享受“西湖益联保”结算理赔近万人次，获得赔付金额近千万元。

3. 保障待遇“减负强”，有效化解高额医疗支出风险

通过发挥“西湖益联保”同基本医疗保障的协同作用，梯次减轻重特大疾病患者的就医负担。以目前“西湖益联保”单笔赔付最高金额的情况为例，该参保人员总医疗费用为351万余元，各类医保支付达到86万余元，其中基本医保支付近36万元、大病保险支付近50万元、“西湖益联保”支付超过121万元。该参保人员医疗费用经基本医保和大病保险报销后，“西湖益联保”对剩下的个人负担费用减负率达46%，有效减轻了家庭大额医疗费用负担，切实避免了因病致贫和因病返贫情况的出现。

四　“西湖益联保”产品特色及优势

（一）该产品承保机构实力强、承保模式效能优

2020年12月，杭州市医疗保障局会同有关部门，通过公开招标的方式，综合权衡商业保险机构服务能力、政保合作承办经验和综合实力等因素，按照“公平、公正、公开、规范、透明”原则，从优选择了中国人寿等5家商业保险公司。承保公司以共保体的形式负责承办，有效规避恶性竞争；其日常运作也接受浙江省医疗保障部门、银保监部门和杭州市医保等相关部门的监督指导；而且承保公司的承办周期为三年，当年保费收入扣除理赔支出以及合理利润后出现结余的，则滚存到下一年度使用；当年保费收入不足以支付理赔费用的，则由共保体先行垫付，下一年度通过调整产品方案再予以解决。因此，“西湖益联保”抗风险偿付能力强于市场上其他商业健康保险产品，能够更好地维护参保群众医疗保障权益。

（二）该产品覆盖人群广、待遇保障高

杭州市医疗保障局会同相关部门，按照《实施方案》要求，指导承保公司科学设计定制产品“西湖益联保”，于2021年1月20日正式上线。坚持全覆盖原则，将省级和杭州市职工基本医疗保险以及城乡居民基本医疗保险参保人员全部纳入保障范围，覆盖城乡，涵盖所有年龄段人群，不设置既往病史、健康状况、疾病风险、职业类型等限制投保条件。强调产品的惠民属性，执行统一的保费标准，即每人每年150元，总保障额度达300万元，共涵盖如下四重保障责任。

1. 大病保险补充医疗保障

参保者在定点医疗机构住院或规定病种门诊发生的个人负担大病医疗费用（医保目录内费用、浙江省大病保险特殊药品费用、医保目录内乙类自理费用），扣除大病保险起付线额度（起付线与基本医疗保险大病保险起付线保持一致），按剩余部分的80%给付。年度累计支付限额为120万元。

2. 住院和规定病种门诊医保目录外合理药品、材料补充医疗保障

对在定点医疗机构住院和规定病种门诊合理治疗所需的医保目录外具有国药准字、进字的药品费用，以及血液透析器、血液滤过器、人工关节自费材料费用，实行清单管理。扣除年度累计1万元的起付线额度后，2万元以内按65%给付；2万元及以上按75%给付。年度累计支付限额为120万元。

3. 特定肿瘤及危重症创新药品、耗材医疗保障

由具有疾病诊疗资质的医师根据基因检测等相关结果，实施治疗所产生的创新药品、耗材高额费用（患者申请报销此项费用时需注意所报药品应符合病症），扣除年度累计1万元的起付线额度，按剩余部分的60%给付。年度累计支付限额为50万元。

4. 罕见病专项药品医疗保障

值得注意的是，“西湖益联保”首批特定肿瘤及危重症创新药品有28种，清单药品数量位居全国前列，罕见病专项药品责任保障制度也是全省首创。

例如，将脊髓性肌萎缩症的专属特效药诺西那生钠注射液（渤健）、治疗黏多糖贮积症 IVA 型的专属特效药唯铭赞（BioMarin 制药 – 依洛硫酸酯酶 α 注射液）、法布雷病（α – 半乳糖苷酶 A 缺乏症）患者的长期酶替代治疗专属特效药瑞普佳（武田 – 阿加糖酶 α）纳入本项医疗保障，扣除年度累计 1 万元起付线额度，按剩余部分的 60% 给付，年度累计支付限额为 10 万元。

（三）该产品投保渠道广、人性化

第一，数字赋能畅通投保渠道。在省医疗保障局和杭州市委市政府的领导下，杭州市医疗保障局指导承保公司积极做好线上投保平台建设。在 2020 年 1 月 20 日至 3 月 31 日投保期内，为参保人员提供“西湖益联保”微信公众号、“杭州医疗保障”微信公众号、“浙里办”和“支付宝”等多种线上投保渠道。一经投保，保障期限为 2021 年 1 月 1 日至 2021 年 12 月 31 日。浙江省医保中心和杭州市医疗保障局为“西湖益联保”参保提供信息核验的支持，实现投保系统实时比对基本医保参保情况，并开通历年账户余额查询功能，协助承保公司实现市级和省本级参保人员医保历年账户互通缴费，居民可为本人及其配偶、父母、子女投保，这极大地提升了参保人员缴费便捷度。同时，充分发挥医保经办窗口和承保公司服务网点窗口作用，实现线下网点全市域覆盖。乡镇（街道）网格员配合承保公司业务员上门入户代办代缴，解决老年群体投保不方便问题。

第二，大力资助困难群体参保。杭州市医疗保障局会同市财政局、民政局研究制定困难群众资助参保政策，指导各地积极落实。全额资助特困、低保、残保人员参保；对低保人员，由各县区市政府结合实际确定资助标准，资助标准不低于每人保费的 50%。各地为困难人员办理集体参保手续，确保“西湖益联保”惠及困难人员。同时，强化商业补充医疗保险对基本医疗保障的衔接互补作用，切实提高困难人员的重特大疾病保障水平，有效防止因病致贫、因病返贫情况的出现。

（四）该产品理赔服务一站式、体验优

2021 年度“西湖益联保”的参保期于 3 月 31 日截止，从 4 月起开启理赔结算工作，在省医保中心和市医疗保障局的支持和指导下，承保公司全力推进理赔服务便捷化。

第一，医院端一站式理赔。从 2020 年 4 月起，通过开发完善现有医保结算系统，实现保障范围内住院、规定病种门诊医疗费用的一站式理赔结算，破解“看病垫资、理赔跑腿”难题。患者在定点医疗机构可以刷卡实时享受基本医疗保险和“西湖益联保”的报销待遇。就诊结算时，系统生成两张结算单，一张为基本医保结算单，一张为商业补充医疗保险结算单，一目了然，这极大提升了群众的体验感。其中，对于医保目录外的药品，由省医保中心设置“西湖益联保”专用药品通用编码，即将经过专家评审的“西湖益联保”药品目录清单下发至医疗机构，医疗机构按规定做好药品和目录的比对工作，将符合目录清单的药品绑定“西湖益联保”专用药品通用编码，确保合理且必需的医保目录外诊疗用药也可以实现一站式理赔。

第二，便捷式零星报销。在符合浙江省、杭州市基本医疗保险相关政策规定的前提下，因省外就医等特殊原因未能进行医保联网结算的，参保人员可通过网上办事实现基本医疗保险和“西湖益联保”的一站式零星报销，理赔金额一并拨付。

第三，2021 年度 1 月至 3 月理赔费用直接拨付。对于 2021 年 1 月至 3 月参保期内发生的保障范围内医疗费用，由承保公司在医保部门的支持配合下完成数据核算后，其工作人员通知参保人（未成年人的通知其监护人）提供有效身份证件及银行账户、医疗票据等，将理赔费用统一直接拨付至预留的银行账户中，解决参保人员理赔报销的烦心事、操心事。

第四，提供健康管理增值服务。目前，杭州市医疗保障局与相关部门正积极推动“西湖益联保”与阿里健康的合作，为参保人员提供在线问诊、优惠购药、挂号预约、疫苗优惠以及体检补贴等多项健康福利，提供更合理

化的就医用药建议，既有利于满足患者多元化用药需求、提供更有温度的健康服务，也促进了医药新零售、互联网医疗等创新模式发展。

（五）该产品方案调整合理化、动态化

在“西湖益联保”全面上线以后，为进一步提升参保人员保障水平，充分体现商业补充医疗保险对重特大疾病的倾斜保障，发挥其梯次减轻医疗费用负担的作用，杭州市多措并举着力提升“西湖益联保”理赔的赔付率和覆盖面。一是建立健全医保商保工作对接机制，协调督促共保体成立理赔及政策专家小组，定期组织召开工作专班专题会议，研讨分析产品实施过程中存在的问题，研究优化产品责任的建议方案。二是建立健全医保商保信息沟通机制，及时共享理赔人群、金额、人次等数据信息，督促共保体加强产品运行监测大数据分析，跟踪研判理赔情况，为保险方案调整提供数据基础。三是建立健全商保药品目录等保险方案动态更新机制，督促共保体加强产品医药专家团队建设，适时将临床疗效确切的自费药品新增纳入保障范围。目前，共保体在征求医院专家评估意见后，在首批 433 个医保目录外药品目录基数上，先后于 2021 年 6 月 1 日公布第二批 42 种医保目录外药品目录，于 2021 年 6 月底新增 11 种创新药品纳入保障责任三报销范围。同时，将浙江省罕见病保障药品新增至保障责任四报销范围。

五 “西湖益联保”优化升级情况

为实现杭州市商业补充医疗保险“西湖益联保”的高投保率、高理赔率和高覆盖率的良性循环，确保产品健康可持续发展，进一步提升群众的获得感和满意度，杭州市医疗保障局指导督促共保体开展精算分析，吸收借鉴兄弟城市同类产品方案，以巩固 90% 赔付率、扩大赔付覆盖面为目标，在持续推进 2021 年产品优化基础上，研究明确了 2022 年“西湖益联保”的优化升级方案，主要有以下三个方面的特点。

（一）保障范围再扩大

“西湖益联保”在 2021 年度产品四重保障责任的基础上，全面融合年度内自费医用材料、诊疗服务项目以及药品目录增补等动态优化保障责任内容，同时进一步凸显产品保重病特性，切实做到四重保障责任更加科学细分，保障范围更加全面充分。

（二）保障待遇再提升

在保障范围进一步扩大的同时，最高保障额度从 300 万元提升至 315 万元。对于责任二医保目录外药品费用保障，起付标准由 1 万元降低至 0.7 万元，降低幅度达 30%；新增恶性肿瘤质子、重离子治疗费用保障责任实行“零起付标准”，确保保障责任惠及更多就医人群。

（三）保费标准再优惠

在维持成人每人每年 150 元低保费的基础上，少儿医保、大学生医保参保人员的“西湖益联保”保费标准降低至 100 元，三胎家庭儿童总保费仍为 300 元，不额外增加家庭保费支出，积极响应国家鼓励生育政策。

杭州市“西湖益联保”作为政府支持指导下的商业补充医疗保险产品，实现了以健康保险互助共济“小实践”彰显共同富裕发展共享“大理念”，是共同富裕示范区城市范例建设的重大举措，以政府有为切实促进了市场有效、企业有利、百姓有感，是杭州市走在前列责任担当的生动实践。

B.6

预防和减少城乡意外伤害的效果评价

徐 珏　姜 鹏　赵定东　吴达宇　宋 睿　丁志军　陈明方　王国伟*

摘　要：　近年来，伴随着社会经济的发展，意外伤害逐渐成为一个重要的公共卫生问题。意外伤害主要包括道路交通伤害、溺水、中毒、跌倒等。在我国，意外伤害已被列入死因的前五位。本章旨在对杭州市意外伤害的监测数据进行分析，进而提出预防和减少城乡意外伤害的工作重点。本章指出：跌/坠落、交通事故是市民意外伤害的主要诱因，预防与减少城乡意外伤害的工作推进应针对意外伤害重点人群、主要损伤类型进行重点防控，对前期工作存在的不足之处予以修正，加强防控工作落实，减少意外伤害造成的损失。

关键词：　意外伤害　交通事故　损伤类型

近年来，伴随着社会经济的发展，意外伤害逐渐成为一个重要的公共卫生问题。意外伤害主要包括道路交通伤害、溺水、中毒、跌倒等。全球每年有 500 万人因意外伤害死亡。在我国，意外伤害已被列入了死因的前五位。

* 徐珏，杭州市疾病预防控制中心慢性非传染性疾病防治所所长，副主任医师，主要从事慢性病、伤害防治等工作；姜鹏，杭州市疾病预防控制中心慢性非传染性疾病防治所，医师，主要从事伤害防治等工作；赵定东，博士，杭州师范大学教授；吴达宇，杭州师范大学硕士研究生；宋睿，杭州师范大学硕士研究生；丁志军，杭州市交通警察支队查案大队，现勘中队长；陈明方，杭州市交通警察支队，副主任法医师；王国伟，杭州市交通警察支队交通治理大队，技术中队长。

近年来杭州市每年约有4000余人因意外伤害死亡，约占总死亡人数的十分之一，居死因顺位第5位。[①] 伤害的高发生率和高致残率妨碍了社会的和谐发展，对人民的生命健康和心理健康造成了严重威胁。加强预防和减少城乡意外伤害工作势在必行，同时在全市范围内开展持续、系统的意外伤害监测，可帮助有关部门掌握意外伤害发生的流行特征与变化趋势，为伤害防治工作的改进提供科学依据。

一　资料收集

（一）资料来源

杭州市在富阳区开展伤害监测工作，数据资料来源于杭州市富阳区3家哨点医院与浙江省慢性病监测管理信息系统中的医院伤害数据库。

（二）资料收集方法

通过《浙江省医院急诊伤害监测病例登记表》收集信息，主要内容包括以下几个方面：（1）基本信息：姓名、性别、年龄、电话、受伤日期、就诊日期、住址、职业等。（2）伤害信息：发生地点、受伤原因、受伤时活动、严重程度、是否饮酒、是否故意、病人抵达情况和结局。（3）机动车造成交通伤、自伤、他人故意伤害信息。（4）伤害诊断和部位。

质量控制按照《关于印发浙江省医院伤害质量控制方案的通知》和《2020年度浙江省公共卫生任务书》要求，各哨点医院规范开展伤害个案的登记报告，通过浙江省慢性病监测信息管理系统网络直报，县（区、市）级疾控中心监测人员对每张报告、卡认真审核和编码。省、市、县三级疾控中心每年开展监测人员业务技术培训；定期审核监测数据，反馈监测质量；定期对各级医疗机构开展检查和指导。

---

① 本文原始素材由杭州市公安局与市卫健委疾控处提供，感谢蔡晓军、丁志军、张丽娟对本文最终成果的大力支持。

二　数据分析

（一）总体意外伤害流行特征

户籍居民居前五位的意外伤害原因分别为跌/坠落伤（20.8%）、交通伤（19.2%）、钝器伤（17.2%）、刺/割伤（15.7%）和动物伤（15.3%），共占伤害总病例数的88.2%。而烧/烫伤（0.8%）、窒息/溺水（0%）、中毒（0%）及其他（11%）共占意外伤害总病例数的11.8%（见表1）。

这表明，跌/坠落伤、交通伤、钝器伤、刺/割伤和动物伤可作为总体意外伤害的流行特征，需要对其进行重点的预防，以达到减少总体意外伤害的目的。

表1　医院意外伤害监测病例总受伤原因构成

单位：%

伤害原因	占比
刺/割伤	15.7
跌/坠落伤	20.8
动物伤	15.3
钝器伤(硬物击伤)	17.2
交通伤	19.2
烧/烫伤	0.8
窒息/溺水	0.0
中毒	0.0
其他	11.0
总计	100.0

（二）不同性别受伤原因

从不同性别受伤原因来看，男性以跌/坠落伤为主，占比为21.4%，其次是钝器伤，占比为19.8%；女性以交通伤为主，占比为28.4%，其次是动物伤，占比为22.7%，如表2所示。

这表明，对于男性而言，应更加注意预防来自跌/坠落伤和钝器伤的意外伤害；对于女性而言，应更加注意预防来自交通伤和动物伤的意外伤害。

表 2　医院意外伤害监测病例受伤原因的性别构成

单位：%

伤害原因	男性	女性
刺/割伤	18.2	9.9
跌/坠落伤	21.4	19.4
动物伤	12.0	22.7
钝器伤（硬物击伤）	19.8	11.2
交通伤	15.2	28.4
烧/烫伤	0.9	0.5
窒息/溺水	0.0	0.0
中毒	0.1	0.0
其他	12.4	7.9
总计	100.0	100.0

（三）不同年龄组受伤原因

从不同年龄组的受伤原因来看，0～4 岁人群以跌/坠落伤为主，占比为 20.8%，其次是交通伤，占比为 19.2%；5～14 岁人群以交通伤为主，占比为 43.1%，其次是动物伤，占比为 27.5%；15～29 岁人群以跌/坠落伤为主，占比为 43.5%，其次是交通伤，占比为 19.5%；30～44 岁人群以跌/坠落伤为主，占比为 19.5%，其次是动物伤，占比为 18.4%；45～64 岁人群以钝器伤为主，占比为 21.5%，其次是刺/割伤，占比为 20.0%；65 岁及以上人群以跌/坠落伤为主，占比为 20.3%，其次是交通伤，占比为 19.9%，如表 3 所示。

这表明，0～4 岁人群应注意以预防跌/坠落伤为主；5～14 岁人群应注意以预防交通伤为主；15～29 岁人群应注意以预防跌/坠落伤为主；30～44 岁人群应注意以预防跌/坠落伤为主；45～64 岁人群应注意以预防钝器伤为主；65 岁及以上人群应注意以预防跌/坠落伤为主。综上所述，跌/坠落伤为大部分人群的主要意外伤害来源类型，应特别注意预防。

表 3　医院意外伤害监测病例受伤原因的年龄构成

单位：%

伤害原因 \ 年龄	0～4 岁	5～14 岁	15～29 岁	30～44 岁	45～64 岁	65 岁及以上
刺/割伤	15.7	2.5	3.9	14.3	20.0	15.9
跌/坠落伤	20.8	13.1	43.5	19.5	13.5	20.3
动物伤	15.3	27.5	17.9	18.4	14.8	14.6
钝器伤	17.2	4.4	5.4	16.2	21.5	18.1
交通伤	19.2	43.1	19.5	16.2	16.1	19.9
烧/烫伤	0.8	3.1	0.1	0.7	1.2	0.7
窒息/溺水	0.0	0.6	0.0	0.0	0.0	0.0
中毒	0.0	0.0	0.0	0.0	0.1	0.0
其他	11	5.7	9.7	14.7	12.8	10.5
总计	100.0	100.0	100.0	100.0	100.0	100.0

（四）伤害发生地点

伤害发生地点以工作场所（工厂/工地/农田）、街道/城区和城际间公路为主，占比分别为 52.6%、24.6% 和 9.4%（见图 1）；受伤时状态以工作和空闲为主，占比分别为 57.8% 和 32.6%。

这表明，在工作场所（工厂/工地/农田）更易发生意外伤害，在进行预防时要有针对性；同时，在工作过程中更易发生意外伤害。

（五）伤害严重程度

轻微浅表伤占比为 61.0%，中等程度伤占比为 38.3%，需要快速处理的严重伤害占比为 0.6%，无明显伤害占比为 0.1%（见图 2）。

这表明，随着城乡融合的进一步发展，居民物质生活和精神生活的水平不断提高，工作环境也得到了进一步优化，这有效预防和减少了城乡意外伤害，使轻微浅表伤在伤害严重程度中所占的比重较大。

（六）受伤部位

从不同受伤原因导致的受伤部位构成来看，刺/割伤主要受伤部位为上

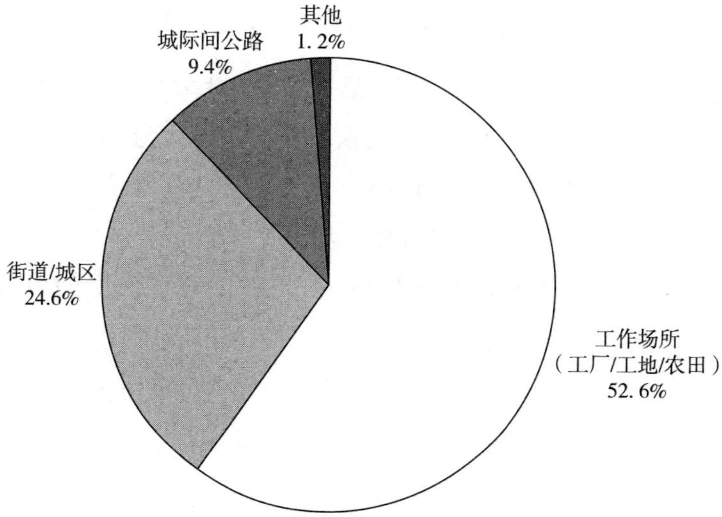

图 1　医院意外伤害监测病例受伤地点构成

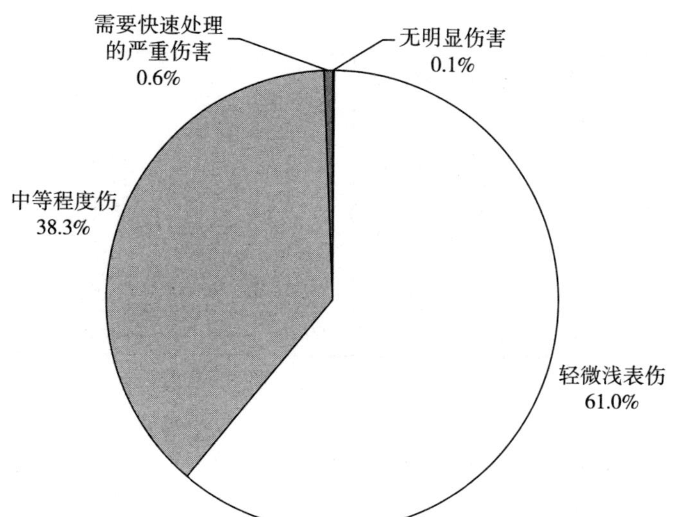

图 2　医院意外伤害监测病例伤害严重程度构成

肢，占比为 59. 5%，其次是下肢，占比为 20. 3%；跌/坠落伤主要受伤部位为下肢，占比为 37. 7%，其次是躯干，占比为 29. 7%；动物伤主要受伤部位为下肢，占比为84.3%，其次是上肢，占比为11.6%；钝器伤主要受伤部位为头部，占比为41.3%，其次是上肢，占比为25.9%；交通伤主要受伤部位为下肢，占比为32.8%，其次是头部，占比为31.5%；烧/烫伤主要受伤部位为上肢，占比为50.4%，其次是头部，占比为24.1%；窒息溺水主要受伤部位为头部，占比为50.0%；中毒主要受伤部位为下肢，占比为35.3%，其次是头部，占比为17.6%，如表4所示。

这表明，预防刺/割伤应着重保护上、下肢；预防跌/坠落伤应着重保护下肢和躯干；预防动物伤应着重保护上、下肢；预防钝器伤应着重保护头部和上肢；预防交通伤应着重保护下肢和头部；预防烧烫伤应着重保护上肢和头部；预防窒息溺水应着重保护头部；预防中毒应着重保护下肢和头部。对于不同受伤原因，进行有针对性的易受伤部位保护，才能做到有效预防和减少意外伤害。

表4　不同受伤原因导致的受伤部位构成

单位：%

受伤部位	刺/割伤	跌/坠落伤	动物伤	钝器伤	交通伤	烧/烫伤	窒息溺水	中毒
下肢	20.3	37.7	84.3	23.5	32.8	21.9	0.0	35.3
上肢	59.5	17.9	11.6	25.9	19.0	50.4	0.0	0.0
头部	19.4	14.6	3.9	41.3	31.5	24.1	50.0	17.6
躯干	0.0	29.7	0.1	9.3	16.0	3.6	0.0	0.0
其他	0.8	0.1	0.1	0.0	0.7	0.0	50.0	47.1
总计	100.00	100.00	100.00	100.00	100.00	100.00	100.00	100.00

（七）意外伤害意图

意外伤害意图分为非故意、他人故意、自己故意和不详。在报告的意外伤害个案中非故意个案数为33830例，占比为98.9%；他人故意360例，占比为1.1%。其中男性非故意和他人故意的占比分别为98.9%和1.1%，女性非故意和他人故意的占比分别为99.1%和0.9%（见表5）。

表 5　意外伤害意图个案数及构成情况

单位：例，%

是否故意	男		女		总计	
	个案数	占比	个案数	占比	个案数	占比
非故意	23565	98.9	10265	99.1	33830	98.9
他人故意	268	1.1	92	0.9	360	1.1
自己故意	3	0.0	1	0.0	4	0.0
不详	1	0.0	2	0.0	3	0.0
总计	23837	100.00	10360	100.00	34197	100.00

这表明，在意外伤害意图中，非故意伤害占统计的比例较高，如何减少非故意伤害的病例是工作的难点。

（八）意外伤害结局

从意外伤害结局方面来看，人群在发生意外伤害后经处理后回家的为多数，0～4 岁人群占比为 80.4%，5～14 岁人群占比为 90.9%，15～29 岁人群占比为 89.4%，30～44 岁人群占比为 86.1%，45～64 岁人群占比为 82.3%，65 岁及以上人群占比为 77.8%；其次为住院，0～4 岁人群占比为 0.6%，5～14 岁人群占比为 3.7%，15～29 岁人群占比为 9.0%，30～44 岁人群占比为 12.6%，45～64 岁人群占比为 15.7%，65 岁及以上人群占比为 18.7%；再次为转送其他医院，0～4 岁人群占比为 16.5%，5～14 岁人群占比为 4.8%，15～29 岁人群占比为 1.1%，30～44 岁人群占比为 0.8%，45～64 岁人群占比为 1.3%，65 岁及以上人群占比为 2.0%。以上数据同时表明，5～14 岁人群在发生意外伤害后经处理后回家的为占比最高人群，遭遇意外伤害后这部分人群能够在简单处理后得到调整恢复；65 岁及以上人群在发生意外伤害后住院治疗的为占比最高人群，遭遇意外伤害后这部分人群需要在医院由专业医护照料才能更快调整恢复；0～4 岁人群在发生意外伤害后需要转送其他医院的为占比最高人群，遭遇意外伤害后这部分人群需要得到更好的医护条件进行调整恢复（见表 6）。

表 6　本县区市分年龄伤害结局个案数及构成情况

单位：%

结局	0～4 岁	5～14 岁	15～29 岁	30～44 岁	45～64 岁	65 岁及以上
处理后回家	80.4	90.9	89.4	86.1	82.3	77.8
留观	1.9	0.5	0.5	0.5	0.7	1.2
死亡	0.6	0.0	0.0	0.0	0.0	0.3
住院	0.6	3.7	9.0	12.6	15.7	18.7
转送其他医院	16.5	4.8	1.1	0.8	1.3	2.0
不详	0.0	0.1	0.0	0.0	0.0	0.0
总计	100.0	100.0	100.0	100.0	100.0	100.0

（九）意外伤害发生时间分布

就意外伤害发生时间分布而言，大致呈现为中间高两头低的趋势，冬季意外伤害报卡相对较少，2 月为每年意外伤害报卡最少的月份（见图 3）。这表明，在冬季发生意外伤害的概率相对较低。

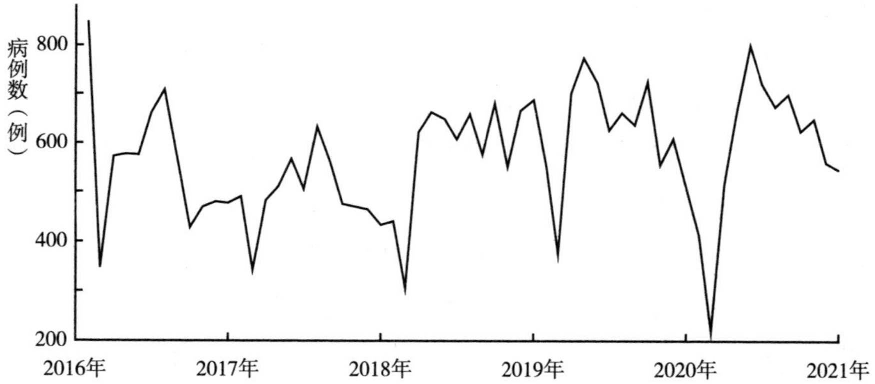

图 3　2016～2020 年杭州市意外伤害报告病例时间分布

（十）重点伤害类型流行特征①

1. 自残/自杀病例特征

自残是指人对自身肢体和精神的伤害。一般来说，对精神的伤害难以觉

① 注：本节数据来源于杭州市医院伤害监测数据库。

察，因此，如果不特别指明，只要是有意识、主动对自我肉体和精神的（会产生疼痛感的）伤害，皆属于自残。

自残/自杀病例为在《浙江省医院急诊伤害监测病例登记表》“是否故意”栏中选择“自己故意”的病例，2016～2020年杭州市医院伤害监测结果显示，共监测到自残/自杀病例0例。这表明，自残/自杀造成的伤害数量得到了一定控制。

2. 暴力病例

暴力病例为在《浙江省医院急诊伤害监测病例登记表》“是否故意”栏中选择“他人故意”的病例。2016～2020年杭州市医院伤害监测结果显示，共监测到暴力病例360例，其中男性和女性占比分别为74.4%（268例）和25.6%（92例），因暴力就诊的病例中90.8%的是钝器伤，在暴力导致伤害严重程度中轻微浅表伤中占比为62.8%、中等程度份占比为36.7%、无明显伤害的占比为0.3%、需要快速处理的严重伤害占比为0.2%（见表7、图4）。

这表明，相当多数的暴力伤害是钝器伤（硬物击伤）；相当多数的暴力伤害导致的伤害严重程度为轻微浅表伤。

表7　伤害监测暴力病例的性别原因构成

单位：%

暴力伤害原因	男性	女性	总计
刺/割伤	3.7	0.0	2.8
跌/坠落伤	2.2	2.2	2.2
钝器伤(硬物击伤)	89.6	94.6	90.8
交通伤	0.4	1.1	0.6
烧/烫伤	0.4	0.0	0.3
不详	0.4	0.0	0.3
其他	3.3	2.1	3.0
总计	100.00	100.00	100.00

3. 跌/坠落伤

2016～2020年杭州市医院伤害监测结果显示，共监测到跌/坠落伤病例

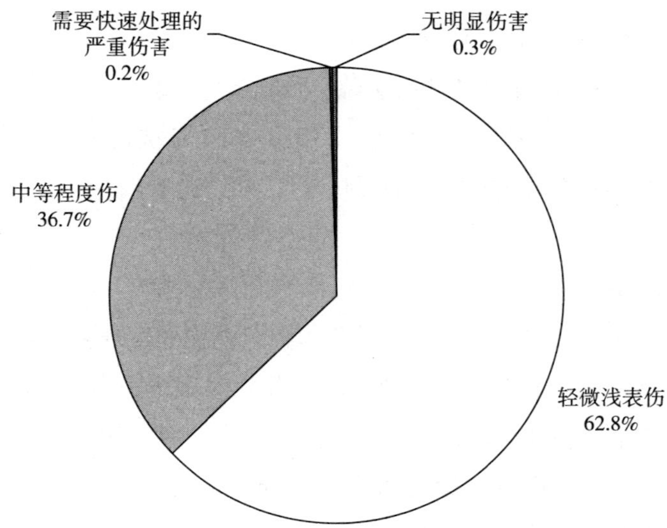

图 4　医院伤害监测暴力病例伤害的严重程度构成

7114 例，年龄组以 30～44 岁、45～64 岁和 65 岁及以上为主，占比分别为 16.4%、48.6%和 15.7%。职业以工人（占比为 22.1%）和农/渔业劳动者（占比为 56.1%）为主。发生的地点以“工作场所”（占比为 62.8%）为主，其次是“学校（包括幼儿园）”（占比为 11.6%）。严重程度以“轻微浅表伤”（54.2%）和“中等程度伤”（45.4%）为主，84.1%的患者在医院进行处理后回家（见表 8、图 5、图 6、图 7、图 8）。

这表明，45～64 岁的人群更易发生跌/坠落意外伤害；农/渔业劳动者更易发生跌/坠落意外伤害；在工作场所更易发生跌/坠落意外伤害；伤害严重程度多数为“轻微浅表伤”；大多数患者在医院进行处理后回家。

表 8　医院监测跌/坠落伤病例的年龄构成

单位：%

伤害原因	0～4 岁	5～14 岁	15～29 岁	30～44 岁	45～64 岁	65 岁及以上	总计
跌/坠落伤	6.5	7.5	5.3	16.4	48.6	15.7	100

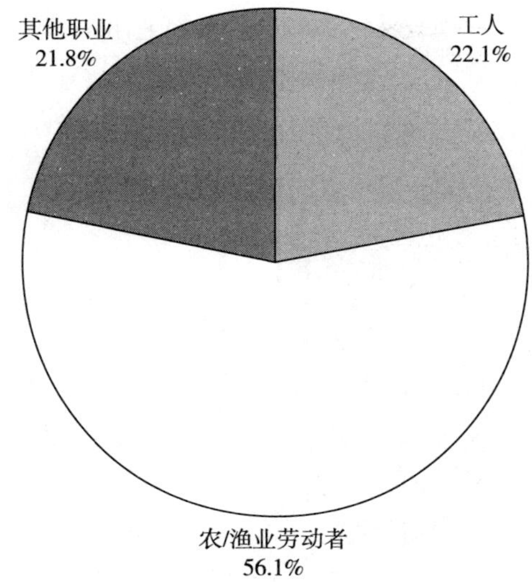

图 5　医院伤害监测跌/坠落伤病例的职业构成

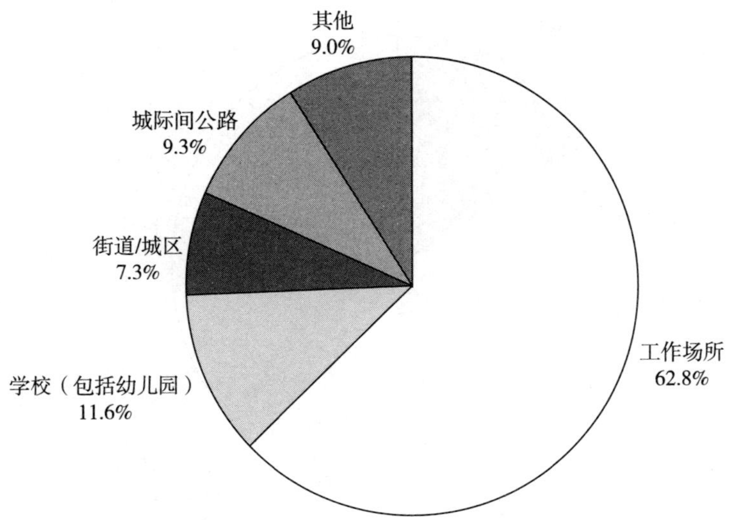

图 6　医院伤害监测跌/坠落伤病例的发生地点构成

4. 交通伤

交通伤伤情分类分为轻微事故、一般事故、重大事故，以及特大事

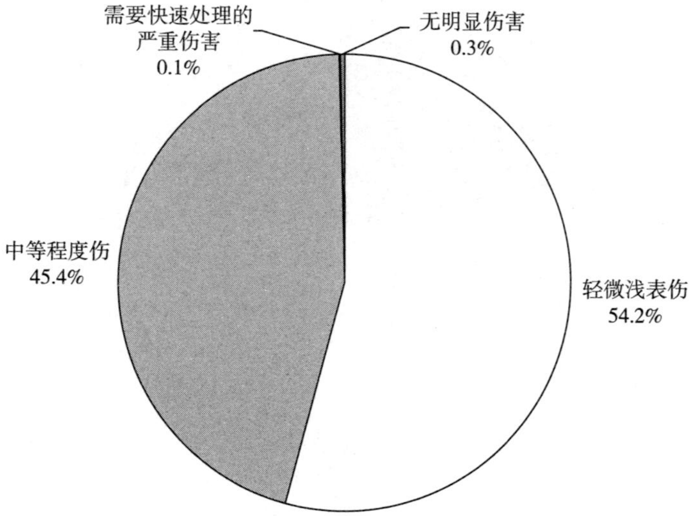

图 7　医院伤害监测跌/坠落伤病例的严重构成

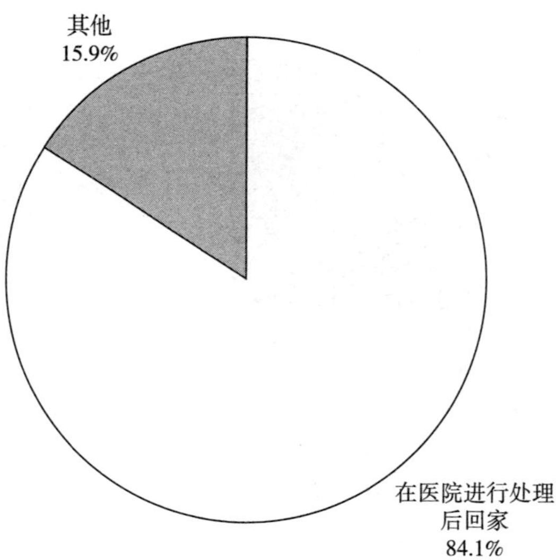

图 8　医院伤害监测跌/坠落伤病例的结果构成

故造成的伤害。2016～2020 年杭州市医院伤害监测结果显示，共监测到交通伤 6566 例，年龄组以 30～44 岁、45～64 岁和 65 岁及以上为主，分别占21.2%、51.5%和12.4%。职业以工人（23.5%）和农/渔业劳动者（40.6%）为主。交通伤发生的地点以城际间公路（47.1%）和街道/城区（51.7%）为主；严重程度以“轻微浅表伤”（47.6%）和“中等程度伤”（50.1%）为主，55.2%的患者在医院进行处理后回家，38.9%的患者住院（见表9、图9、图10、图11、图12）。

这表明农/渔业劳动者更易发生交通意外；街道/城区位置更易发生交通意外；伤害严重程度多数为“中等程度伤”；大多数患者在医院进行处理后回家。

表9　医院监测交通伤病例的年龄构成

单位：%

伤害原因＼年龄	0～4岁	5～14岁	15～29岁	30～44岁	45～64岁	65岁及以上	总计
交通伤	2.5	4.2	8.2	21.2	51.5	12.4	100

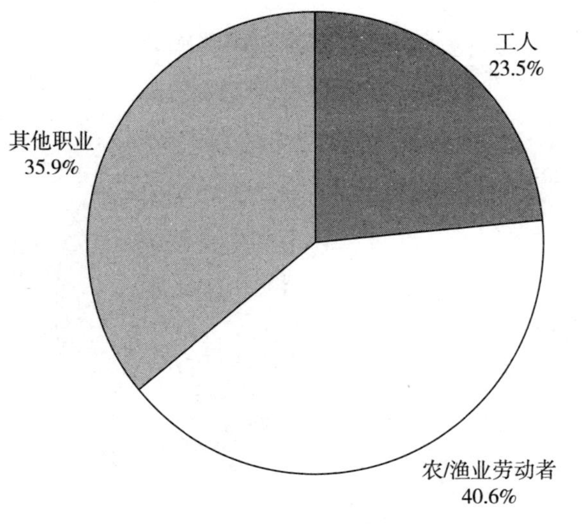

图9　医院伤害监测交通伤病例的职业构成

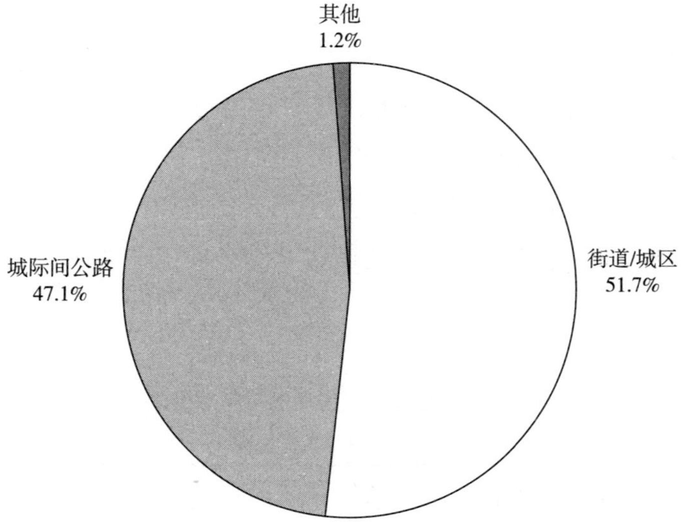

图 10　院伤害监测交通伤病例的发生地点构成

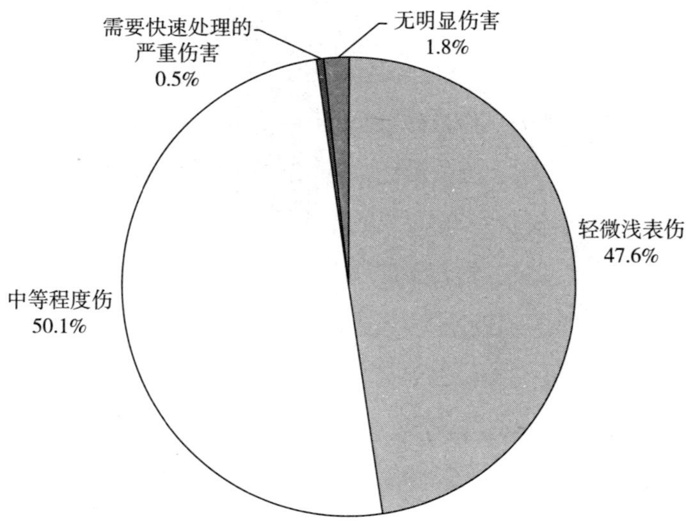

图 11　医院伤害监测交通伤病例的严重构成

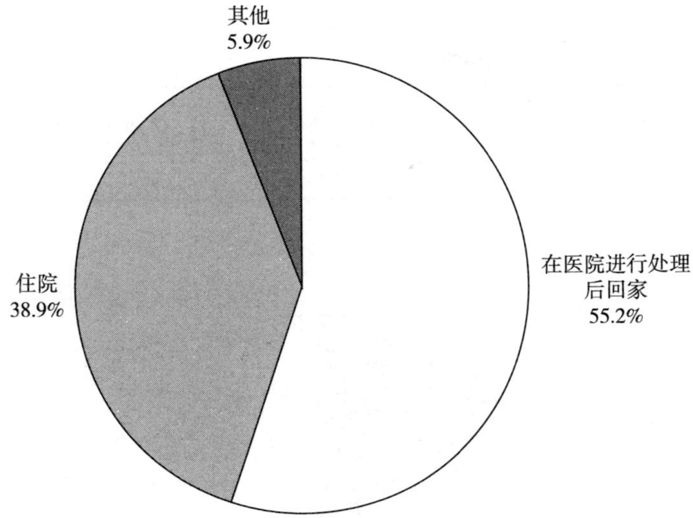

图 12　医院伤害监测交通伤病例的结果构成

5. 钝器伤

钝器伤是指由于钝器的打击、碰撞、挫压等外力作用所造成的人体损伤。钝器是指那些无锐利刃口和尖端的钝性物体，如棍棒、锤子、石块等。有些致伤物的钝性作用面，如斧背、刀背等，也可造成钝器伤。钝器伤的形成方式有多种，可以由运动的钝器作用于人体、运动的人体碰撞上静止的物体或者由运动的钝器与运动的人体互相对撞而形成。由于致伤物的种类不同，钝器伤通常有徒手伤、工具伤、坠落伤和碾压伤四种。

2016~2020 年杭州市医院伤害监测结果显示，共监测到钝器伤 5880 例，年龄组以 30~44 岁和 45~64 岁为主，分别占 31.6% 和 52.4%。职业以工人（56.0%）和农/渔业劳动者（29.1%）为主。钝器伤发生的地点以工作场所（88.5%）为主；严重程度以“中等程度伤”（61.1%）为主，83.7% 的患者在医院进行处理后回家（见表 10、图 13、图 14、图 15、图 16）。

这表明，工人在工作场所更易发生钝器伤害事件；伤害严重程度多数为“中等程度伤”；绝大多数的患者在医院进行处理后回家。

表 10　医院监测钝器伤病例的年龄构成

单位：%

伤害原因＼年龄	0～4 岁	5～14 岁	15～29 岁	30～44 岁	45～64 岁	65 岁及以上	总计
钝器伤	1.5	2.1	3.0	31.6	52.4	9.4	100

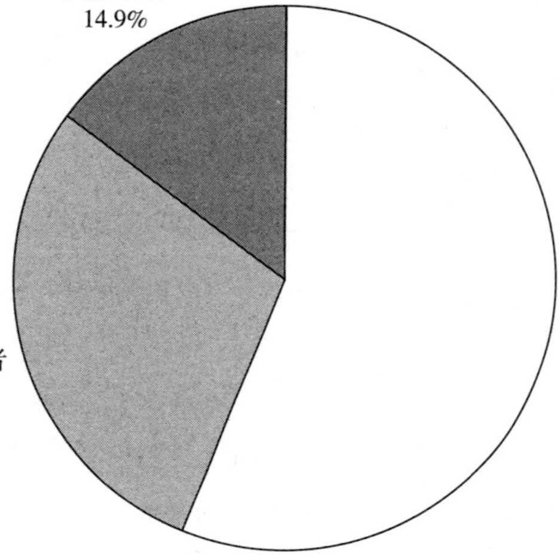

图 13　医院伤害监测钝器伤病例的职业构成

6. 刺/割伤

刺/割伤是指尖锐物体猛力刺穿或割破皮肤以及皮下组织造成的创伤。刺伤看起来就是皮肤上的一个小洞，流血较少，但伤口通常较深，有时会伤及内脏。刺伤可能会带来严重后果，因为伤道很可能被血凝块堵塞，或因伤口中有污染物残留，容易引发感染，尤其是厌氧菌感染。刺伤应该属于皮肤深层创伤，疼痛感比较强烈，恢复速度也比较慢。割伤一般指皮肤表层伤，恢复相对较快。

2016～2020 年杭州市医院伤害监测结果显示，共监测到刺/割伤 5355 例，年龄组以 45～64 岁为主，占比为 50.5%。职业以工人（53.7%）和农/渔业劳动者（35.9%）为主。刺/割伤发生的地点以工作场所（工厂/工

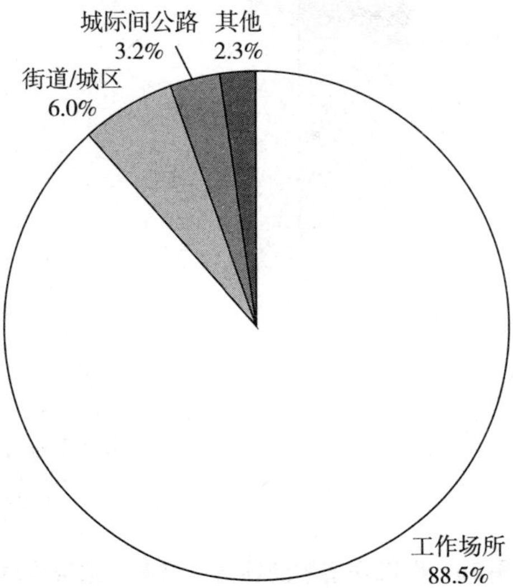

图 14　医院伤害监测钝器伤病例的发生地点构成

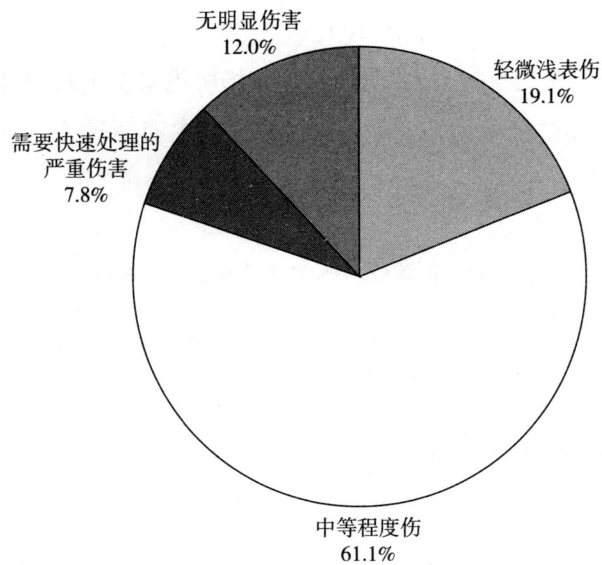

图 15　医院伤害监测钝器伤病例的严重构成

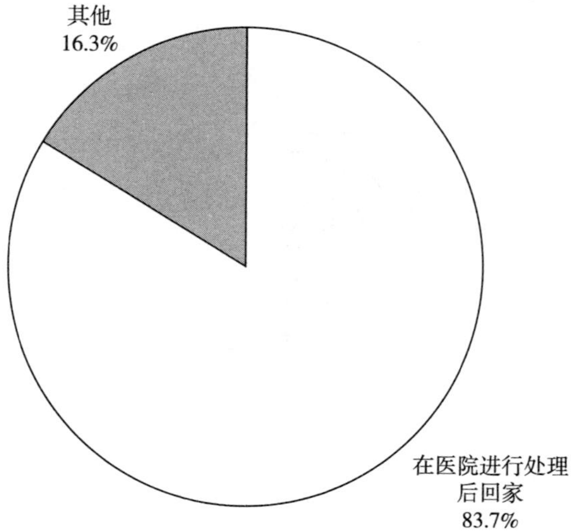

图 16　医院伤害监测钝器伤病例的结果构成

地/农田等）（87. 8%）为主；严重程度以“轻微浅表伤”（51. 6%）和“中等程度伤”（48. 1%）为主，94. 6% 的患者在医院进行处理后回家（见表 11、图 17、图 18、图 19、图 20）。

这表明，工人更易发生刺/割伤；工作场所更易发生刺/割伤；伤害严重程度多数为“轻微浅表伤”；绝大多数的患者更有意愿在医院进行处理后回家。

表 11　医院监测刺/割伤病例的年龄构成

单位：%

伤害原因＼年龄	0～4 岁	5～14 岁	15～29 岁	30～44 岁	45～64 岁	65 岁及以上	总计
刺/割伤	8. 9	9. 5	9. 1	9. 3	50. 5	12. 7	100

7. 动物伤

中国每年约有 4000 万人被猫狗咬伤，毒蛇咬伤人数超过 30 万人，胡蜂、海蜇、蜱虫等生物致伤事件时有发生，严重的可造成残疾甚至死亡，尤其是因动物致伤导致的破伤风、狂犬病严重威胁着人们的生命。

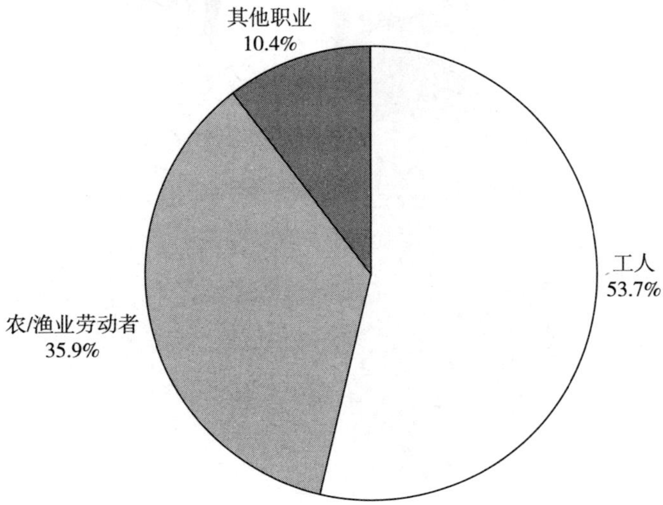

图 17　医院伤害监测刺/割伤病例的职业构成

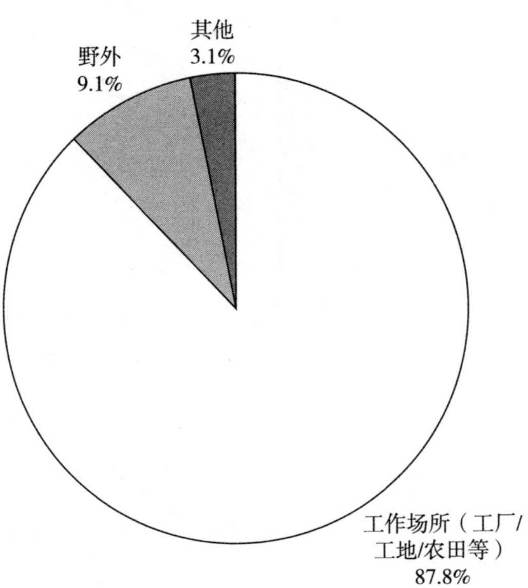

图 18　医院伤害监测刺/割伤病例的发生地点构成

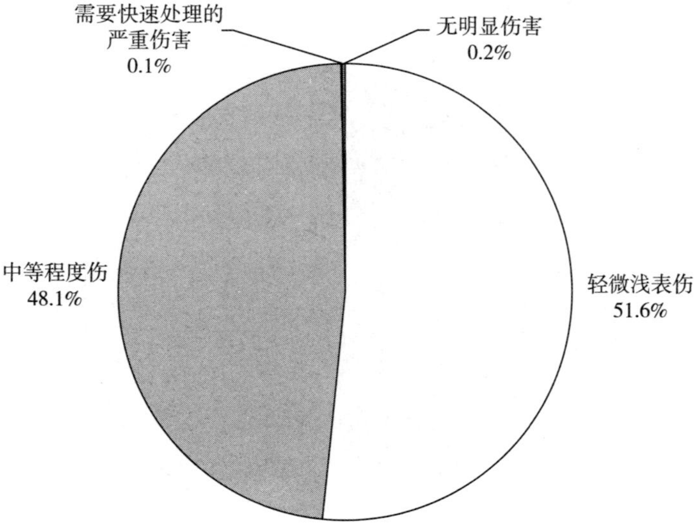

图 19　医院伤害监测刺/割伤病例的严重构成

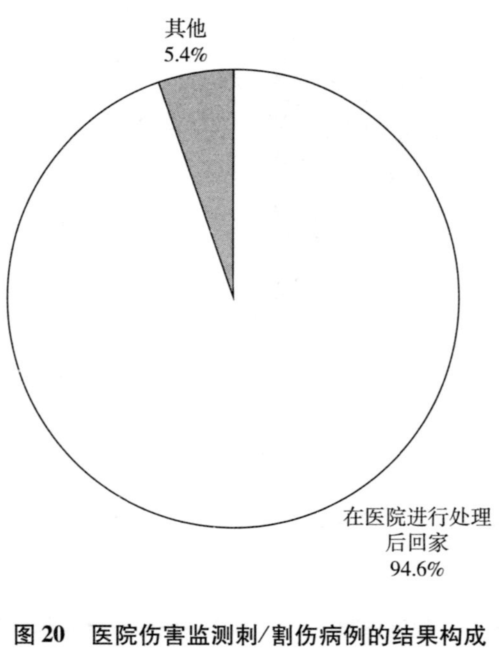

图 20　医院伤害监测刺/割伤病例的结果构成

2016～2020年杭州市医院伤害监测结果显示，共监测到动物伤5219例，年龄组以45～64岁为主，占比为47.7%。职业以工人（17.5%）和农/渔业劳动者（34.7%）为主。动物伤发生的地点以街道/城区（70.2%）为主；严重程度以“轻微浅表伤”（99.3%）为主，99.8%的患者在医院进行处理后回家（见表12、图21、图22、图23、图24）。

这表明，农/渔业劳动者更易发生动物伤害事件；街道/城区位置更易发生动物伤害事件；伤害严重程度多数为“轻微浅表伤”；绝大多数的患者在医院进行处理后回家。

表12　医院监测动物伤病例的年龄构成

单位：%

伤害原因＼年龄	0～4岁	5～14岁	15～29岁	30～44岁	45～64岁	65岁及以上	总计
动物伤	12.3	11.7	7.5	12.6	47.7	8.2	100

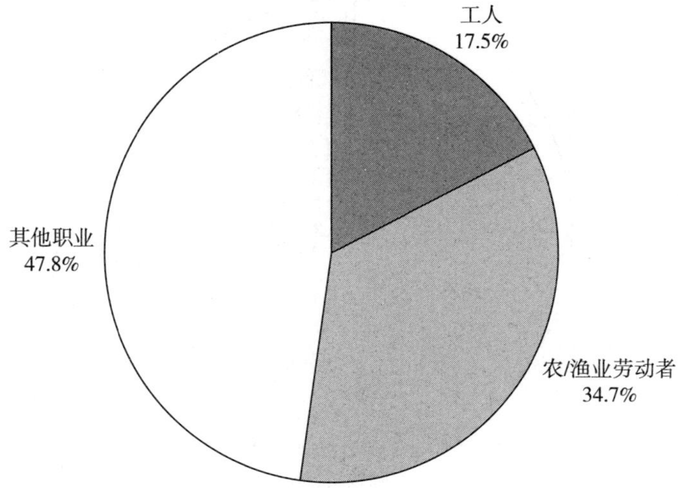

图21　医院伤害监测动物伤病例的职业构成

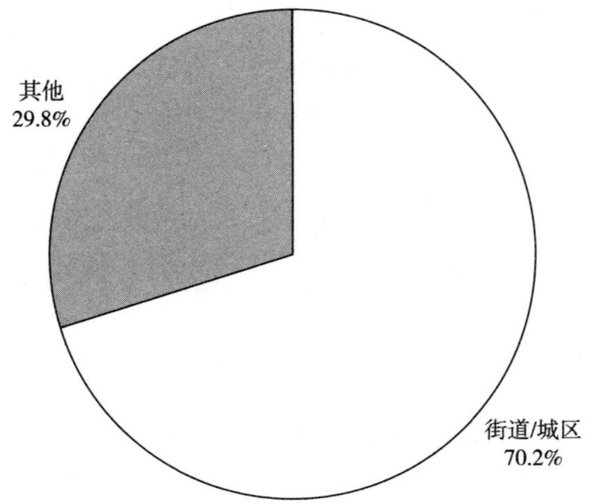

图 22　医院伤害监测动物伤病例的发生地点构成

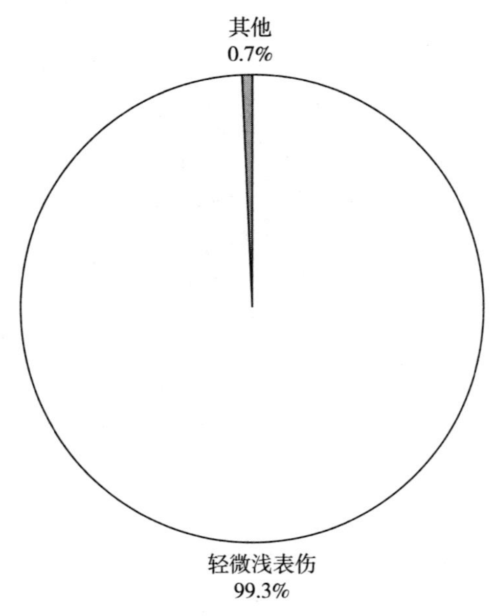

图 23　医院伤害监测动物伤病例的严重构成

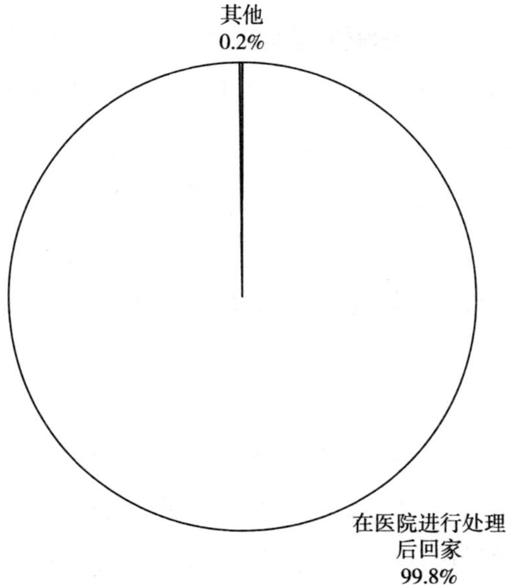

图 24　医院伤害监测动物伤病例的结果构成

（十一）根据分析结果进行的讨论

2016～2020 年杭州市医院伤害监测结果显示，构成居前五位的伤害原因分别为跌/坠落伤（20.8%），交通伤（19.2%），钝器伤（17.2%），刺/割伤（15.7%）和动物伤（15.3%），对此五项意外伤害事件应给予特别重视。

中国跌/坠落伤伤害的疾病负担在全世界最高，造成伤残调整寿命年损失约为世界其他地区的 2 倍，跌/坠落伤伤害除导致死亡外，更多的是造成残疾、功能受限、活动受限等非致死性结果。分年龄分析，在 0～4 岁儿童发生的伤害事件中，接近半数是跌/坠落伤，儿童跌/坠落伤高发与其认知发育不成熟，缺乏危险意识有关。在 65 岁及以上老年人发生的伤害事件中，大量病例是跌/坠落所致，因此 0～4 岁儿童和 65 岁及以上老年人是跌/坠落伤的高危人群，尤其是 65 岁及以上老年人身体机能退行性改变，伴有骨质疏松等多种慢性病，一旦跌倒，会导致股骨、胫骨骨折等严重后果，是预防跌/坠落伤的重点人群。

2016～2020年杭州市医院伤害监测共收集到暴力病例360例，男性暴力行为多于女性（约为2.91倍），与全国伤害监测结果基本一致，其原因可能与我国妇女的经济收入、受教育水平总体低于男性，导致家庭以男性为主导，其就医机动及行动能力相对较弱，阻碍了其就医行为。

三 预防和减少道路交通伤害工作的开展情况[①]

1. 加强群体交通素质提升工作

一是严把道路运输从业人员准入关。排查清退危货驾驶员5人，同时发文督促全市道路运输企业不得聘用有吸毒记录的驾驶人驾驶营运车辆。推动制定追溯企业10项措施，发放整改通知书8977份，处罚运输企业2229家，4518名高风险外卖骑手和985名网约车驾驶人列入黑名单。二是强化重点群体交通安全宣传工作。围绕“三次违法两次事故”、毒驾、“本本族”等主题，针对重点人员，累计宣教230.47万人次。

2. 加强重点车辆管控工作

紧盯危化品运输车、大客车和重型货车的安全管理工作。一是推进危化品运输全链条管理。建立运力发展和安全生产挂钩的淘汰机制，淘汰了6家危化品运输企业。加强危化品运输路面管控，现场查处违法3085起，非现场查处1557起。富阳3人、萧山9人因使用普通货运车辆运输危化品（充装气体）被立案调查，并刑事拘留。二是加强对大中型客车闭环管理。全面推进“两客两货”车辆智能视频监控报警装置安装工作，累计安装6500余辆。农村客运车辆联网联控接入率100%，农村客运班车联网联控互联上线率超过80%。成立打击“黑车”专案组，交通、公安联合约谈客运网络“黑平台”；建立联合调查机制，锁定183辆大客车，并将其列入重点监管“黑名单”；联合查处“黄牛”224人。三是加强重

① 注：本节数据来源于杭州市交通警察局会议资料。

型货车改装源头管理。通过路面查扣3辆豪沃牌重型自卸货车空车超重的线索，专案组侦办查明3家企业生产整车质量超标的重型自卸货车，这些企业通过经销商更换“值班车厢”，串通杭州铭圆检测站检测出具虚假检测合格报告，登记上牌后由经销商更换重型车厢后，交付车主上路行驶。公安机关对杭州铭圆检测站及杭州美龙、杭州德泓、杭州中重汽车销售有限公司等20人以涉嫌提供虚假证明文件罪、涉嫌生产销售伪劣产品罪执行刑事拘留。

3. 加强隐患治理工作

交警、交通、城管、建设等部门建立联动机制，制定标准，从事故溯源整改和主动挂牌整改两方面大力开展道路隐患排查治理工作，全市共排查各类道路隐患16255个，治理消除15686个。一是通过事故溯源及时消除日常隐患。通过建立事故标签库，对所有事故开展精细化打标，及时发现隐患并推动整改。共治理路段斑马线2997条，推广设置“Z字形”斑马线490条；治理绿化、墙体、立交桥墩等“鬼探头”，创新推广“海淞弯”（隔离栏、货车停车观察区、右转凸面镜设施组合）等措施，以消除大货车右转弯安全隐患；推广实施农村道路“五个一”（减速带、停让设施、警示柱、凸面镜、爆闪灯）交通安全设施12774处。通过开展治理工作，斑马线事故下降30.77%，“鬼探头”事故下降87.5%，大型货车右转弯事故下降43.75%。二是通过年度挂牌推动较大隐患治理。开展省级交通事故多发地点和路段的挂牌治理工作，完成安评8个，完成设计12个，已开工3个，已完工2个，已验收1个。结合大型中型修建、小型修建，以及保养项目，开展国省道5公里10年交通事故死亡10人以上路段整治，完成设计5处、已开工1处、已完工1处。开展公路开口和亡人事故路段治理，在17处普通国省道一级公路平面交叉路口中，完成设计17处，已开工10处，已完工7处。完善农村公路安防设施，20公里农村公路安防工程正在进行施工图设计，30公里项目已进场施工。国省道公路危桥中5座完成施工图设计，其余3座正在设计。农村公路低荷载桥梁25座，6个项目已完工，19个项目已进场施工。

4. 加强责任落实工作

第一，推动交通安全力量建设。推动各级党委、政府和村社组织大力推进集交通治理数字工作室、交通安全体验室、交通安全宣教室、交通安全文明播报牌等功能于一体的交通治理工作站（以下简称交治站）建设。通过数据赋能，将交通管理基础数据、交通违法和事故人员、交通安全“五色图”等数据推送至镇街、村社、运输企业等源头主体，让村社、企业及时掌握本辖区、本单位交通重点人，落地宣教监管措施。目前已经建成122个乡镇（街道）交通治理中心，1702个村社交治站。

第二，实施重点乡镇挂牌治理。专委会下发通知，明确省级重点乡镇挂牌工作要求，督促属地政府严格落实整改措施，并定期开展督导检查。同时，在此基础上结合交通事故亡人情况、交通安全宣教情况、千人事故率、千人违法率等关键指标进行赋分排名，梳理全市30个交通安全突出问题乡镇（街道），由市委平安办发文，并进行挂牌整治，形成省市两级挂牌机制，进一步压实属地党委政府交通安全主体责任，做实交通安全综合治理工作。各挂牌镇街均已制定治理工作方案，成立以镇街主要负责人为组长的整治工作小组，并成立工作专班，严格落实整改措施。

四　预防和减少道路交通伤害工作存在的问题和不足①

1. 部分企业安全主体责任落实不到位

网约车运输资质审核存在漏洞，存在驾驶人有癫痫病史、吸毒记录、跳平台接单记录、高危疲劳驾驶记录等情况。网约车无证运营的情况突出，2021年1～6月，共查处涉及驾驶人无从业资质的案件有1042起，无运输资质的车辆1677辆；涉及网约车事故死亡8人，其中，滴滴4人，蓝色大道、享道、携程、嘀嗒出行各1人。货运企业中安全制度不健全、安全教育不落实、动态监管不到位、人车建档不规范、注册地与办公地不一致、“低

① 注：本节数据来源于杭州市交通警察局会议资料。

小散”问题仍较多。

2. 个别地方交通安全工作推进落后

临安区学生交通安全宣传教育不到位，涉及学生交通事故突出。“五一”小长假期间发生一起辖区内杭州电子科技大学学生醉酒驾驶车辆逆向行驶与对向车辆碰撞事故，造成本车 4 名大学生受伤（1 人抢救 30 日后死亡，1 人重度颅脑损伤）；6 月 22 日，发生一起中学生违法骑电动自行车上路与半挂车发生碰撞事故，造成电动自行车上 1 名学生当场死亡、2 名学生重伤。两起事故引起了浙江省委和省政府的高度重视，有关领导做了重要批示。在杭州市 30 个道路交通安全突出问题挂牌整治乡镇街道中，临安区挂牌的 4 个镇街，其中，有 3 个镇街的亡人次数同比增加；2 个镇街的亡人事故事前宣教率低于全市。道路隐患治理推进速度较慢，富阳区累计隐患治理率仅 5. 97% ，临安区累计隐患治理率为 20. 94% 。

五　总结

以上对杭州市预防与减少城乡意外伤害的数据资料进行了分析与讨论，数据分析显示，跌/坠落、交通事故是市民意外伤害的主要诱因；本章同时具体介绍了杭州市预防和减少道路交通伤害工作的开展情况，并指出了工作中存在的问题和不足，即部分企业安全主体责任落实不到位，个别地方交通安全工作开展不到位。预防与减少城乡意外伤害的工作推进应针对伤害重点人群、主要损伤类型进行重点防控，对前期工作存在的不足之处予以修正，加强防控工作落实，减少伤害造成的损失。

B.7

公共场所 AED 管理杭州模式

赵定东　应旭旻　袁北方　宋　睿　张军根　吴达宇　陈晓玲　付卫林　王建岗*

摘　要：　“AED”是一种操作简易，能有效恢复患者心率的急救仪器，即使是非专业人士，只要经历简单的培训就能做到安全除颤。鉴于心源性猝死的临床特性，[①] 推进公共场所 AED 设备的配置工作势在必行。本章指出，杭州市通过坚持问题导向、立法为先、数字化管理等措施，稳步推进公共场所 AED 配置。尽管仍存在配置和管理上的挑战，但公共场所 AED 管理杭州模式的有益探索仍不失为值得借鉴的优秀样本。

关键词：　公共场所　AED　杭州模式

2021 年 6 月 13 日，万众瞩目的欧洲杯开幕的第二天，丹麦球星埃里克森在一场与芬兰的比赛中突然抽搐倒地，不省人事，这是十分典型的心源性猝死症状。随后球场出现了心搏骤停的急救场景，丹麦队长抢先掰开他的嘴

---

* 赵定东，博士，杭州师范大学公共管理学院教授，主要研究方向为社会建设、基层治理和社会政策；应旭旻，主任医师、医学博士，杭州市卫生健康委党委委员、副主任；袁北方，杭州市卫生健康委医政医管处处长，一级调研员；宋睿，杭州师范大学公共管理学院硕士研究生；张军根，主任医师，浙江省杭州市急救中心党总支书记、主任；吴达宇，杭州师范大学公共管理学院硕士研究生；陈晓玲，浙江省杭州市急救中心党总支副书记；付卫林，副主任医师，浙江省杭州市急救中心党政办主任；王建岗，副主任医师，浙江省杭州市急救中心医教培训科副科长。

① 患者心脏骤停具有突发性，骤停发生后，抢救的黄金时间仅为 4 分钟，且抢救时间每晚一分钟，死亡风险就会增加 7% ~10%。抢救时间超过 6 分钟，死亡概率进一步上升，且即使存活，也会对患者的神经系统造成不可逆的伤害。

巴，以使其保持呼吸道通畅，随后队医火速携带担架和 AED 入场，对他进行了胸外心脏按压，并采取了人工呼吸和使用 AED（自动体外除颤仪）等应急手段，最终成功把埃里克森从死神手中夺了回来。上述新闻不仅轰动了体育界，也引起了球迷、医务工者、社会工作者，以及卫健委、应急管理等相关部门工作人员的持续关注。事实上，类似埃里克森这样的突发性的状况，在人们的日常生活中并不少见。数据显示，截至 2020 年底，我国年均因心血管疾病诱发猝死的规模约为 54.4 万人，病发后的死亡率也居高不下，接近 90%。[①] 且随着人们生活节奏的加快，发病者日益呈现年轻化趋势。

超过 80% 的病例发生在医院以外的场所。其中，仅有不到 1% 的人能够得到及时的救助。目前，我国普通群众对心源性猝死的认知相对缺乏，社会公众卫生急救知识普及率较低。AED 在非院内心源性猝死应急性救治过程中通常扮演着举足轻重的角色。所谓“AED”，是自动体外除颤仪（Automated External Defibrillator）的英文简称，该仪器通常设置于机场、火车站、市中心商业体，以及大型居民区等人群聚集的公共场所，是一种具备自动识别可电击心率，以及自动启动除颤功能的便携式急救设备。它操作简易，又能有效地恢复患者心率，即使是非专业人士，在经过简单的培训后也能安全使用。鉴于心源性猝死的临床特性，推进公共场所 AED 设备的配置工作势在必行。各主要城市都应该秉持对人民群众身体健康的高度责任感，将 AED 设备的配置、急救知识培训以及预防重大心血管疾病的宣传教育工作纳入健康社会治理的体系，统筹规划，稳步推进。目前，已经有一些城市进行了初步的探索，并留下了宝贵的经验供其他地区借鉴。

一　我国公共场所 AED 管理发展历程

尽管 AED 在心血管疾病急救领域的重大作用已被许多临床试验证实，

---

① 本文原始素材由杭州市卫健委医政处与杭州市红十字会提供，感谢应旭旻、章仕才、谢任远、付卫林、封昕的前期研究成果。

但是它离公众仍有一定的距离。一般而言，医疗急救领域信息的获取具有一定门槛，非专业领域的社会公众往往缺乏了解、学习相关知识的渠道和能力。相较于欧美发达国家，这一现象在我国更为普遍。例如，2020 年 11 月，南方新闻网记者曾在广州街头进行了一次有关市民对于 AED 认知的采访，在部分市民的回答中多次出现“没听说过”“曾经学过，但涉及人命的大事不敢马虎”“我就是个老百姓，不专业”等说法。可以说，上述客观因素阻碍着我国城市公共场所 AED 投放工作的进程。这与美国国会早在 1997 年就通过决议，开始在全国范围内推广公众除颤计划相比，我国大中城市公共场所 AED 的投放工作迟迟不见起色，这一情况直到北京奥运会前夕才得到改善。

2007 年 2 月，作为奥运筹备期公共基础设施升级的重要环节，北京市在首都国际机场候机厅等交通枢纽开展试点工作，安装了 AED 设施，标志着我国 AED 设备管理事业正式启动。[①] 北京市的此次试点工作由北京市政府和奥组委牵头，北京市卫计委、交通局等多部门配合推进。此外，因为当时正处于奥运筹备期，北京 AED 投放与管理工作的发展具有一定任务性色彩。尽管在形式上，AED 的安装和后续维护工作由慈善机构、生物医药爱心企业负责。但在 2008 年北京奥运会结束后，不论是政府还是企业，既缺乏管理经验，也缺乏进一步推进 AED 管理工作的动力。直到 2014 年，北京首都国际机场部署的 AED 仅有 76 台，而且这些设备没有完全对外开放。甚至一部分设备常年上锁或者贴有禁止使用等标识，按照机场的规定，其所属 AED 只能由医务人员以及接受过相关培训的人员使用。[②]

2014 年，上海市红十字会与市应急办开始策划在公共场所设置 AED。在 2015 年 9 月的世界急救日，正式启动了在公共场所试点设置 AED 公益项目。以公益项目的形式推广设置 AED，这是上海对城市 AED 运营管理模式的一大创新。2016 年 11 月 1 日，正式实施的《上海市急救医疗服务条例》

---

① 胡大一、丁荣晶：《推动 AED 应用，提高 SCA 患者生存率》，《医学研究杂志》2008 年第 11 期。

② 张殷婷：《国内公共场所应急医疗服务设计策略及应用》，上海交通大学硕士论文，2015。

明确“鼓励具备急救技能的市民，对急危重患者实施紧急现场救护”“鼓励有条件的场所和单位配备自动体外除颤仪”等，为项目实施提供了法律保障。同年，上海市红十字会与市 120 急救中心共同开发的“AED 地图”上线。市民关注“上海市红十字会服务号”或者“上海 120”就能找到 AED 地图。通过 AED 地图，可以即时查找到附近的 AED。截至 2020 年底，上海市红十字系统已在全市设置 AED 超过 2000 台，设置点包括机场、轨道交通、火车站、大型商业中心、公交枢纽、学校、体育场馆、旅游景点、星级酒店、文化体育服务中心等人流密集的场所。目前，不少市民已经能够较为熟练地使用 AED，先后已有 9 名心脏骤停患者获救。同时，上海市红十字会也在全市开展心肺复苏、AED 操作和救护技能培训，进一步普及救护知识和技能。

随后，从 2016 年起，我国城市 AED 投放出现了第一波高峰。深圳、武汉、南京、宁波等大中城市及时跟进，相继推出自己的 AED 管理措施。这一阶段最大的特征在于，越来越多涉及 AED 管理的专项措施被纳入本地区公共健康治理体系中。例如，2016 年 10 月，工业和信息化部发布的《医药工业发展规划指南》提出未来五年我国医药行业应重点发展高端治疗呼吸机、移动 ICU 急救系统、心脏除颤设备以及中医治疗设备等；2017 年，北京市卫计委发布的《北京市公共场所医疗急救设施设备及药品配置指导目录》规定，人员密集的公共场所将统一配置 AED 除颤仪等医疗急救设施设备；浙江省则在《“健康浙江”2030 行动纲要》中对于全省范围内的 AED 数量提出量化指标，即到 2030 年，浙江省公共场所 AED 配备要超过人均 2 台的基础线。深圳市更是在其市级“十三五”规划中提出预计用 10 年时间达到每 10 万人口配备一百台 AED 的国际先进水平，实现深圳 AED 全市域、多层次、高质量配置，同时加大设备运营管理人员队伍建设，加强医疗急救与 AED 使用方法宣传教育。因此，就 AED 的社会实践而言，深圳也走在前列，获得了社会各界人士的好评。

综上所述，我国主要城市在公共场所引入 AED 的实践起步较晚，但后续增长与发展速度喜人。我国 AED 投放的发展历程主要可以分为两个阶段。

第一阶段是2007年到2014年，北京和上海这两座国内一线城市率先布局，北京在举办奥运会的过程中完成了AED投放布局的初步探索，上海首创了公共场所AED“公益项目制”运营与管理模式。第二阶段是2016年至今，这一阶段的主要特征是AED引进热潮逐步从一线城市向二线城市推进。同时，这一阶段，中央和地方政府开始着手构建公共场所AED管理的制度保障体系，出台了一系列法规与管理条例。在这一阶段，部分先发城市市民受到了良好的AED使用培训，使得这一“救命神器”不再被闲置，真正发挥其在院外急救方面的作用。以深圳为例，自2017年深圳开始实施“公众电除颤计划”以来，配置在公众场所的AED抢救人数已经超过20人，且成功救治8名患者，其中，机场2人、地铁4人，体育馆1人、社康中心1人。上述城市的积极探索为国内其他城市树立了标杆，积累了经验。预计在“十四五”规划时期，越来越多的城镇居民将在自己城市的街头巷尾看到AED的身影，造福广大心血管疾病患者。

二 公共场所AED管理的杭州实践

近年来，浙江省杭州市在持续推进健康城市建设行动方面，取得了不俗的成绩。2020年，杭州市卫健委发布了《杭州市人民政府关于推进健康杭州三年行动（2020—2022年）的实施意见》（以下简称《意见》）。《意见》指出，杭州市要加快推动实现以治病为中心转向以人民健康为中心，全方位、全周期保障市民健康的宏伟目标。其中，开展群众性急救培训，强化公共场所AED配置以及急救知识普及工作，进而完善公共急救体系建设，促进院前医疗急救事业发展，是实现具有杭州特色城市大健康格局的重要环节。杭州市委、市政府历来重视有关工作。2014年，杭州市决议，开全省之先河在公共场所投放AED；2016年G20杭州峰会结束后，主城区AED投放规模进一步扩大，各区域配备的急救志愿者数量也迅速增加；2019年，杭州市将数字化云治理融入AED管理以及志愿者人力资源开发领域，建立“城市大脑·卫健系统”急救志愿者救助系统，该系统能实时，高精度地检测全城 AED 分布、移动和故障情况，且所有数据与杭州各大医院急救报警系统相连。换言之，一旦公共场所的 AED 开始使用，事发地点最近的医疗中心将即时收到警报，以便救护车与医疗团队快速反应，挽救患者生命。2020 年，独具一格的"智慧杭州"AED 急救经验被刊登在国家卫健委医政医管工作交流专刊上，获得中央有关部门的肯定。

需要说明的是，在取得上述成绩的同时，杭州市在实践中也遇到了不少的问题，这些问题多出现在公共场所布局、投放 AED 的早期阶段，这些问题往往涉及城市治理工作的方方面面，成为制约 AED 发挥其效能的瓶颈。例如，AED 配置参与各方的权责问题、管理主体问题、资金保障问题等，在持续探索解决这些问题的过程中，法律保障成了解决这些问题的关键。2021 年 1 月 1 日，《杭州市公共场所自动体外除颤器管理办法》颁布实施，杭州市率先以地方立法形式规范公共场所 AED 的配置和使用，使杭州公共场所 AED 的配置应用进入了规范发展的快车道。一言以蔽之，以 AED 专项立法为关键抓手，公共场所 AED 管理杭州模式已经形成。杭州市的模式创新，有效地弥补了我国 AED 管理制度体系的空白，其经验值得总结和推广。

（一）杭州市公共场所 AED 配置情况及规划目标

2014 年，云林公益基金捐赠的第一批 15 台 AED，配置在地铁、机场、市民中心等人流密集的公共场所。2017 年，第二批 60 台 AED 捐赠配置。截至 2021 年，全市配置 AED 共约 1401 台，其中县区市共 431 台，主要分布在机场、地铁、高铁等交通枢纽，以及政府机关、学校、体育馆、旅游风景区等公共场所（详细见表 1、表 2）。

表 1　累计年度配置数量

年度	2015	2016	2017	2018	2019	2020	2021
累积配置数量(台)	15	20	109	317	757	1201	1401

资料来源：杭州市卫生健康委员会。

表 2　现有 AED 配置数量公共场所分类表

单位：台

区域		数量
交通枢纽	汽车站	9
	机场	12
	地铁站	138
	高铁站	12
社区服务中心		111
风景名胜区		12
政府机关		89
各级各类学校		135
消防		17
公安		14
商超、企业		350
社区		190
其他		312
总计		1401

资料来源：杭州市卫生健康委员会。

结合两个表格中的数据，可得出以下结论。

第一，2015～2021 年，杭州市公共场所 AED 在数量上获得了质的飞跃，从 2015 年和 2016 年的 20 台上下跃升至 2021 年的 1401 台。就年增长速度而言，在经历了两年初创期的沉寂后，2017 年 AED 数量较前一年翻了近 4.5 倍，出现了第一波高峰。且 2018～2020 年，杭州市保持了每年新增 AED 450 台左右的速度，大幅改善了 AED 覆盖率低，人均资源缺乏的局面。

第二，随着 AED 配备规模的扩大，其覆盖率与布局日趋合理。数据显示，在已投入使用的 AED 中，12% 的设备被安置在重要交通枢纽。其中，地铁站的 AED 数量最多，几乎达到了每一地铁站拥有一台设备的水平。其次，AED 被着重应用于社区、学校、商超、企业等人员最为密集，广大市民经常出没的地方，进一步提高了全程应急急救的效率。

此外，2020 年底，杭州市急救中心公布了 AED 启用至今，有关设备使用情况与病例救治情况。数据显示，从 2014 年 1 月至 2021 年 3 月，杭州全城累计使用 AED 病例为 34 例，其中救治心脏骤停患者 30 例，复苏成功 19 例，比例为 63.3%，脑复苏成功 10 例，占成功案例的 52.63%。此外，急救中心相关工作人员还通过与 34 位患者面谈交流、获取公众和急救人员救治患者记录；通过 AED 导出并分析使用时心电图数据、机器提示、电击能量以及院外救治期间所有时间节点的关键数据，发现成功使用 AED 的患者相对而言比较年轻，且男性患者多于女性。在 34 个病例中，患者平均年龄仅为 40 岁，男女性别比例为 3.25∶1。在施救的病例中，26 位患者的初始病情为心脏室颤、3 例为无脉性电活动、1 例为心搏停止、4 例为其他情况。26 例心脏室颤患者均接受 AED 电击除颤，其中 19 例现场除颤成功。且上述病例多发生在人流密集地，例如，火车站、机场、地铁、学校等场所。患者在上述地区病发时，现场大多有人能够在第一时间发现这一突发情况，立即响应并快速获得 AED 进行施救。能有幸得到及时除颤的患者，不仅现场复苏成功率高，而且在后续治疗中发现，他们的大脑功能基本恢复良好且无后遗症。某些交通枢纽型发生地的救治成功率很高。例如，杭州火车东站，这些枢纽投放的 AED 数量较多，布局合理，且现场工作人员大多训练有素。因此，救治的人数、成功率明显高于其他区域。

众所周知，2022 年杭州市即将作为东道主举办亚运会。这一大型赛事对杭州城市的基本公共服务供给能力提出了更高的要求。因此，进一步提高公共场所 AED 配置工作水平，既符合国际大型会议和赛事活动的保障要求，也对实现杭州市未来发展战略规划和城市国际化建设的目标具有现实意义。依据“健康杭州”三年行动计划的目标，截至 2022 年亚运会开幕前，杭州全域计划配置 AED 4200 台，其中主城区 2210 台，达到每 10 万人配置 60 台的亚洲先进地区的水平；其他县区市配置 1990 台，将达到乃至超过北京、上海、深圳等一线城市目前的平均水平。

（二）杭州市公共场所 AED 管理的创新经验

1. 坚持问题导向，抢先早期除颤，提高复苏成功率

AED 主要被用于突发性心脏骤停抢救，想要科学合理地布局和管理城

市 AED，必须坚持问题导向，对症下药。心脏骤停通常可细分为三种类型：即心脏室颤、无脉性电活动和心搏停止。患者心脏骤停的开始几分钟往往最常见的是心脏室颤，现场如有人立即识别，进行心肺复苏并用 AED 除颤，复苏的成功率可大大提高，国际心肺复苏指南指出，每提早一分钟除颤，心肺复苏的成功率可提高 7% ~10%。杭州市在进行本市公共场所 AED 规划之初，便就布局位置、急救知识和设备使用指南等事项召开多轮心内科专家论证，力求发挥 AED 的最大功效。当前，随着公共场所 AED 配置数量的增加，公众能够获取的 AED 数量从 2014 年的 15 台增加到目前的 1401 台，公众使用 AED 的次数也从 2015 年 2 次/年增加到现今的 10 次/年。

2. 坚持立法先行，稳步推进公共场所 AED 配置与使用培训

杭州市卫生健康委始终高度重视公共急救体系建设工作。早在 2011 年，该部门就主动牵头，启动杭城主城区 AED 急救试点培训课程。2014 年开始全面推进公共场所 AED 的配置与宣传推广工作，有关工作也得到了市政协兄弟单位的大力支持，但在具体推动落实 AED 配置工作过程中，还是遇到了一些困难，随着配置数量的增多，问题越来越明显，例如，场所单位怕担责不愿接收；各方权责不清，AED 管理人员不明，利用率不高；公众不会、不愿、不敢救助他人；AED 资金来源较少，主要依靠公益慈善组织捐赠，不能做到大量的、有规划的配置；维护保养检查等制度保障缺失。这些问题阻碍了 AED 公共场所配置的快速推广，影响了城市健康安全保障能级的提升。

2015 年《杭州市院前医疗急救管理条例》正式实施，该条例对公众急救培训等方面做了明确规定。为了更好地贯彻实施该条例，在杭州市人大的推动下，杭州市政府主导加快了对杭州院前医疗急救体系建设的推进工作。2018 年，《杭州市深化院前医疗急救体系建设三年行动计划（2018—2020 年）》正式下发，该文件对公共场所 AED 设置和管理给出了指导性意见，将建立公共场所 AED 设置维护的长效机制，加强 AED 使用培训和规范管理，将进一步提升公民互救能力确定为院前医疗急救体系建设的重点工作之一。明确了杭州公共场所自动体外除颤器立法工作的相关内容和时间节点，

由杭州市卫健委指导杭州市急救中心起草立法草案。2018 年，浙江省内急诊急救领域专家对草案进行了反复讨论和修订；2019 年被立为预备立法项目；2020 年经过相关部门的反复论证和讨论，最终成为正式立法项目。并于 2021 年 1 月 1 日正式施行，为公共场所 AED 设置管理提供了法律保障。

3. 坚持统一部署，厘清权责，六大原则助力多部门合作治理

一般而言，城市公共场所 AED 配置是一个系统化工程，只有通过多部门联合，社会各界合力，才能真正地把 AED 管好、用好，使其发挥应有的作用。新出台的杭州市 AED 专项法规对于 AED 配置与管理工作权责划分主要有如下几点。

第一，卫生健康主管部门牵头，发展改革、城乡规划、财政、公安、教育、红十字会等部门和单位配合，共同负责 AED 的规划、管理及使用工作。

第二，资金保障由政府主导，将规定的公共场所及执法执勤车辆、船舶 AED 配置、培训、维护等纳入财政预算予以保障，同时鼓励自然人、法人、慈善组织捐赠进行补充。

第三，明确公众培训主体是红十字会和急救中心，负责组织开展 AED 的使用及急救技能培训；

第四，明确配置单位负责设施设备维护保养和后期运行管理；

第五，明确管理主体是卫生健康主管部门，负责制定配置规划，并对 AED 的管理、使用、培训及维护保养进行督查。

第六，借鉴美国 AED 立法的“好人免责”条款，明确救助人因使用自动体外除颤器自愿实施紧急救助行为造成受助人损害的，救助人依法不承担民事责任。

三　城市公共场所 AED 管理痛难点与应对措施

如上文所述，杭州在推进公共场所 AED 配置的过程中，尽管成绩喜人，但整体而言，起步较晚，AED 的宏观管理也面临着许多亟待解决的痛点与难点，主要有如下几个方面。

第一，某些 AED 的主管单位和其所在场所对该设备的配置时间、型号、品牌、维护周期不统一，缺乏规范，导致 AED 的位置信息、状态信息、维护信息和耗材管理混乱，以及新增、变更信息不能得到及时统计和管理。

第二，AED 各品牌产品技术发展不均衡，配置点位选择的 AED 不一定适合物联网远程管理，需要靠人工巡检保障 AED 状态，成为统一管理的痛点。

第三，AED 使用频率不高，长时间待机在配置场所，容易被忽视，导致日常管理缺失。

第四，AED 配置场所设备管理员，往往是单位基层员工或者安保人员，人员流动性较大，容易导致管理脱节、信息缺失，缺乏有效的管理。

为妥善上述四大难题，可从以下几个方面着手。

第一，全天候智慧手段赋能位置管理。公众能否准确地在整个城市的 AED 布局网中顺利取到 AED，取决于 AED 布局网络中位置标注的准确性。①AED一般设置于公众比较容易认知和熟知的场所，第一目击者可以顺利获取 AED。例如，银行 24 小时 ATM 机网点、24 小时便利店、各小区物业 24 小时门岗、各社区卫生服务站门口等。②卫生健康行政主管部门主导设计构建 AED 网络和体系，对 AED 信息入网注册进行统一管理，绘制 AED 地图，通过地图软件、App，能随时为公众提供准确的地理位置信息，方便导航获取。③利用“互联网＋急救”，将公共场所 AED 地图接入 120 急救指挥调度平台，在公众拨打 120 急救电话后，急救中心调度员除了对其进行电话指导救护他人，还可以第一时间调度匹配到附近的志愿者和 AED。④建立统一的标识标志，统一的安装方式，统一的引导指示牌，让公众便于识别，并及时取用。

第二，统筹调配，权责明晰强化状态管理。以确保第一目击者（急救志愿者）取到的 AED 能够正常工作。①AED 配置选型时应尽量选择长效电池和长效电极片，很多 AED 厂家已研发出具备 5 年有效期的电池和电极片。②配置具备物联网功能（如 4G/5G、NB-loT、WiFi 等无线传输方式）支持远程管理系统、自检功能完备并具备自我状态检测和提醒的 AED，可随时对设备的状态、位置、电极片有效期进行远程管理，确保设备随时可用。

③明确责任单位，定期对 AED 的状态、使用及维护情况进行收集及总结。④齐抓共管，责任单位、配置单位、关联单位、设备厂家共同探索，建立科学化、信息化、网络化的 24 小时动态管理系统，确保设备的正常运行。

第三，台账考核规范人员管理。每一个配置 AED 的场所配备专职 AED 管理员，定期检查 AED 状态并进行登记记录，做好 AED 管理台账。管理员须经培训，掌握故障识别能力和突发事件处理能力，知晓上报流程并及时上报。配置 AED 的场所或单位，应按比例（如师生比例为 1∶10）围绕 AED 的操作使用进行志愿者救护培训，须定期组织人员进行演练和宣传，保证紧急事件发生时知晓本单位 AED 位置并会熟练使用。

第四，多渠道优化信息化管理。建设 AED 信息化统一管理平台，包括云端存储系统、电脑端管理系统和手机端 App 功能，并整合现有配置多品牌 AED 信息及未来配置 AED 信息。平台管理内容包括 AED 位置信息、AED 状态信息、AED 耗材时效、志愿者信息。平台具备数据存储、台账管理、状态预警、数据查询、统计、提醒功能。平台电脑端具备地图显示功能，AED 位置和状态可直观显示于地图上。手机端 App 支持 AED 获取导航、一键呼救、志愿者响应及志愿者申请功能。平台可对带有 AED 远程管理系统的接口进行对接，也可对原不具备远程管理或不具备联网功能的设备进行定期二维码扫码管理。平台支持数据输出，预留数据输出接口。平台具备权限设置，可分级管理。

总而言之，AED 的出现为广大患者带来福音。然而，其配置和管理工作也给杭州城市现代化治理体系带来了挑战。杭州市的公共场所 AED 管理方结合自身优势，巧妙运用信息化手段，链接 AED 实景地图与“互联急救”志愿者平台，大幅缩短了心搏骤停患者除颤等待时间，让患者在“黄金 4 分钟”之内获得医疗救助成为可能，打通医疗急救“最后一公里”。从这一角度来说，杭州模式兼具科学性、有效性和较强的可复制性，值得全国其他城市学习借鉴。

B.8
整合型医疗健康服务体系建设的改革与实践*

周 驰　赖思宏　谈 芳　崔月颖　韩大卫　陈玮臻　付卫林**

摘　要：　围绕打造“健康浙江新标杆”“健康中国示范区”“高质量发展建设共同富裕示范区”等目标，继续深化医药卫生体制改革，杭州市加快构建优质高效的整合型医疗健康服务体系，纵向推进“三医联动”“六医统筹”改革，构建全方位全周期的人民健康保障体系，切实提高卫生健康供给质量和服务水平。其中，城市医联体发挥牵头单位技术辐射和带动作用，逐步提升医联体各单位医疗质量和医疗服务同质化水平，实现城市医联体持续健康发展。县域医共体不断推动内涵建设，充分落实医共体经营管理自主权，积极提升居民、医生、医院三方获得感，完善医共体分级诊疗、分工协作机制。但目前仍存在“以健康为中心”的医防深度融合不足、

* 基金项目：浙江省哲学社会科学规划课题“健康价值导向下县域医共体功能优化与治理效能研究”（编号：22NDJC135YB），浙江省软科学研究计划项目“利益相关者理论视角下浙江省健康服务共同体模式及发展策略研究”（编号：2020C35008）。

** 周驰，博士，杭州师范大学公共卫生学院副教授，主要从事健康管理服务体系和政策研究；赖思宏，杭州师范大学公共卫生学院硕士研究生；谈芳，杭州师范大学公共卫生学院硕士研究生；崔月颖，杭州师范大学公共卫生学院博士研究生；韩大卫，杭州市卫生健康委员会体制改革处，二级主任科员；陈玮臻，杭州市卫生健康委员会基层卫生与妇幼保健处副处长；付卫林，杭州市卫生健康委员会医政医管与药物政策处，副主任医师。

医保控费效果有限、服务规范标准有待统一等问题。本研究通过调研提出，应不断完善医联体网格化布局，推动医共体内涵建设；完善医防协同一体化服务模式；推进数字信息与整合型医疗健康服务体系建设深度发展；构建以健康为导向的绩效考核体系。

关键词： 医联体 医共体 医防协同

一 杭州市整合型医疗健康服务体系的基本情况

（一）杭州市整合型医疗健康服务体系的发展历程

为落实国家和浙江省相关政策，调整优化医疗资源结构布局，提升医疗服务体系整体效能，杭州市以城市医联体、县域医共体建设为抓手，相继出台了一系列指导性文件，助力分级诊疗、医防融合，实现“以疾病为中心”向“以健康为中心”的转变，促进整合型医疗健康服务体系的高质量发展。

2015 年 9 月，杭州市卫计委发布《关于市级医院与主城区社区卫生服务中心开展医联体工作的实施意见（试行）》，提出在原杭州市卫生局发布的《杭州市属医院与城区社区卫生服务中心优质医疗资源共享工程实施意见》的基础上，建立按区域划分由市级医院为牵头单位的紧密合作医联体（不含萧山、余杭、富阳）。[①] 2017 年 11 月，为落实《浙江省医改办关于开展县域医疗服务共同体建设试点工作的指导意见》的要求，杭州市率先在淳安县开展“医共体”建设省级试点工作，2018 年在临安、建德、桐庐、

① 《关于市级医院与主城区社区卫生服务中心开展医联体工作的实施意见（试行）》，杭州市人民政府网站，2015 年 9 月 28 日，http://www.hangzhou.gov.cn/art/2015/9/28/art_928970_950.html，最后访问日期：2015 年 9 月 28 日。

萧山、余杭、富阳6个县（区、市）域全面推进医共体方案制定与组建实施。杭州市正在逐步探索一条具有杭州特色的“医联体+医共体”共融发展的整合型医疗健康服务体系建设新路子。

自2018年以来，杭州市政府陆续发布了《杭州市建设“智慧健康”打造“智慧医疗升级版”三年行动计划（2018—2020）》《杭州市提升医疗质量和服务能力三年行动计划（2018—2020年）》《杭州市更高水平医疗联合体建设三年行动计划（2018—2020）》《杭州市县域医共体医保支付方式改革实施细则》《杭州市提升老年健康服务能力暨紧密医养联合体试点工作实施方案》《杭州市人民政府关于推进健康杭州三年行动（2020—2022年）的实施意见》等文件，从系统整合、组织整合、服务整合、信息整合、医保支付方式改革等方面不断完善整合型医疗健康服务体系理念，并进一步丰富其内涵建设，指导杭州市更深入地探索与实践。

（二）杭州市整合型医疗健康服务体系的特点

1. 高位推动及多部门协同运作，组织架构日益完善

杭州市整合型医疗健康服务体系建设，受到市委、市政府的高度重视。建立由市政府牵头，市卫生健康委员会落实，发展和改革（发改）、财政、民政、人力资源和社会保障（人社）、教育、体育等部门共同参与的多部门联合协作机制，扎实推进医联体和医共体建设，组建“服务站—社区中心—区属医院—省市医院”四级联动的新型医联体，支持专科联盟、城市集团发展。整合型医疗健康服务体系组织架构日益完善，目前，杭州市各医共体全面落实唯一法人组织架构，根据实际设立办公室、人力资源、财务、医保、公共卫生、信息化等“一办多中心”的实体化运行架构。

2. “三医联动”“六医统筹”全方位推进整合型医疗健康服务体系

杭州市在整合型医疗健康服务体系改革推进过程中，注重改革的系统性、协调性、整体性，统筹推进“三医联动”“六医统筹”改革。在医保支付制度改革方面，杭州市加强医保基金预算管理，明确医保支付方式实施分类改革。在现有医保支付方式的基础上，推行在总额预算管理下的复合式支

付方式，如 DRGS 点数法付费、按床日付费、按人头付费等。[①] 在药品耗材保障供应改革方面，杭州市以医共体为单位，设立唯一采购账户，统一采购、统一配送、统一支付，并鼓励跨医共体、跨区域联合采购，有效降低医疗用品价格。在医疗服务比价关系方面，杭州市深化公立医院综合改革，通过降低医疗用品价格、缩减药品耗材用量，以及控制过度医疗，节省医药费用以提升服务质量。

3. 分级诊疗、签约服务、公共卫生“三强化”，提升基层医疗健康服务能力

杭州市整合型医疗健康服务体系以“双下沉、两提升”为基础，通过分级诊疗、签约服务、公共卫生“三强化”，切实提高基层医疗健康服务能力。在分级诊疗方面，杭州市通过市级医院定期下派专家到基层单位，采用驻点服务、会诊、带教等方式，持续加大资源下沉力度；杭州市建立县域医学临床检验、病理诊断、影像会诊、心电会诊、消毒供应五大中心，实现了医疗全覆盖并合理使用，推动医疗资源共享。在家庭医生签约服务方面，杭州市通过落实家庭医生签约服务，加强“1 + 1 + X”全专联合团队建设，为居民提供慢性病长处方服务。[②] 在加强医共体公共卫生工作方面，杭州市通过专业公共卫生机构主动融入县域医共体建设，建立“两员一中心一团队”工作机制，切实强化医共体公共卫生工作。

4. 数字化改革为整合型医疗健康服务体系发展赋能，推进“互联网+医疗健康”建设

杭州市将大数据、人工智能、区块链、物联网等新一代数字技术融入医联体和医共体建设，集合医疗服务、公共卫生和健康管理等医疗健康全要素数据，使医疗与公共卫生信息互联互通，打造区域卫生健康大数据中心，并完成省、市、县三级平台互联互通，建立和完善卫生信息采集和共享机制。

---

① 郁建兴、涂怡欣、吴超：《探索整合型医疗卫生服务体系的中国方案——基于安徽、山西与浙江县域医共体的调查》，《治理研究》2020 年第 1 期。

② 《关于印发杭州市推进城市医疗联合体建设实施方案的通知》，杭州市人民政府网站，2021 年 8 月 17 日，http：//www. hangzhou. gov. cn/art/2021/8/17/art _ 1229063389 _ 1736195. html，最后访问日期：2021 年 8 月 17 日。

另外，在医联体及医共体建设过程中，加快“互联网＋医疗健康”建设，实施互联网医院工程，启动杭州市区域互联网服务平台建设，构建基于“互联网服务平台”的远程医疗服务体系和“网上医联体”，开设网上慢病联合门诊和网上专病联合门诊。在拓展智慧医疗服务内涵方面，杭州市公立医疗机构（不含省级医院）全面推行“先看病后付费”的信用就医，在全市推广电子健康卡和刷脸就医，实现电子健康卡、电子社保卡两卡融合，一网通办。

二　杭州市整合型医疗健康服务体系的运行现状

（一）城市医联体的运行情况

为进一步推进杭州市城市医联体科学规范发展、医疗资源优化配置，杭州市卫生健康委员会于2021年8月公布了《杭州市推进城市医疗联合体建设实施方案》。根据最新的行政区划调整，完成了城市医联体网格化重新布局。组建由杭州市第一人民医院等为牵头医院，基层医疗机构、公共卫生机构、院前急救机构等为成员单位的7个城市医联体网格。[①]

1. 组织架构及管理制度

在纵向层面上，杭州市卫生健康行政部门在医联体建设中起领导作用。通过成立医联体工作领导小组，履行监管职责，组织、实施、管理并协调好医联体各项工作。医联体实行管委会领导下的牵头单位负责制，管委会主任由牵头单位院长担任。管委会由牵头单位、区级卫生健康行政部门、社区卫生服务中心共同组成，统筹协调医联体的发展规划、组织建设、资源配置、人员安排等重大事项的决策管理。医联体牵头单位内部整合设置人力资源、财务、公共卫生、信息和后勤等管理中心，统筹管理行政、医疗业务、公共卫生服务、信息系统等。

① 《关于印发杭州市推进城市医疗联合体建设实施方案的通知》，杭州市人民政府网站，2021年8月17日，http：//www.hangzhou.gov.cn/art/2021/8/17/art_1229063389_1736195.html，最后访问日期：2021年8月17日。

在横向层面上，推动市、区两级公共卫生单位融入医联体发展，充分发挥专业公共卫生机构作用，把“预防为主”落实到医疗服务当中。鼓励社会办医疗机构、康复机构、护理机构、养老机构加入医联体建设，为居民提供全方位全周期的医疗健康服务。支持专科医院组建专科联盟，形成特色专科中心以提升解决专科重大疾病的救治能力。①

2. 运行情况

（1）整合医联体内部资源，促进基层服务能力提升

人力资源调配：杭州市城市医联体实行统一招聘、培训、调配和管理。牵头单位定期安排专家到基层单位开展坐诊、会诊、带教等多种形式的业务指导，并强化特色专科建设，弥补部分成员单位相关专科空白。基层单位医务人员也可定期到牵头单位进行免费培训与进修，在提升临床诊疗能力的同时，也逐步实现了医疗质量同质化管理。同时，加大基层卫生人才招聘引进与培养的力度，定向培养和招录农村全科医生。

医疗资源管理：杭州市城市医联体内部对医疗设备、设施、药品、后勤物资等医疗资源实行统一管理和配备，根据成员单位的需要统筹安排，保持医联体医疗资源的一致性。并通过设置医学影像、检查检验、病理诊断和消毒供应等中心，为各成员单位提供同质化服务，实现医联体内部及医联体之间检查检验结果互认。

信息资源互通共享：杭州市城市医联体以市级卫生信息平台为支撑，以电子病历和居民健康档案为核心，推进信息系统区域一体化建设，实现社区服务系统、诊疗系统、双向转诊系统等横向数据互通。同时建立起面向偏远、贫困地区的远程医疗协作网，形成省—地级市—县—乡—村五级远程医疗服务网络，② 利用信息化手段促进医疗资源纵向流动，为偏远基层医疗

---

① 《浙江省卫生健康委员会关于印发浙江省城市医疗联合体建设工作方案（试行）的通知》，浙江省卫生健康委员会网站，2020 年 12 月 30 日，https：//wsjkw. zj. gov. cn/art/2021/1/5/art_ 1229123408_ 2222432. html，最后访问日期：2021 年 1 月 5 日。

② 《关于印发医疗联合体管理办法（试行）的通知》，中华人民共和国中央人民政府网站，2020 年 7 月 9 号，http：//www. gov. cn/zhengce/zhengceku/2020 – 07/18/content_ 5528009. htm，最后访问日期：2020 年 7 月 18 日。

卫生服务机构提供远程影像、心电、会诊等服务。在疫情期间迅速上线“杭州市互联网诊疗平台”，推出互联网签约和诊疗服务，同时推广“舒心就医”“智慧医疗”“刷脸就医”等新技术场景应用，使基层就诊更便捷。但在信息平台规范化、标准化建设上，有待进一步加强；在医疗信息数据利用上，有待进一步挖掘；各医疗卫生系统之间有待进一步互联互通。

（2）做实家庭医生签约服务，有序推进双向转诊

杭州市城市医联体基层单位全科医生与牵头单位专科医生组成“1 + 1 + X”全专联合型家庭医生团队，为居民提供团队签约服务。依据普通人群和慢性病患者、妇女、儿童、老年人、残疾人等重点人群的不同特点，设立菜单式签约服务包，提供个性化签约服务。并以高血压、糖尿病“两慢病”分级诊疗为突破口，依托双向转诊平台建设和畅通的双向转诊通道，对上转患者提供“优先就诊、优先会诊、优先检查、优先住院”服务，对下转患者及时进行康复指导与跟踪随访，确保治疗的延续性，做细做实全生命周期健康管理。

3. 典型案例

杭州市第一人民医院医联体的“市一模式”。杭州市第一人民医院创建于1923年，现为“浙江大学医学院附属杭州市第一人民医院”。其于2000年开始探索医联体模式，组建紧密型的医疗集团（市一医院、市老年病医院、市妇产科医院、市肿瘤医院、市五云山医院）。从2013年下半年起，先后与桐庐、余杭、富阳、淳安、建德、诸暨等地11家医疗机构，以管理、技术、学科、人才、信息化等方面帮扶为纽带，以全面托管、重点托管和专科托管等形式，开展紧密型医疗合作。2020年9月，与上城区、拱墅区8家医养结合机构（湖滨院区4家、城北院区4家）建立紧密医养联合体，为医养结合机构提供便捷、优质、连续的同质化基本医疗服务，提升其老年医疗服务能力，满足老年人健康服务需求。2021年8月，根据最新主城区行政区划调整，杭州市第一人民医院与上城区的12家社区卫生服务中心组成紧密合作型城市医联体。杭州市第一人民医院特有的“市一模式”推动

了杭州市内医疗资源和人才资源的双下沉。依托市一医院的学科与品牌效应，各个院区根据自身特点和优势，形成错位发展和优势互补，打造特色专科与医院品牌（见表1）。

表1 市一医院医联体各院区发展特色

院区	特色
市一医院湖滨院区（杭州市第一人民医院）	是杭州地区集医疗、教学、科研、预防和社会保健于一体的市属最大的综合性三级甲等医院，是浙江省首批通过三甲评审的四家医院之一，承担集团内业务指导、疑难危重病症诊治、医学科研和教学等任务，提供人才、资金、技术、设备、经营协作等方面的支持
市一医院城北院区（杭州市老年病医院）	将市一医院湖滨院区现有的优势和特色学科延伸、培植、辐射城北院区，并秉承“大健康、大融合、全过程”理念，打造全生命周期管理多元化健康需求康复医学中心、慢创管理中心、代谢病中心
市一医院集团钱江新城院区（杭州市妇产科医院/杭州市妇幼保健院）	以妇科学、产科学、生殖医学和产前诊断学为特色的专科医院
市一医院集团吴山院区（杭州市肿瘤医院）	集肿瘤预防、早期诊断、手术、放疗、化疗、综合治疗及转化性研究于一体的肿瘤防治中心
市一医院集团五云山院区（杭州市五云山医院）	是亚健康保健、手术后康复，老年人、职业人群康复疗养、健康管理服务，引领时尚健康生活的森林公园院区
市一医院集团钱塘院区（杭州市第九人民医院）	践行“学科立院　品质立人”的使命，着眼于钱塘区基本医疗服务和特需医疗服务，逐步拓展服务半径，向周边地区辐射。建设“让患者放心、让员工舒心、让政府安心”的有温度、有品质、有特色的杭州市属综合性三级医院
市一医院集团瓶窑院区（余杭区第三人民医院）	市一医院全面托管，是余杭西部地区唯一一家二级甲等综合性医院，承担医疗急救、预防保健、公共卫生、健康教育等职能
市一医院富阳院区（富阳区第二人民医院）	市一医院全面托管，二级乙等综合性医院，承担新登镇及周边地区近20万居民的基本医疗保健及急诊救治任务
市一医院桐庐院区（桐庐县第一人民医院）	市一医院全面托管，县域医疗服务龙头，有着先进的设施设备、完整的管理体系、精湛的医疗技术、人文的服务理念，集医疗、康复、教学、科研于一体的二级甲等综合性医院

续表

院区	特色
市一医院桐庐分院 （桐庐县第二人民医院）	市一医院全面托管，奉行“唯才是用，唯德重用”的核心理念，是集医疗、预防、保健、教学、科研于一体，以解决常见病多发病为主，中西医并重的二级乙等综合性医院
市一医院集团良渚分院 （余杭区良渚医院）	市一医院全面托管，是承担周边约45万群众的医疗、预防保健、康复疗养、健康教育等服务的区属医院
市一医院建德分院 （建德市第二人民医院）	市一医院全面托管，是集医疗、预防、保健、科研于一体的二级乙等综合性医院，建德市肿瘤防治中心、建德市传染病定点医院
市一医院集团淳安分院 （淳安县中医院）	市一医院重点托管，是集医疗、教学、科研、预防保健、康复于一体的二级甲等中医院
市一医院集团淳安妇幼分院 （淳安县妇幼保健院）	市一医院重点托管，二级乙等专科医院，淳安县妇幼保健指导中心、淳安县精神卫生诊疗指导中心、淳安县计划生育指导中心
市一医院建德妇幼分院 （建德市妇幼保健院）	市一医院专科托管，二级乙等专科医院，浙江省新生儿疾病和新生儿听力筛查分中心
市一医院桐庐妇幼分院 （桐庐县妇幼保健院）	市一医院专科托管，是集医疗、保健、教学、信息管理、健康教育为一体的专科机构，以及妇幼保健业务指导中心
市一医院集团诸暨分院 （诸暨市中医医院）	市一医院专科托管，是集医疗、科研、教学、预防、保健、康复为一体的具有鲜明中医特色和较强综合能力的三级甲等中医院

在“互联网+医疗”模式的探索上，杭州市第一人民医院互联网医院于2019年4月正式上线，打造了一站式智能医疗服务，开通了在线复诊、在线处方支付、在线检查检验开单的功能，为广大患者提供了更加便捷的医疗服务，提升了居民就医体验感和健康获得感。

同时，市一医院医联体充分发挥杭州智慧城市建设的先发优势，实现医联体远程医疗全覆盖。以市一医院为核心，医联体内各成员单位协同联动，提供远程医疗、远程影像、远程心电、远程病理、远程查房等服务，让患者足不出区域即可获得更加权威诊疗。市一医院医联体的远程会诊新模式使牵头单位、基层单位、医生、患者四方联动，这对于患者而言，减少了就诊的奔波，节约了费用，也为疾病治疗赢取了时间。对于医联体整体发展而言，在解决基层医疗单位疑难病例难题的同时，实现了对基层医疗机构的帮扶，提高了基层医疗机构的诊疗能力和服务水平，促进了医疗资源均衡化。

（二）县域医共体的运行情况

为积极推动优质医疗资源依次梯度下沉，持续提升基层医疗服务能力，根据浙江省统一部署，2019 年杭州市在淳安县作为浙江省第一批试点地区取得明显成效的基础上，先后在萧山、余杭、富阳、临安、建德、桐庐等县区市启动医共体建设，7 个县区市的 29 家县级医院、146 个社区卫生服务中心（乡镇卫生院）共挂牌组建了 25 个医共体，实现医共体建设县域全覆盖。

1. 组织构架及管理制度

在纵向层面上，杭州市县域医共体组建以县委、县政府主要领导牵头的医共体管委会，统筹医共体的规划建设、投入保障、项目实施、人事制度安排和考核监管等重大事项。通过完善医共体权责清单，进一步明确医共体管委会、行业直管部门和医共体的主要职责和权责界限。积极制定完善县域医共体绩效评价方案，把区域医疗费用控制、医疗质量和服务效率、群众和医务人员满意度、区域居民健康管理状况等作为主要衡量指标，考核结果与财政投入、医保支付以及领导干部薪酬、任免和奖惩等挂钩。通过医共体建设，全面整合了县乡村医疗健康资源，各医共体均落实唯一法人组织架构，根据实际设立党建、人力资源、财务、医保、公共卫生、信息化等管理中心，建立资产运营、物资采购、人员使用、信息化建设、财务管理和绩效考评等工作统管机制，加快实行扁平化、垂直化、一体化和常态化管理。

在横向层面上，推动杭州市县域医共体医防协同工作机制建立，将专业公共卫生机构融入县域医共体建设发展，建立“两员一中心一团队”工作机制，形成以健康为中心的医疗健康服务模式，促使县域医共体基层分院普遍具有较高水平的基本医疗、公共卫生和健康管理等服务能力，以此提升居民健康水平。

2. 运行情况

（1）多元协同，推动医共体组织领导“三强化”

第一，强化政策保障。将深化医共体建设发展纳入杭州市及各县域卫生健康事业“十四五”规划的重要内容，并与经济和社会发展“十四五”规划同研究、同部署、同推进。市、县两级卫生健康、财政、人社、医保等部门密切配合，召开联席会议协调解决县域在工作推进中存在的问题和困难，并制定完善相关政策文件。

第二，强化属地职责。切实发挥好医共体管委会的牵头抓总作用，统筹医共体的规划建设、投入保障、项目实施、人事制度安排和考核监管等重大事项，各医共体间、医共体内各成员单位实现规范化、差异化发展，避免资源重复投入、无序竞争。同时按照省市工作要求结合实际研究确定医共体年度重点任务清单，以及部门责任清单，细化分解责任。

第三，强化目标考核。进一步完善医共体考核评价体系，明确医共体领导班子任期制、任期目标责任制和年度目标责任制，完善医共体绩效监测指标体系，建立与医共体组织方式、运行模式相匹配的绩效考核办法，并开展评价工作。

（2）深化融合，推动医共体服务体系更优化

第一，组织体系更加完善。杭州市 25 个医共体全面落实医共体党委领导下的院长负责制，推动党建促业务工作机制，将医共体业务指标纳入党建先锋指数进行量化考核。同时加快推动现代医院管理制度建设，7 个地区的第一人民医院作为医共体牵头医院参与现代医院管理制度省级试点，所有牵头医院全面建立医院章程，进一步规范医共体党委会、院长办公会议的议事规则和决策程序，明确内部责权利。

第二，运行体系更加完善。各医共体全面落实唯一法人组织架构，根据实际设立办公室、人力资源、财务、医保、公共卫生、信息化等“一办多中心”的实体化运行架构，实行一体化的工作统管机制。在医共体内设立药品耗材唯一采购账户，统一用药目录，统一采购、统一管理。

第三，服务体系更加完善。各医共体全部按照“一院一品牌”要求，精准提升成员单位服务能力，强化成员单位基础设施建设和人才队伍培养。实施优质服务基层行和基层中医药提升工程，支持基层恢复一二类手术并开设住院病区。

（3）信息引领，推动医共体内部管理更细化

第一，强化同质化管理。各医共体以公立医院绩效考核、等级医院评

审、DRGs质量绩效评价等为抓手，全面统筹完善医疗质量管理、医疗技术、医院预防感染相关工作制度，由牵头医院定期对成员单位统一开展督查，深入推进同质化管理。

第二，提升专业化能力。建立医共体牵头医院与成员单位管理人员“能上能下”的双向交流机制，强化管理队伍职业化、专业化建设，市、县两级通过实施医共体管理人才培训项目，分次分批对牵头医院和成员单位管理人员进行轮训，并开展医共体内部管理干部的上下交流，进一步激发工作活力。

第三，深化数字化治理。杭州市一体化、一张网推进数字医共体建设，搭建统一的数字医共体组织架构和应用框架，各医共体普遍具有钉钉医疗数字监管平台、人员管理平台、学习培训、财务报销等功能，检查检验信息能够接入区域平台并实现互联互通，通过浙里办向县域居民开放。

（4）政策联动，推动医共体机制改革更深化

第一，深化医防融合。所有医共体全面构建“两员一中心一团队”工作机制，建立医共体与妇幼保健院、疾控中心等公卫专业机构密切协作工作机制。各医共体严格落实疫情防控要求，各成员单位全力推进新冠疫苗接种工作。

第二，强化医保协同。完善总额预算管理，相关部门协商确定年度医保预算总额，并确定“结余留用、合理超支分担”比例，做到奖惩并重。深入推进总额预算管理下的多元复合式医保支付方式改革，全面启动住院服务按照疾病诊断相关分组（DRGs）点数法付费改革。动态开展医疗服务价格调整，逐步理顺医疗服务比价关系。

第三，优化分级诊疗。医共体执行县域不轻易外转疾病目录和基层首诊疾病目录，杭州主城区落实两个10%差别化医保报销等政策，基层服务能力进一步增强，合理分级诊疗秩序逐步形成。

3. 典型案例

（1）淳安县医共体

第一，淳安县第一人民医院医共体。2018年1月，淳安县第一人民医院医共体挂牌成立，包括1家社区卫生服务中心、2家中心卫生院和8家乡镇卫生院。2020年1～11月，门急诊就诊总量137.07万人次，其中，牵头

医院 45.63 万人次，同比下降 1.46%；分院 66.46 万人次，同比提升 3.16%。根据浙江省 2019 年度县域医共体工作成绩突出的集体通报，淳安县第一人民医院医共体在十个“成绩突出集体”中排名第一。

在管理上，下好“一盘棋”。创新性地制定了党政领导网格化联系基层工作方案，最大化地利用医疗资源和技术力量，提升基层服务能力和技术水平。将中心卫生院（含社区）的班子成员纳入管理小组，构建“牵头医院—中心卫生院—乡镇卫生院”的三级管理体系。2021 年，医共体修订综合目标考核细则，在 2020 年综合目标考核的基础上，细化考核内容清单，强化基本医疗和质控管理。

在财务上，做好“一本账”。在牵头医院成立财务管理中心进行集中办公，设立“县一医院医共体”主账户和成员单位子账户，完成药品、耗材、设备的统一采购和支付。公共卫生等财政资金统一入账，根据考核结果进行划拨。

在服务体系上，成为“一家人”。医共体各成员单位统一法人代表，帮扶的省人民医院及牵头医院专家团队定期下派基层分院，形成“省—县—乡”三级专家联动的工作模式。以医共体为单位统一招录、培训、调配和管理卫生人才。以基层医护人员职称晋升为抓手，规范进修培训，提升医疗技术。在医防融合上，“两员一中心一团队”助力医防融合，围绕医共体公卫建设“三统一、三强化、三考核”的要求，深入推进基层公卫服务医防融合，提升健康管理率。[①] 2020 年淳安县第一人民医院医共体围绕基层疫情防控，举办了 12 次院感专题培训，共培训 136 人次，以确保基层疫情防控人员能够快速处理应对突发事件。同时建立驻村疫情防控指导队伍，配备专门的驻村（社区）疫情防控管理员 175 人，同时建立“党政领导 + 职能科 + 党员医疗骨干”的巡查队伍，以网格化形式开展对 11 家基层分院以及所辖村卫生室疫情防控的监督巡查，做好疫情防控宣传教育。

在推进医共体建设的过程中，根据每家基层分院的基础情况和辖区居民

① 淳安县第一人民医院医共体：《2020 年医共体工作总结报告》，2020；《2021 年医共体半年工作总结报告》，2021。

的就医需求，积极打造“一院一品”。如威坪分院，建立了杭州市首个基层医疗机构血透室，极大地方便了当地及周边地区的血透患者。截至2020年底，共完成3453人次血液透析。基层胃肠道肿瘤早筛中心已开展无痛胃镜检查和治疗32例，医养结合病房对失能老人进行日常照料、护理、医疗、康复，还针对临终期老人进行关怀，共收治患者303人次。姜家分院成立“汪强名中医工作室”，在开设“县一医院医共体康复科联合病房”后出院人次增长44.02%。启动国家基层心血管管理中心、国家脑卒中2019年干预项目和国家慢病国产设备闭环管理项目，截至2020年11月，共完成168名慢阻肺和2037名脑卒中高危人群的早期干预和闭环管理。

第二，淳安县第二人民医院医共体。以淳安县第二人民医院为牵头医院，包括4家下属分院、36家村级卫生室。随着医共体分级诊疗工作不断提升，2020年分院门诊人次较去年提升2.98%，总院门诊人次下降19.64%，全年下转上病人264人次，上转下病人1675人次，技术协作医院杭州师范大学附属医院全年下派坐诊专家298人次，涵盖7个学科。县域医共体的运行主要集中做好5项“聚焦”工作。①

聚焦“一张网”。不断完善组织构架，医共体实行党委领导下的院长负责制，牵头医院对下属分院实行一体化运行和同质化管理，成立了一办七中心（医务、人事、公卫、财务、后勤、医保、信息），由医共体办公室统筹协调七中心与各分院工作。

聚焦“一家人”。在现有医共体管理模式下，牵头医院在工会活动、党建共联、帮扶共建、技能培训等方面充分发挥引领作用。实现“党课同上、理论同学、资源同享”的目标。在业务帮扶上，2020年医共体总院组织开展了3大模块16大类6场次培训，共培训人员310人次。急救演练4次，共250余人参加了培训，合格率95%。充分利用流动医疗服务，不断推动“三进”（进学校、进农户、进家庭）服务，深入偏远山村，为就医不便的患者送医、送

---

① 淳安县第二人民医院医共体：《围绕医改目标，完善工作举措，扎实推进淳二医医共体建设：2020年工作总结》，2020。

药、送健康。提高了医共体各分院慢病管理水平和服务能力，推动分级诊疗工作，使淳安县西部农村在家门口就能享受到家庭医生的优质服务。

聚焦“一盘棋”。按照浙江省医共体建设目标，淳安县第二人民医院医共体讨论制定了《关于进一步规范淳二医医共体双向转诊、转院制度的通知》《医共体财务管理制度》等 4 个政策文件，作为医共体内部运行机制的基本规则和各层级共同遵守的办事规程和行动准则，并将职责考核等方面与班子成员挂钩，使责权利相匹配。

聚焦“一体化”。按照同质化管理要求，同时结合实际院情，医共体总院对各分院开展每季度常态化检查，抽调医疗、护理、院感、药剂、设备等人员，对各分院进行点对点检查，倒逼基层医疗机构质量管理水平的提升。2020 年，医共体对成员单位开展常规考核 4 次、专项检查 6 次、突击检查 2 次、共发现各类问题 15 项，帮助整改完善13 项。

聚焦“一本账”。医共体始终把安全发展放在优先考虑的位置，领导班子牢固树立安全意识，算好安全账。新冠肺炎疫情打破了原有的医疗秩序和模式，总院充分发挥医共体在基层疫情防控中的作用，积极参与疫情防控、疫苗接种医疗保障、人员核酸检测等工作，充分发挥淳安西部区域医疗救治中心的作用，守护偏远山区老区库区 6 万多群众的健康。

（2）桐庐县医共体

桐庐县以县第一人民医院、县第二人民医院、县中医院为牵头医院，联合全县 13 家乡镇、社区医疗单位，组建了三个县域医共体。作为浙江省杭州地区县域集成改革唯一试点单位，桐庐县制定了“三医联动”“六医统筹”集成改革试点工作实施方案，加大县域医共体建设的推进力度，实现在药耗招采、价格调整、医保支付、薪酬制度、综合监管等重点领域和关键环节的联动改革。2021 年 6 月，杭州市第一人民医院全面托管桐庐县第一人民医院医共体，这是杭州市首个医共体整体托管项目。[①] 2021 年，桐庐县

① 《县第一人民医院医共体全面托管！桐庐开启这项战略合作》，杭州市卫生健康委员会网站，2021 年 6 月 15 日，http：//wsjkw. hangzhou. gov. cn/art/2021/6/15/art_ 1229154570_ 58926958. html，最后访问日期：2021 年 6 月 5 日。

家庭医生签约率为41.88%，重点人群签约率为89.82%；2020年1～10月，县域就诊率为81.35%，同比增长1.33%；基层就诊率为62.38%，同比增长2.36%。

在考核上，建立完善医共体内部绩效考核机制，以区域居民健康水平、医疗服务质量、群众满意度等为重点评价指标，与医共体成员单位绩效挂钩。采用医保总额预付管理，建立结余留用、超支分担机制，引导医共体合理诊疗，提高医保基金使用绩效。医保结余资金由医共体留用，主要用于提高医疗服务质量和医护人员的劳务性收入支出。建立完善医共体内利益分配补偿和激励机制，充分调动医共体成员单位和医护人员积极性。

在体系上，以盘活现有资源、激活基层活力为重点，强化医共体内各类资源共享力度，逐步建立以杭州市第一人民医院强大技术力量为后盾、桐庐县第一人民医院医共体运营平台为支撑的检验、影像、信息、设备、药品、床位等资源共享中心。制定《桐庐县区域医共体信息化建设实施方案》，建设医疗健康大数据中心。推动医共体内医务人员合理流动、多点执业和兼职，加强教育、培训和进修管理，快速提升基层医疗卫生机构专业技术能力。

在服务上，以医疗质量和医疗服务能力提升为重点，逐步建成“基层首诊、双向转诊、分工协作、上下联动”的分级诊疗体系。制定医共体县乡两级疾病诊疗目录，建立基层首诊、不轻易外转疾病目录等。同时，促进医防融合，不断加大医疗过程中的健康教育和健康促进力度，为辖区居民提供全方位、全周期的闭环健康管理服务。

三　杭州市整合型医疗健康服务体系的效果分析

（一）主观效果评价

为了解供需双方对杭州市整合型医疗健康服务体系运行的效果评价及满意度，课题组于2021年7～8月对余杭区、临平区、淳安县的5家医共体进行现场调查。

1. 居民就医获得感认同程度

居民方面采用随机发放问卷的方式，共发放居民问卷465份，回收458份，问卷有效率为98.5%。其中，在牵头医院就诊的123人，在下属分院就诊的335人；居民平均年龄为57.12岁。

在就医便捷方面，71.9%的居民认为医院就诊的等待时间与排队时间比以前缩短了，57.9%的居民认为能够方便地使用医院自助设备或手机平台进行预约挂号与结算。在就医廉价方面，54.0%的居民表示看病的整体花费比以前降低了，报销金额也比以前多了，54.3%的居民觉得医保报销范围比以前大了。在就医安全与公平方面，91.5%的患者认为医院的诊疗环境是舒适和安全的，81.6%的居民认为每个人的就医环境、条件、医生服务态度是公平的。90.1%的居民表示县域内医疗健康服务能够满足就医绝大部分需求，并且76.7%的居民表示以前要去县级医院才能诊疗的一些疾病现在能够在社区卫生服务中心就诊（见表2）。

表2 居民对就医获得感的认同程度（N=458人）

单位：人，%

项目	非常认同		比较认同		一般		较不认同		非常不认同	
	人数	占比	人数	占比	人数	占比	人数	占比	人数	占比
就医便捷										
1. 医院就诊的等待时间与排队时间比以前缩短了	123	26.9	206	45.0	86	18.8	24	5.2	19	4.1
2. 方便地使用医院自助设备或手机平台进行预约挂号与结算	112	24.5	153	33.4	69	15.1	45	9.8	79	17.2
就医廉价										
1. 看病的整体花费比以前降低了,报销金额也比以前多了	86	18.8	161	35.2	121	26.4	51	11.1	39	8.5
2. 医保报销范围比以前大了	84	18.3	165	36.0	132	28.8	44	9.6	33	7.2
就医安全										
1. 医院的诊疗环境是舒适和安全的	161	35.2	258	56.3	35	7.6	2	0.4	2	0.4

续表

项目	非常认同		比较认同		一般		较不认同		非常不认同	
	人数	占比	人数	占比	人数	占比	人数	占比	人数	占比
就医公平										
1. 每个人的就医环境、条件、医生服务态度是公平的	138	30.1	236	51.5	74	16.2	7	1.5	3	0.7
2. 以前在县级医院才能诊疗的疾病现在社区卫生服务中心也能就诊了	119	26.0	232	50.7	91	19.9	15	3.3	1	0.2
3. 县域内医疗健康服务能够满足就医绝大部分需求	165	36.0	248	54.1	35	7.6	8	1.7	2	0.4

2. 基层医务人员服务能力提升的感知

医务人员方面采用立意抽样从下属分院选取 3 ~4 名全科医生、2 ~4 名护士、1 ~2 名健康管理部的公共卫生医师进行问卷调查。共发放医生问卷 70 份，回收 67 份，问卷有效率为 95.7%。

在基本医疗服务能力提升方面，超过半数的全科医生在掌握疾病急救技能及合理用药上感知到能力提升，但在掌握中医适宜技术与康复治疗能力提升上感知较低。在护士与公共卫生医师群体中也出现相似的结果，在掌握疾病急救技能方面能力提升感知较高，在合理用药、掌握中医适宜技术与康复治疗能力提升上感知较低（见表 3）。

表 3　基层医务人员感知基本医疗服务能力提升（*N* =67 人）

单位：人，%

	全科医生			护士			公共卫生医师		
	人数	占比	排序	人数	占比	排序	人数	占比	排序
掌握疾病急救技能（如心肺复苏、骨折固定等）	23	74.2	1	17	68.0	1	6	54.5	1
合理用药（如用药安全、药物不良反应处置等）	19	61.3	2	7	28.0	3	4	36.4	2
掌握中医适宜技术（如艾灸、拔罐、刮痧等）	4	12.9	4	6	24.0	4	0	0.0	4
康复治疗能力（如掌握红外线治疗、超声波治疗等）	7	22.6	3	8	32.0	2	3	27.3	3

在公共卫生服务能力提升方面，全科医生在感知到健康筛查、健康风险评估、健康干预、传染病与突发公共卫生事件处置、健康教育与健康促进等能力提升上差别不大，其中感知健康风险评估能力提升的比重最大（54.8%）。但在护士群体中，超过半数认为健康教育与健康促进能力得到提升，这可能与护士群体大多数为女性，其共情能力较强相关。而在公共卫生医师群体中，其公共卫生服务各方面能力提升感知均较低，这可能与其自身公共卫生知识较为完备有关（见表4）。

表4　基层医务人员感知公共卫生服务能力提升（$N=67$ 人）

单位：人，%

	全科医生			护士			公共卫生医师		
	人数	占比	排序	人数	占比	排序	人数	占比	排序
健康筛查能力	14	45.2	2	9	36.0	3	1	9.1	3
健康风险评估能力	17	54.8	1	10	40.0	2	4	36.4	1
健康干预能力	14	45.2	2	7	28.0	4	3	27.3	2
传染病与突发公共卫生事件处置能力	13	41.9	3	5	20.0	5	4	36.4	1
健康教育与健康促进能力	14	45.2	2	14	56.0	1	4	36.4	1

（二）客观效果评价

1. 整合型医疗健康服务体系建设持续优化

杭州市根据区域医疗机构资源布局，结合主城区划分调整，在2019年杭州市属5家综合性医院全方位参与医联体的基础上，组建了由杭州市第一人民医院等为牵头医院，以基层医疗机构、公共卫生机构、院前急救机构等为成员单位的7个城市医联体网络，成立25个医共体，并以杭州市儿童医院等专科医院牵头组建专科联盟。2021年，杭州市第一人民医院、杭州市中医院分别与桐庐县第一人民医院医共体、淳安县中医院医共体建立全面帮扶关系，主城区23家街道社区卫生服务中心与淳安县23家卫生院签订区县基层医疗单位帮扶协议，进一步提升医共体服务能力，开创县域医共体和城市医联体融合发展的格局。

2. 基层医疗卫生机构服务能力持续提升，合理分级诊疗秩序逐步形成

杭州市在医共体内全面推行医共体模块化培训，运用“跟师计划”“互联网+培训”、送课上门等方式切实提升基层医务人员常见病诊治和急救能力。2021年上半年，杭州市累计开展142个模块化项目的469次培训，培训人员超过2.1万人次。杭州市各医共体全部按照“一院一品牌”要求强化成员单位服务能力精准提升，2021年上半年，杭州市累计建立全-专科联合门诊339个，建立家庭医生签约团队1891个，较2020年同期分别增长9.62%和10.78%。2021年上半年，杭州市医共体牵头医院下转人次同比增长54.04%，成员单位上转人次同比下降47.76%，下转人次增幅大于上转人次；成员单位出院人次同比增长18.69%，开展手术例数增长61.38%。基层就诊率和县域内就诊率分别达到64.52%和89.49%。

3. 整合型医疗健康服务体系信息共享程度加深

杭州市全面推行基于信息技术的优质资源共享，在医联体框架下，依托市属三级综合医院与社区卫生服务中心建立影像、心电、病理、消毒、慢病联合诊疗等“五大中心”。2020年开展影像疑难会诊27207例，心电疑难会诊18111例。杭州市通过分级诊疗信息平台建设，建成了签约转诊一体化信息平台，与社区HIS系统和上级医院HIS系统联通，具备预约转诊、检查预约、住院转诊、电子病历查阅等功能，并与省预约转诊平台联通，向居民开放电子健康档案。2020年，杭州市医疗机构通过双向转诊638247例。

4. 整合型医疗健康服务体系控费作用初显

通过组建城市医联体和县域医共体，充分发挥了整合型医疗健康服务体系的控费效果，医疗费用的快速增长得到一定控制。2021年上半年，杭州市县级公立医院平均药品费用占比为23.97%，同比减少3.6个百分点，医疗服务收入占比达到33.94%，同比增加3.74个百分点，门诊和住院次均费用同比分别下降4.58%和2.4%。

四　杭州市整合型医疗健康服务体系存在的问题、挑战及展望

（一）存在的问题及挑战

1. “以健康为中心”的整合型医疗健康服务体系建设任重道远

随着杭州市人口老龄化日益加剧，慢性病疾病流行病学与疾病负担日益加重，整合型医疗健康服务体系面临重大挑战。目前，杭州市医联体及医共体有待将疾病预防、治疗、康复、管理深入融合，转向“以健康为中心”，为居民提供持续跟踪、评估、干预等一体化的医疗健康服务。就健康信息平台而言，在医联体及医共体内，主要基于信息平台开展双向转诊、远程会诊、检查检验结果互认等临床诊疗业务工作，未能在实践服务中将医疗与预防保健的数据横向贯通使用。

2. 医保控费效果和杠杆作用仍待增强，居民获得感有待提升

杭州市医保基金尽管被要求“打包”付费给医联体、医共体，但目前医保对医联体、医共体部分内部成员机构实行独立结算，尚未针对整体进行总额控制，不利于医联体、医共体的整体财务规划与费用控制。同时，由于不同层级医疗机构医保报销差异过小，群众并不能明显感受到分级诊疗带来的个人支付上的实惠，不足以吸引更多居民到基层医疗机构就诊。

3. 医联体及医共体运行有待协同推进，服务规范标准有待统一

杭州市医联体及医共体虽然都完成了组织构建和机构整合，但在人员、财务、信息化统筹方面，仍然没有形成真正的一体化管理运行。医联体内部合作不够紧密，医联体牵头的市级医院和医联体合作基层社区服务中心的合作以人才帮扶和技术指导为主，缺乏共同利益激励，无法形成共同的利益分享和责任分担机制。医联体内牵头医院“虹吸”“跑马圈地”现象仍然存在，基层人才不足的问题还未得到解决。另外，服务规范标准整合是医疗机

构之间相互信任与协作的基础。[①] 杭州市医联体及医共体内部各级各类医疗机构的职责定位与功能衔接不够明确，没有统一的服务规范。同时，医联体及医共体内医务人员对整合医疗健康服务标准与工作流程的规范比较模糊，没有清晰的转诊制度、病人出院及交接机制，双向转诊质量指导与监管机制不健全、服务指南可操作性不强，实际执行中存在很大困难。

（二）展望及建议

1. 不断完善医联体网格化布局，深化医共体内涵建设

整合型医疗健康服务体系建设强调全方位的一体化与整合化。杭州市在医联体建设过程中，要持续优化城市医联体组织管理模式，不断健全法人治理结构，逐步明确医联体各成员单位的责任、义务和权利，建立不同级别、类别医疗机构目标，明确权责清晰、公平有效、联系紧密的分工协作长效机制。在医共体建设过程中，要强化“一家人”“一本账”“一盘棋”改革，提升居民、医生、医院三方获得感。完善医共体内分级诊疗、分工协作机制，进一步发挥牵头医院的主动性，激发基层成员单位的积极性，提高医保“结余留用、超支分担”的利益联动性。到 2025 年，医共体制度体系和发展模式将基本成熟，县域就诊率将达到 90%，基层就诊率将达到 65% 以上。

2. 深化促进医防融合，推进医防协同一体化服务模式

推动整合型医疗健康服务体系从“以治疗为中心”向“以健康为中心”转变的重要举措之一是医防融合。[②] 虽然杭州市已经在探索整合型医疗健康服务体系的过程中探索医防融合，但在医防队伍、资源、服务等方面仍需进一步加强。在医防队伍融合方面，一方面要加强公共卫生医师的队伍建设与人才培养，鼓励公共卫生医师加入家庭医生签约服务团队，参与或协助全科医生开展公共卫生服务；另一方面，引导医务人员树立“医防融合”理念。

---

① 世界银行集团、WHO、财政部等：《深化中国医药卫生体制改革建设基于价值的优质服务提供体系（政策总论）》，2016。

② 郝姝琦：《“强基层”背景下县域医共体建设对公共卫生服务水平的影响因素研究》，硕士学位论文，浙江大学，2020。

在医防资源整合方面，加强辖区内公共卫生与医疗资源统筹配置，推进慢病预防、医疗、康复、健康教育等资源的一体化管理，增强县域内公共卫生服务能力。同时，建立健全牵头医院与疾病预防控制机构之间协同机制，推进医院健康促进建设。在医防服务融合方面，加强全专科融合家庭医生签约团队建设，以两慢病全生命周期健康管理为突破口，强化预防、治疗、康复和健康促进等一体化服务。

3. 加快数字化改革，统筹推进“互联网 + 医疗健康”服务高质量发展

借助数字化改革，杭州市要大力推进医联体及医共体“互联网 + 医疗健康”服务平台建设，统筹推进“互联网 + 医疗健康”服务全覆盖，同时要兼顾老年人需求，提供更多智能与适老化并存的产品和服务，建立解决老年人面临的“数字鸿沟”问题的长效机制。另外，杭州市要升级卫生健康大数据资源中心，建立基于健康大数据的数字治理平台，强化卫生健康大数据的利用，加强信息监管。

4. 构建以健康为导向的绩效考核体系，强化考核结果利用

在“健康中国”战略的指导下，考核体系的建立必须以促进人群健康为方向和归宿。构建以健康为导向的考核体系，一方面要在构建指标过程中关注医防融合与健康结果相关的指标，如期望健康寿命、两慢病新发现率、居民获得感等；另一方面要建立考核反馈机制，动态调整考核机制，使考核机制更加贴合实际。此外，还应加强对考核评价结果的利用。医联体及医共体可以将与健康相关绩效指标纳入医联体及医共体建设工作考核、医院等级评审等重要考核内容，并将考核结果与医务人员工资薪酬、职称评选等挂钩，切实发挥考核评价的激励作用。

B.9
家庭医生签约服务效果评价

胡小璞　陈玮臻　陈燕娟*

摘　要：开展家庭医生签约服务，结合基层医疗卫生机构综合改革和全科医生制度建设，促进基层首诊、分级诊疗，为居民提供综合、连续、协同的医防融合、医养结合服务，增强人民群众获得感，是深化医药卫生体制改革的重要任务，也是新形势下更好地维护人民群众健康的重要途径。2014年10月，杭州的医养护一体化家庭医生签约服务在全国率先试点，在7年时间里，通过不断完善财政、医保、物价等政策配套措施，不断丰富签约服务的内涵，不断提升签约医生的服务能力，不断健全考核指标和激励机制，走出了一条具有杭州特色的家庭医生签约之路。杭州获得的“全国智慧健康养老示范基地”“国家医养结合试点城市”“最具幸福感城市”等荣誉称号与家庭医生签约服务的推行密不可分，值得全国其他地区学习和借鉴。本报告回顾了医养护一体化家庭医生签约服务的发展历程，以及各阶段出台的政策、遇到的困难和解决对策，通过数据分析评价签约工作的效果，对“数智”医养结合服务的发展趋势进行了展望。

关键词：家庭医生　医防融合　医养结合

* 胡小璞，杭州师范大学公共卫生学院健康管理系讲师，医学博士，主要研究方向为社区健康管理；陈玮臻，杭州市卫生健康委员会基层卫生与妇幼保健处副处长；陈燕娟，杭州市健康城市指导中心副主任，主要从事健康城市建设理论与实践工作。

为充分发挥全科医生（家庭医生）的居民健康“守门人”作用，使老年人、慢性病患者等重点人群享受公共医疗卫生服务更便捷，杭州市坚持以人民为中心，加强政府主导、部门协同，紧密结合医疗卫生体制改革的阶段性任务要求，深入挖掘“城市大脑”“智慧医疗”“最多跑一次”工作中的信息技术优势，从2014年起全方位推进家庭医生签约服务，其服务能力和水平走在了全国前列。以“签约”为抓手，把分级诊疗、基本公共卫生服务均等化、“优质服务基层行”、居家养老照护试点等工作“联动”起来。社区卫生服务机构把“签约服务”从“非例行”任务变成了常规工作；家庭医生提高了提供服务的主动性；老百姓增进了与“医生朋友”的沟通和交流，生病有人“管”，没病能注意自我防范。社区首诊、双向转诊、急慢分治、上下联动，在杭州正逐步经历着调整和变化，医患双方满意程度逐年提升；以家庭为中心的15分钟“智慧养老”“智慧医疗”服务圈正悄然形成。

一　出台政策

浙江省责任医生服务制度于2007年正式启动，2012年浙江省发布《关于推行全科医生签约服务工作的指导意见》。从表1列出的杭州市签约工作代表性文件可以看出，签约工作的名称由“责任医生签约服务”到“医养护一体化签约服务”再到“家庭医生签约服务”，经历了先主城区的户籍人口，后全市常住人口的转变过程。先签老年、慢性病，后签“十类重点人群”。先签订纸质协议，后医保刷卡备案，以及提供个性化有偿服务。先促进医患沟通，后深入号源预留、延长配药时间，以及探索居家医疗运行机制。

表1　签约工作代表性文件

年份	文件名称	文件编号
2014年	《杭州市人民政府办公厅关于推进医养护一体化智慧医疗服务的实施意见》	杭政办〔2014〕8号
	《杭州市人民政府办公厅关于印发杭州市医养护一体化签约服务实施方案（试行）的通知》	杭政办函〔2014〕122号
	《关于印发杭州市家庭病床服务规范（试行）的通知》	杭卫计发〔2014〕85号

续表

年份	文件名称	文件编号
2015 年	《杭州市医养护一体化智慧医疗服务促进办法》	市政府令〔2015〕第 283 号
	《关于做好 2016 年医养护一体化签约服务费收缴工作的通知》	杭卫计发〔2015〕177 号
2017 年	《关于印发 2017 年杭州市卫生计生工作要点的通知》	杭卫计发〔2017〕1 号
	《杭州市卫生计生委等 5 部门关于做好杭州市医养结合及护理型养老体系建设的实施意见》	杭卫计发〔2017〕6 号
2018 年	《关于做好 2018 年度医养护一体化家庭医生签约服务和慢性病长期处方管理服务工作的通知》	杭卫计办〔2018〕29 号
	《关于印发杭州市公共卫生服务水平提升工程三年行动计划的通知》	杭卫计发〔2018〕71 号
	《关于扩大慢性病长期处方药品配送服务试点与建设杭州智慧云药房的通知》	杭卫计发〔2018〕73 号
2019 年	《关于印发 2019 年杭州市医养护一体化家庭医生签约服务评估方案的通知》	杭卫发〔2019〕15 号
2020 年	《关于印发开展杭州市家庭医生互联网诊疗服务试点工作方案的通知》	杭卫发〔2020〕17 号
	《关于印发杭州市提升老年健康服务能力暨紧密医养结合联合体试点工作实施方案的通知》	杭卫发〔2020〕49 号
	《关于做好疫情期间慢病长期处方服务的通知》	杭卫便函〔2020〕31 号
2021 年	《杭州市卫生健康委员会等五部门关于印发〈关于深入推进医疗健康与养老服务相结合的实施意见〉》	杭卫发〔2021〕60 号
	《关于印发杭州市城市医疗资源“双循环”管理实施方案（试行）的通知》	杭卫办〔2021〕28 号
	《关于确定残疾人家庭医生签约服务重点联系点名单的通知》	残联康复函 2021 年 2 号

资料来源：中国杭州、杭州市卫健委官网。

二　实施过程

（一）2014～2015年，制度摸索、形成期

1. 主要特点

在 2014 年 9 月，《杭州市医养护一体化签约服务实施方案（试行）》明确在

医养护一体化签约服务试点阶段以老年人、慢性病患者为重点，要求每名签约医务人员服务1000～1500人。建立市、区财政和个人共同分担的经费保障机制，在每人每年120元的签约服务费中，签约居民承担10%，市财政承担25%（列入市对区公共卫生服务专项奖励补助范围），区财政承担65%。[①] 科学核定家庭病床收费标准，建床费80元/次，巡诊费40元/次，纳入医保报销范围。副高及以上、中级及以下医务人员出诊费分别为60元/次、40元/人次，由享受一般“居家医疗”服务的出诊家庭支付。将选择社区首诊的签约参保人员门诊起付标准下调300元。要求在2015年底前基本完成主城区医养护一体化服务体系建设。

2. 遇到的矛盾和问题

群众对签约工作的认知度和接受度不高，全科医生与签约对象的责任和权利关系没有被“充分告知”。上门签协议时，医保刷卡困难。

3. 重点举措

2014年，杭州市细化、实化家庭病床相关技术规范、服务流程和服务标准；充分利用街道社区力量，发动“九大类”人群签约；通过“报纸、电视、电台、网络”等多形式、多渠道广泛宣传，营造良好的社会氛围；将全科医生签约服务项目纳入杭州市对各区的基本公共卫生考核补助内容。

4. 重要的历史事件

2015年，杭州市开始实行医保刷卡签约；并开始委托第三方测评机构，开展了家庭医生知晓率及满意率测评工作，抽查样本量中老年人、慢性病患者和一般人群（含儿童和孕妇）分别占20%、40%、40%，慢性病以第一诊断或主要诊断结果作为考核对象确定的依据。

（二）2016～2017年，扩大签约阶段

1. 主要特点

2016年，主城区扩面要求重点人群签约服务率达到65%（原则上每名

---

① 《杭州市人民政府办公厅关于印发杭州市医养护一体化签约服务实施方案（试行）的通知》，杭州市卫生健康委员会网站，2014年9月3日，http://wsjkw.hangzhou.gov.cn/art/2015/3/16/art_1671470_37097008.html，最后访问日期：2015年3月16日。

家庭医生签约人数不超过2000人），同时，三区四县（市）全面启动试点。开展特殊“居家医疗”服务，为失能半失能高龄老人、残疾人、终末期患者等有需求的人群提供上门医疗卫生服务，严格对急、危、重症病人的“三管护理”（鼻饲、气切和导尿管护理），健全各项台账和病程记录。同时，各辖区进一步完善绩效分配和考核方案，加大全科医生签约服务的绩效考核分值（市级评估签约服务质量八项之和达到8分及以上的为“有效签约”，① 9分为良好，10分为优秀；考核“有效”的给予每人30元补助），有偿签约服务收益还纳入绩效工资专项奖励。从而逐步引导签约居民首诊到社区，推进签约服务的规范实施。

2. 遇到的矛盾和问题

接受医养护一体化签约服务对于非主城区居民来说存在一定的困难；主要问题在于后续服务跟不上，考验医护人员对家庭的健康管理能力，需引导居民设定合理预期。

3. 重点举措

强化服务理念、专业技能、团队建设、沟通技巧等方面的培训，重点培养全科中的“亚专科”，为患者提供高血压、糖尿病、呼吸系统、身心健康等专业诊疗服务，提升居民的“获得感”，做到“签而有约”；② 配备“签约医生工作手机”，实现实时沟通交流，增进医患情感联系；落实“一人一诊室”，在保护隐私的同时享受在大医院就诊的温馨环境；推进家庭医生签约服务培训基地和示范点建设。第三方测评2016年重点核查年新签约对象的纸质合同完整情况，以后每年通过核查原始数据、签约居民联系方式的重复率情况以及统计电话回访后的空号率、错号率，以了解家庭医生签约工作是否到位。

---

① 《关于下发2017年杭州市医养护一体化签约服务考核方案的通知》，杭州市卫生健康委员会网站，2017年3月8日，http：//wsjkw. hangzhou. gov. cn/art/2017/3/8/art_ 1229319142_ 1434373. html，最后访问日期：2017年3月8日。

② 《关于开展“做好医养护一体化家庭医生签约服务大讨论月”活动的通知》，杭州市卫生健康委员会网站，2017年11月28日，http：//wsjkw. hangzhou. gov. cn/art/2017/11/28/art_ 1671470_ 37097015. html，最后访问日期：2017年11月28日。

4. 重要的历史事件

2016 年，医养护一体化平台上线试运行；2017 年，全国首届“家庭医生签约服务优秀实践与经验推广学习班”在杭州举行；完善转诊系统，除“纳里医生”外，各辖区大力推广微信转诊小程序和手机 App 的应用，大医院提前两周为社区预留 30% 的号源；2018 年，转诊到大医院的门诊报销在社区报销比例的基础上下降 3 个百分点。

（三）2018年至今，持续提升质量阶段

1. 主要特点

2018 年，“医养护一体化签约服务”更名为“家庭医生签约服务”，国家、浙江省要求明确提供“11 个基础性签约服务包”。2019 年的质量考核主要测定签约服务对象的服务知晓率、服务质量、满意率，签约医生开展基本医疗、重点人群、慢性病人群健康管理和家庭病床服务情况的调查，并增加了孕产妇和儿童两类人群对签约服务的质量评估，将《母子健康手册》的使用和家庭医生签约服务工作有机结合起来。[①] 从 2020 年起，杭州市进一步细化指标，围绕有效签约、服务质量、居民获得感等重点内容进行“百分制”量化。杭州市每年开展 1 次绩效评估，2021 年采用人工随访与语音智能随访相结合的形式重点抽查老年人、慢性病患者和其他人群（含 3 岁及以上儿童），抽查人数分别占 40%、40% 和 20%，占签约人数的 16% 左右。区级全年评估 2 次且至少覆盖 8% 的签约人群，可结合医疗服务现场问卷、基本公共卫生服务项目考核等方式进行，进一步推动了基本公共卫生服务的均等化。

随着预约转诊服务的规范开展，老百姓尝到了甜头，对签约医生更加信任。同时，个性定制服务快速发展。在管理上强化对基本医疗服务和医保资金管理的考核，及时研究督导考核中的新情况新问题，调整完善工作方案，

① 《关于印发 2019 年杭州市医养护一体化家庭医生签约服务评估方案的通知》，杭州市卫生健康委员会网站，2019 年 3 月 12 日，http://wsjkw.hangzhou.gov.cn/art/2019/4/10/art_1671470_37097021.html，最后访问日期：2019 年 4 月 10 日。

并在新冠肺炎疫情发生后，强化签约服务工作联动机制，① 鼓励在重点人群和特定人群相对集中的企事业单位、养老院、居家养老服务（照料）中心、工疗站、学校、商务楼等“功能社区”提供集中签约服务，16 种慢性病长期处方优惠服务限于签约人员。

2. 遇到的矛盾和问题

常住人口的快速流入和基层医务人员的增加未能实现同步，导致扩面工作进展缓慢；群众的健康管理需求日益多元化；疫情期间需丰富日托及机构养老健康服务内涵。

3. 重点举措

借助微博、微信等建立签约居民“病友俱乐部”“健康粉丝群”等互动交流平台，提高“打单机”等智慧医疗的全面使用率；慢性病长处方开药量从原来的 4 周延长至 12 周，“互联网 + 签约”服务后长处方可以由第三方配送到家；家庭医生要统筹考虑患者的健康情况，力争在一次门诊服务中满足患有多种慢性病患者的诊疗需求，提升服务效率；鼓励符合条件的非政府办医疗机构（含个体诊所）提供签约服务，并享受同样的收付费政策。通过计算机辅助电话调查系统（CATI 系统）调研，了解慢性病患者对长处方政策的知晓率和满意率。

4. 重要的历史事件

从 2018 年起，签约范围覆盖妇女和儿童，考核分配方案向十类重点人群签约服务倾斜；从 2018 年起，医疗康复护理“进家庭”“进社区”，围绕康复护理、专项护理、安宁疗护等上门服务项目开展相关培训，提升儿科、口腔、康复、中医药、心理卫生、避孕节育咨询指导等服务能力；将每年 5 月定为“家庭医生签约服务宣传月”；2019 年，成立“家庭医生工作室”，完善家庭医生的岗位职责、考核和业务流程，实现对签约病人的精细化管理。2020 年，分批推进互联网诊疗服务试点工作，2 月 13 日率先开出浙江

① 《杭州市局积极开展“网订店送”药店建设打通送药“最后一公里”》，浙江省人民政府网站，2020 年 11 月 16 日，http://www.zj.gov.cn/art/2020/11/16/art_1553947_59045771.html，最后访问日期：2020 年 11 月 16 日。

省第一张“互联网”慢性病处方。2020 年杭州市 12 家基层医疗机构获得“浙江省签约服务培训基地”称号，28 家获得“浙江省签约服务示范点”称号。

三　效果评价

（一）政策初衷的达成情况

截至 2020 年底，杭州市有 4367 名家庭医生，2315 个家庭医生团队，服务于 1036 万常住人口，全市签约 352. 14 万人，签约率达到 34%。① 国家要求每万人至少配备 4 名家庭签约医生，杭州市已超额完成，且在 2021 年达到了每万人配备 5 名家庭医生的目标（见图 1）。享受慢性病长处方政策人群，已占签约总人群的 60% 左右，受惠最多的是高血压、冠心病、糖尿病、骨质疏松、高脂血症、前列腺增生等患者，实现了患者“少跑路”的目标。

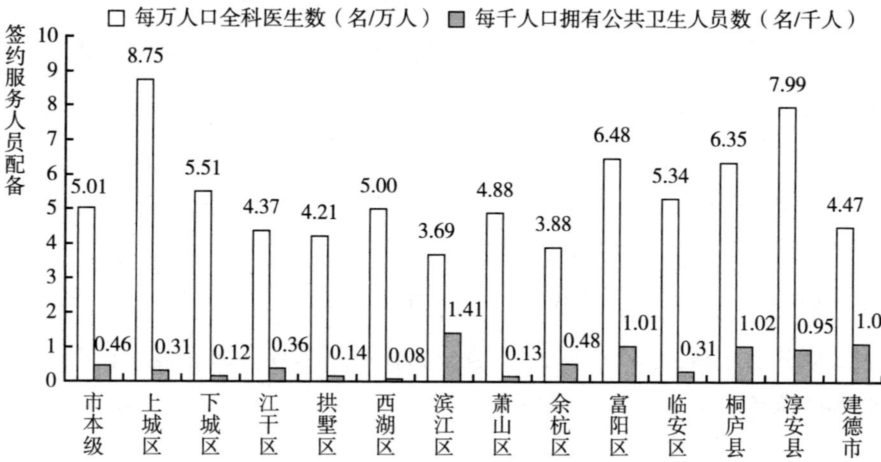

图 1　2020 年县（区、市）签约服务人员配备

资料来源：“健康浙江”监测数据。

① 孙雍容：《浙江杭州：护航医养护一体化签约服务》，《中国卫生》2021 年第 6 期。

经过7年的探索实践，签约服务工作形成了“杭州模式”，得到了国家卫健委的充分肯定。签约服务绩效考核与基本公共卫生服务项目考核、医疗服务质量检查和其他日常检查等相结合，提高了绩效考核效率。各县区市在服务过程中，也摸索形成了适应辖区特点的管理方法，理顺了工作思路。例如，针对90岁以上空巢独居老人、困难残疾人、失独家庭和其他特殊困难人群的上门“居家医疗”服务，与家庭病床的服务路径不完全一致，内部管理流程的理顺使基层综合健康管理的能力得到了提升（见图2）。2020年11月，全国部分省和副省级城市签约服务工作会议在杭州召开。2021年，在全国基层卫生工作会议上，杭州作为唯一一个参会的地级市在会上进行交流。新华社、央广网、中国青年报等中央媒体先后刊发报道10余篇。以下分别从签约形成评价、签约过程评价、签约效应评价和签约结局评价四个方面分析“家庭医生签约服务”的实施成效。

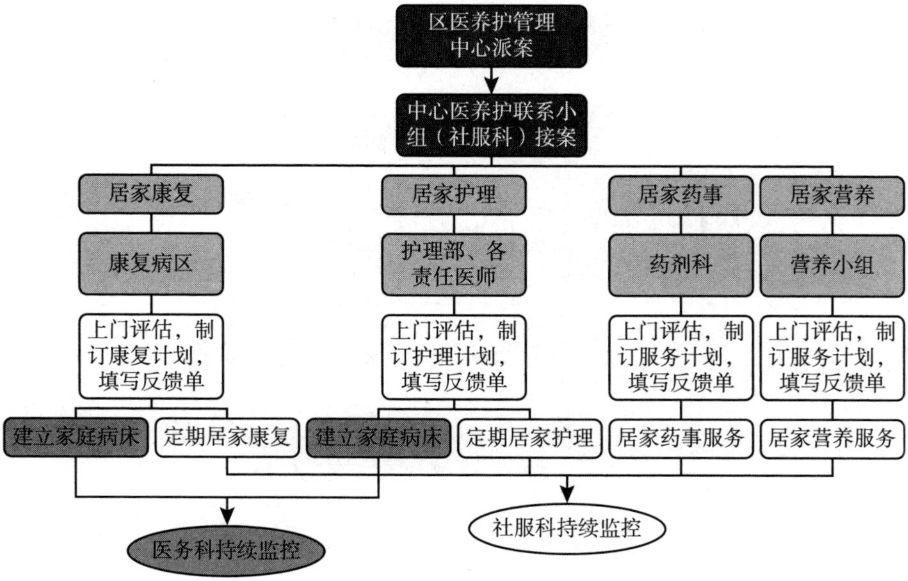

图2　“家庭病床”和“居家医疗”服务在基层的推行

1. 形成评价

（1）供方层面。第一，2014～2016 年在医养护一体化签约中的人员和信息投入较早、服务提供及时（见图3、图4）。

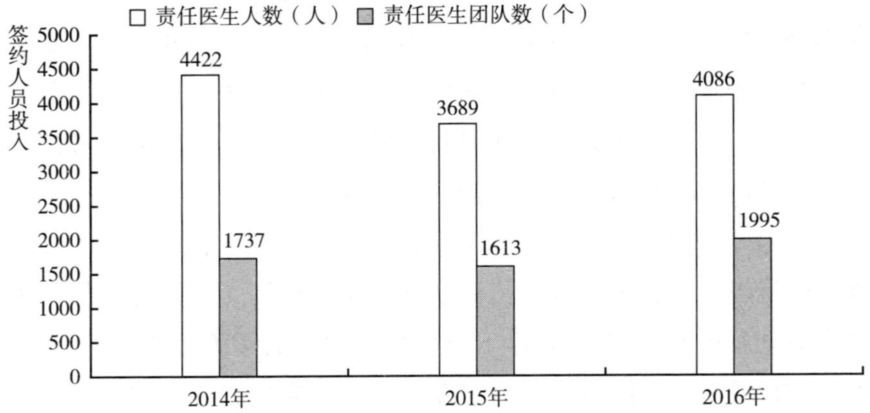

图3　2014～2016 年签约服务队伍情况

资料来源：浙江省直报数据。

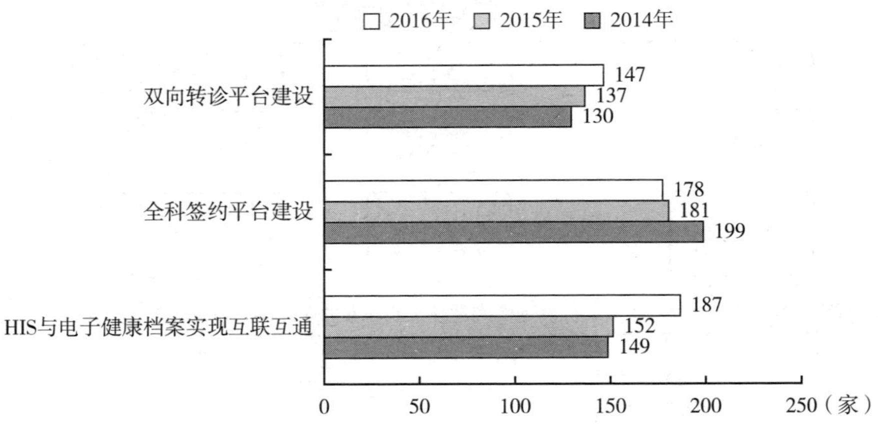

图4　2014～2016 年签约服务信息平台建设

资料来源：浙江省直报数据。

第二，2017 年以后按国家规定的 10 类重点人群签约工作稳步推进（见图 5），各类别重点人群签约覆盖率逐步增长（见表 2）。

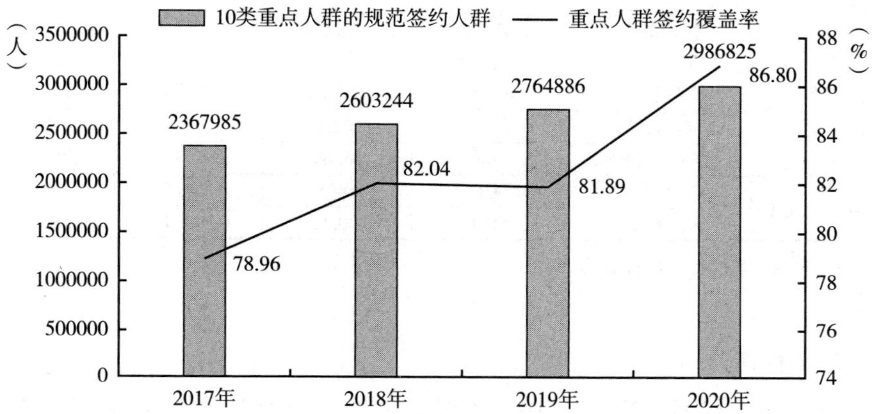

图 5　2017～2020 年 10 类重点人群签约情况

资料来源：浙江省直报数据。

表 2　各类别重点人群签约覆盖情况

单位：人，%

项目		2017 年	2018 年	2019 年	2020 年
65 岁及以上常住居民	签约人数	794110	906770	970745	1047794
	签约覆盖率	76. 78	81. 59	80. 97	84. 98
0～6 岁儿童	签约人数	382167	387437	386286	439286
	签约覆盖率	66. 46	62. 47	60. 68	68. 59
孕产妇	签约人数	98433	93240	93400	92143
	签约覆盖率	91. 62	86. 40	83. 03	95. 52
在管高血压患者	签约人数	689236	760904	829556	844833
	签约覆盖率	89. 01	95. 06	95. 83	98. 22
在管糖尿病患者	签约人数	172194	197518	219023	229089
	签约覆盖率	85. 91	93. 80	93. 47	97. 64
肺结核患者	签约人数	1865	2033	1945	2530
	签约覆盖率	44. 47	52. 86	51. 89	65. 65
严重精神病患者	签约人数	22457	25552	26202	32904
	签约覆盖率	77. 31	67. 47	66. 18	75. 51

续表

项目		2017 年	2018 年	2019 年	2020 年
残疾人	签约人数	97015	115605	127700	179745
	签约覆盖率	59.23	69.29	73.04	86.12
城乡低保五保人口	签约人数	101497	104320	99316	106591
	签约覆盖率	100.00	100.00	99.73	98.48
计划生育特殊家庭	签约人数	—	10226	10879	11910
	签约覆盖率	—	96.08	97.36	98.25
失独家庭夫妻	签约人数	9011	9865	10713	11838
	签约覆盖率	100.00	100.00	99.74	98.51

资料来源：浙江省直报数据。

2. 过程评价

（1）供方层面。第一，2017 年以后常住人口签约率稳定在 35% 左右（见表 3）。

表 3　2017～2020 年签约服务的推进情况

单位：人，%

年份	2017 年	2018 年	2019 年	2020 年
常住人口签约人数	2838959	3040782	3113981	3521430
常住人口签约率	35.01	32.69	32.51	35.54

资料来源：浙江省直报数据。

第二，在非主城区签约推进方面，包含萧山区、余杭区、桐庐县、淳安县、建德市、富阳区和临安区在内的“四区三县（市）”，从 2017 年至 2020 年，签约人数快速增长（见图 6）。

第三，对签约服务质量的考核，经第三方评估，2020 年签约服务有效率达到 87.29%。[①]

（2）需方层面。第一，近 3 年来，签约居民的签约政策知晓率、签约服务满意率稳步上升（见图 7），狠抓重点人群签约工作落实（见图 8）。

① 孙雍容：《浙江杭州：护航医养护一体化签约服务》，《中国卫生》2021 年第 6 期。

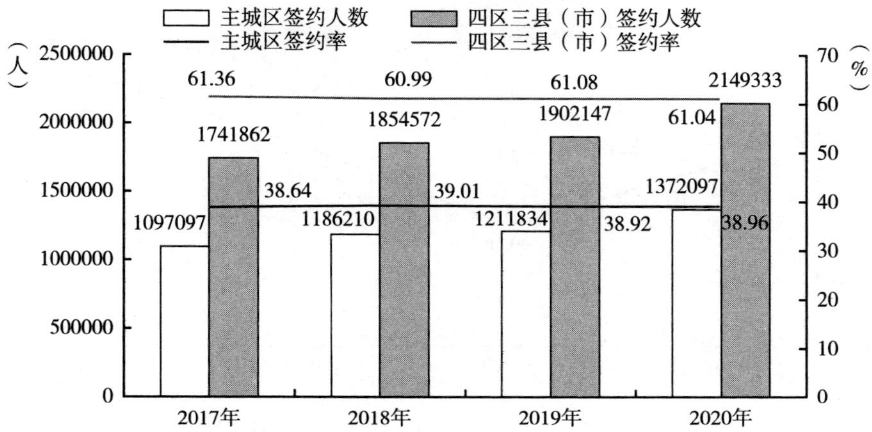

图 6 常住人口签约“扩面”情况

资料来源：浙江省直报数据。

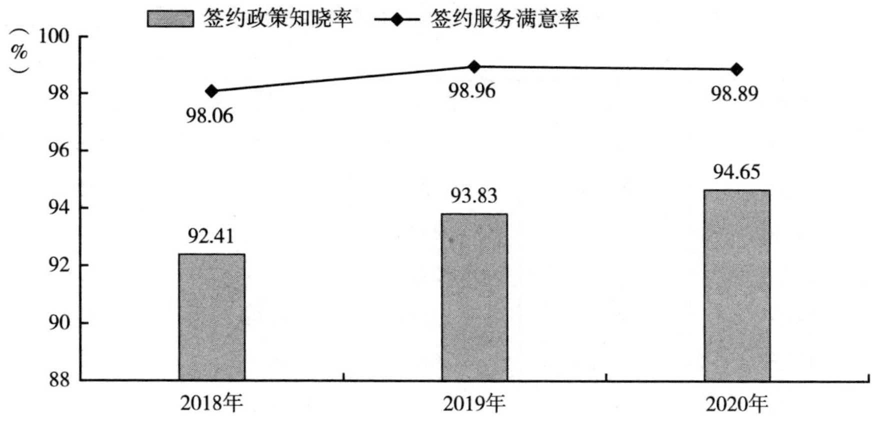

图 7 第三方抽样的知晓和满意情况

注：满意率的计算依据是对“签约时的服务、签约后续服务及就诊服务等”选“满意”和“基本满意的”，进行统计。

资料来源：第三方测评抽样项目报告。

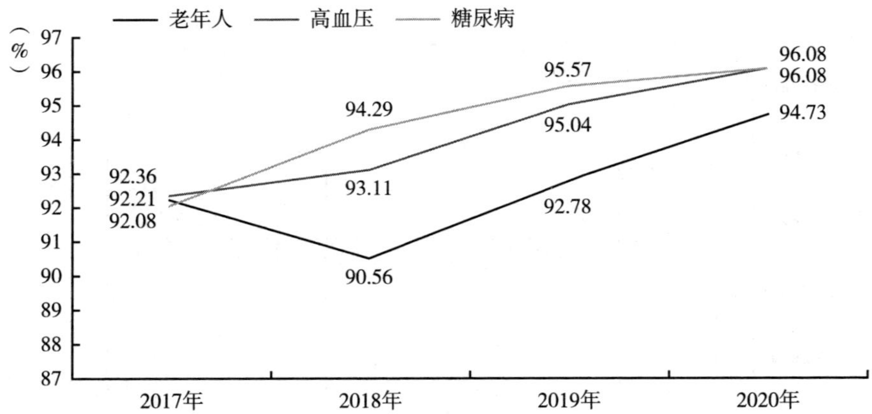

图 8　“老、高、糖”人群签约医生知晓率

注：慢性病以第一诊断或主要诊断作为抽查对象。

资料来源：第三方测评抽样项目报告。

第二，长处方政策开始得到群众的了解和欢迎（见表 4）。

表 4　2020 年慢性病患者对长处方政策的抽样调查情况

单位：人，%

行政区划	政策知晓率	知晓样本量	政策满意率	满意样本量
市本级	62. 36	19071	92. 65	11892
上城区	65. 94	1521	93. 18	1003
下城区	72. 85	2129	92. 56	1551
江干区	63. 42	3272	92. 44	2075
拱墅区	62. 57	2212	90. 39	1384
西湖区	64. 42	3516	91. 6	2265
滨江区	39. 62	1378	94. 68	546
名胜区	80	115	94. 57	92
钱塘新区	68. 32	1597	93. 22	1091
富阳区	56. 59	3331	94. 55	1885

注：慢性病患者对于长处方政策评价选项为“好”、“一般”、“不好”和“其他”，满意度计算的是选择“好”的慢性病人构成比。

资料来源：第三方测评抽样项目报告。

3. 效应评价

（1）供方层面。第一，对老年人健康管理和中医药健康管理服务提供逐年增加（见图9）。

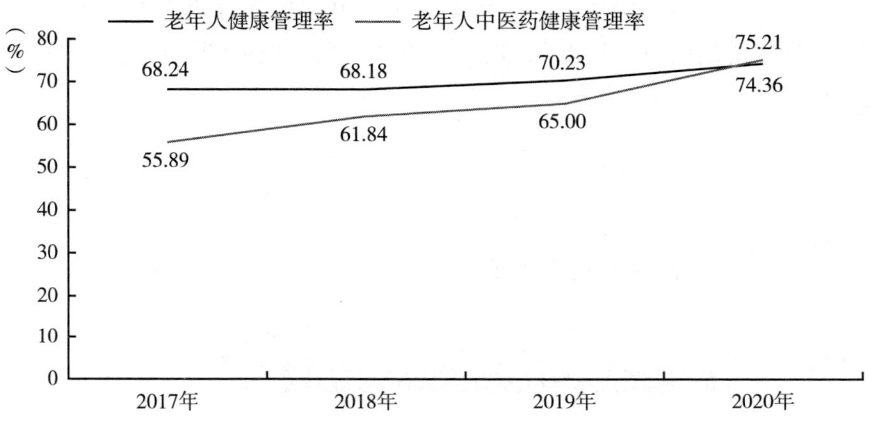

图9　老年人相关的健康管理服务能力增强

资料来源：浙江省直报数据。

第二，高血压、2型糖尿病的规范化管理情况良好（见图10）。

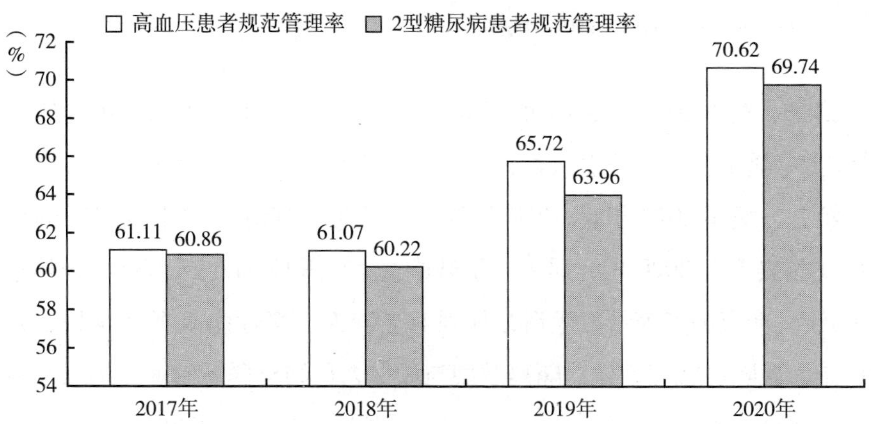

图10　慢性病规范化管理情况

资料来源：浙江省直报数据。

第三，截至2020年底，全年累计建立家庭病床5785张，开具慢性病长处方412.95万张，之前推进困难的家庭病床（含居家医疗）和长处方工作得到越来越多群众的认可。

（2）需方层面。第一，居民在感受上，满意因素主要选择“医生的亲切感”与“看病的方便程度”，近3年选择“药品能配到”的比例相对较低（见图11）。

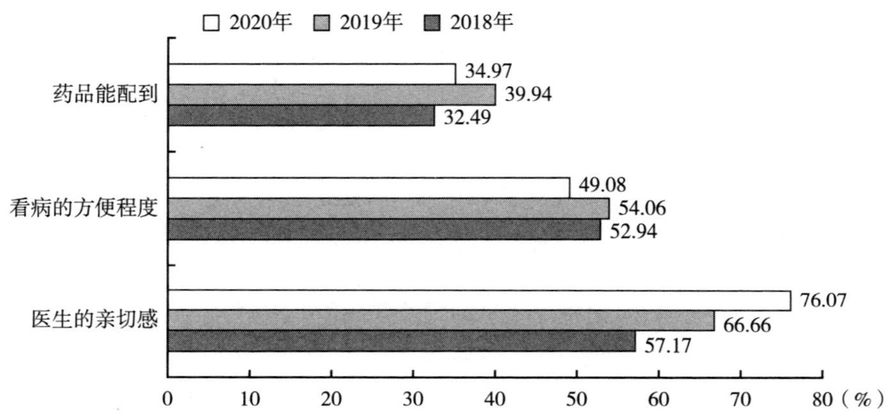

图11 “满意”的原因分析

资料来源：第三方测评抽样项目报告。

第二，在2020年，签约居民续约率（一个签约服务周期结束后续签居民数/上一周期签约居民总人数再乘以百分之百）达到74.43%。

第三，截至2020年底，7年签约工作开始显现对“健康杭州”的拉动效应（见表5）。2020年，居民电子健康档案已开放542.97万份，开放率为60.03%。新冠肺炎疫情发生后，加强对老年人、慢性病患者及孕妇、儿童等重点人群随访管理，建立隔离孕妇与妇保人员结对联系制度。加强全专联合团队建设，开展规范的药物治疗、持续的生活方式干预和健康宣教、定期的随访管理。

4. 结局评价

（1）供方层面。第一，2014年后基层医疗卫生机构诊疗人次和基层医疗卫生机构诊疗人次占比逐步提高（见表6），2020年市本级签约居民基层就诊比例达到67%（见图12）。

表5　2020年签约工作和其他工作协同起效

单位：万户，%

序号	行政区划	居民电子健康档案建档率	居民健康素养水平	健康社区比例	健康家庭数量
1	市本级	91.24	38.54	62.40	1.44
2	上城区	90.69	40.64	82.35	0.07
3	下城区	90.67	37.50	76.00	0.03
4	江干区	92.72	39.06	57.67	0.05
5	拱墅区	90.06	41.30	56.99	0.06
6	西湖区	90.70	39.69	57.30	0.07
7	滨江区	90.24	44.50	55.93	0.01
8	萧山区	91.61	32.81	64.62	0.04
9	余杭区	91.20	37.95	70.18	0.91
10	富阳区	90.54	35.66	47.46	0.03
11	临安区	90.32	34.40	36.11	0.07
12	桐庐县	91.91	28.59	80.95	0.04
13	淳安县	90.57	30.07	47.06	0.02
14	建德市	92.53	28.49	74.07	0.03

资料来源："健康浙江"监测数据。

表6　基层就诊情况

单位：万人次，%

年份	基层医疗卫生机构（含门诊部、诊所、医务室等）诊疗人次	基层医疗卫生机构（含门诊部、诊所、医务室等）诊疗人次占比
2014	4619.53	44.84
2015	4844.74	42.06
2016	5037.95	41.59
2017	5511.39	44.86

资料来源：浙江省直报数据。

第二，主城区签约居民社区就诊率从2015年的61.09%提高到2020年的65.14%，转诊到省、市医疗机构就诊的比例从2015年的15%下降到2020年的7.89%。[1]

---

① 孙雍容：《浙江杭州：护航医养护一体化签约服务》，《中国卫生》2021年第6期。

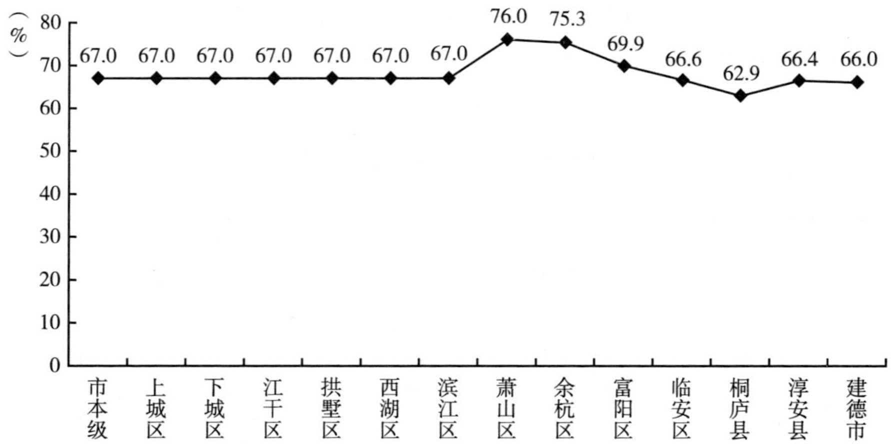

图 12　2020 年县区市基层就诊比例

资料来源："健康浙江"监测数据。

第三，随着签约工作深入推进，家庭医生人均服务居民数量在各个辖区间存在差异（见表 7）。

表 7　2018～2020 年县区市家庭医生人均服务的签约居民数量

单位：人

抽样的行政区划	2018 年			2019 年			2020 年		
	家庭医生数量	签约居民数量	家庭医生人均服务居民数	家庭医生数量	签约居民数量	家庭医生人均服务居民数	家庭医生数量	签约居民数量	家庭医生人均服务居民数
市本级	1347	956016	710	1354	1088698	804	1810	1566988	866
上城区	143	101156	707	140	107144	765	167	124170	744
下城区	194	141834	731	203	148447	731	224	172024	768
江干区	227	155904	687	225	208674	927	231	251604	1089
拱墅区	243	140279	577	242	157916	653	258	187638	727
西湖区	264	220038	833	261	242463	929	305	285328	936
滨江区	106	82494	778	104	96209	925	110	124586	1133
名胜区	12	7890	658	12	8309	692	14	9542	682
钱塘新区	158	106421	674	167	119536	716	175	147931	845
富阳区	—	—	—	—	—	—	326	264165	810

资料来源：第三方测评抽样项目报告。

（2）需方层面。第一，在转诊和续约方面，随着签约服务覆盖面不断扩大，杭州市签约人数从2015年的51万人增加到2020年的352.14万人，续签率达75.55%，其中10类重点人群签约率为89.64%。①

第二，在病情控制上，在管的高血压、糖尿病、严重精神障碍、肺结核患者的病情比较稳定（见图13）。在提供基本签约服务包和个性签约服务包的基础上，根据疾病指征增加了COPD、前列腺癌、肺癌、高尿酸血症、颈动脉筛查等免费特色服务包，为慢性病患者提供专病签约管理。

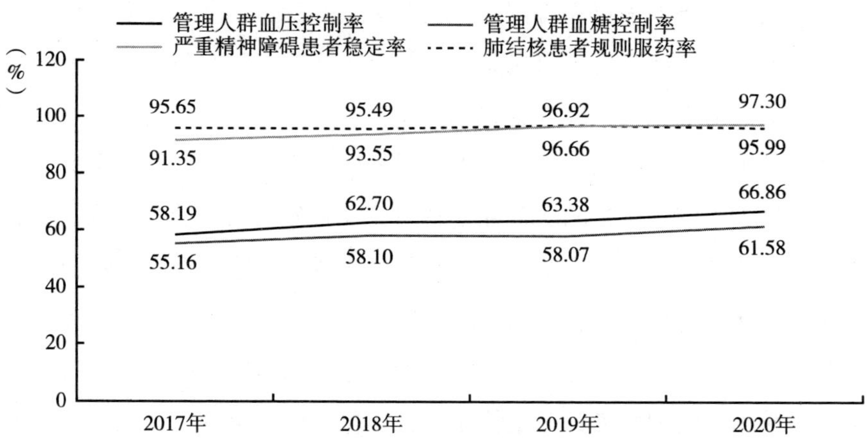

图13　重点人群病情控制效果

资料来源：浙江省直报数据。

第三，在服务受益上，截至2020年，杭州市65岁及以上老年人医养结合服务人口达390106人，接受健康指导、健康咨询、健康教育（不包括健康体检）等服务的65岁及以上常住居民达261400人。

（二）典型经验

1."后网格时代"，中心、站点签约服务的运行成效

在签约服务的深入推广过程中，下城区天水武林街道社区卫生服务中心

① 孙雍容：《浙江杭州：护航医养护一体化签约服务》，《中国卫生》2021年第6期。

发现，传统的网格化签约模式逐渐暴露出服务管理僵化、人力资源协调成本高等缺陷，居民对健康档案的管理、与签约医生的交流等方面有了更多的诉求，签约居民希望与自己的签约医生有更密切的契约服务关系，希望享受到中心提供的更多形式的、更优质的健康服务。

为此该中心服务以签约门诊为主，提出签约服务团队由 1 名签约医生 + 1 名签约助手 + 若干责任助手构成的“1 + 1 + x”的后网格化模式。签约门诊由全科医生坐诊，负责病人的就诊与签约，签约助手与责任助手则在签约后对病人的后续服务进行完善。[①] 针对高龄、卧床、行动不便等确有需要的患者，签约医生团队还会采取居家医疗等形式开展上门服务，为居家的老人和老年公寓内的老人提供服务（见图 14）。

针对其下的中北站点居民上午集中就医，就诊秩序混乱、效率低效；站点人员分属于不同的网格团队，部分签约后续服务无人跟进的现状，中心着重于协调架构人员配置，为签约医生配备合适数量的签约助手和责任助手以改善这一现状。并按照杭州市的要求分层次为签约患者提供所需服务：一是基础服务，包含基本医疗与基本公共卫生服务；二是增值服务，包含签约门诊、预约转诊等附加服务；三是特需服务，包含口腔保健、糖尿病血管神经功能筛查、骨密度检测、针灸推拿等特色诊疗服务项目。

在“1 + 1 + x”签约新模式运作近一年后，该站点签约居民预约履约率提高了近 15%，门诊就诊人次较之前的 60000 人次增加了 5000 余人次。站点就诊环境及秩序较之前得到明显改善，雾化吸入、骨密度检测、肺功能检测等治疗项目服务患者 600 余人次，签约人数增加近千人。该模式形成的签约服务工作团队利益共同体，把职责分工从划片包干变为分工协作，签约医生团队间的有序竞争激发了优质服务活力，最终使患者获益。

2. 县（区、市）的考核“硬约束”

早在 2015 年，杭州的一些县区市已通过建立有效的激励机制，引导家

① 唐丽：《“一对一”配对式签约助理参与医养护一体化签约服务的效果评价》，《社区医学杂志》2018 年第 10 期。

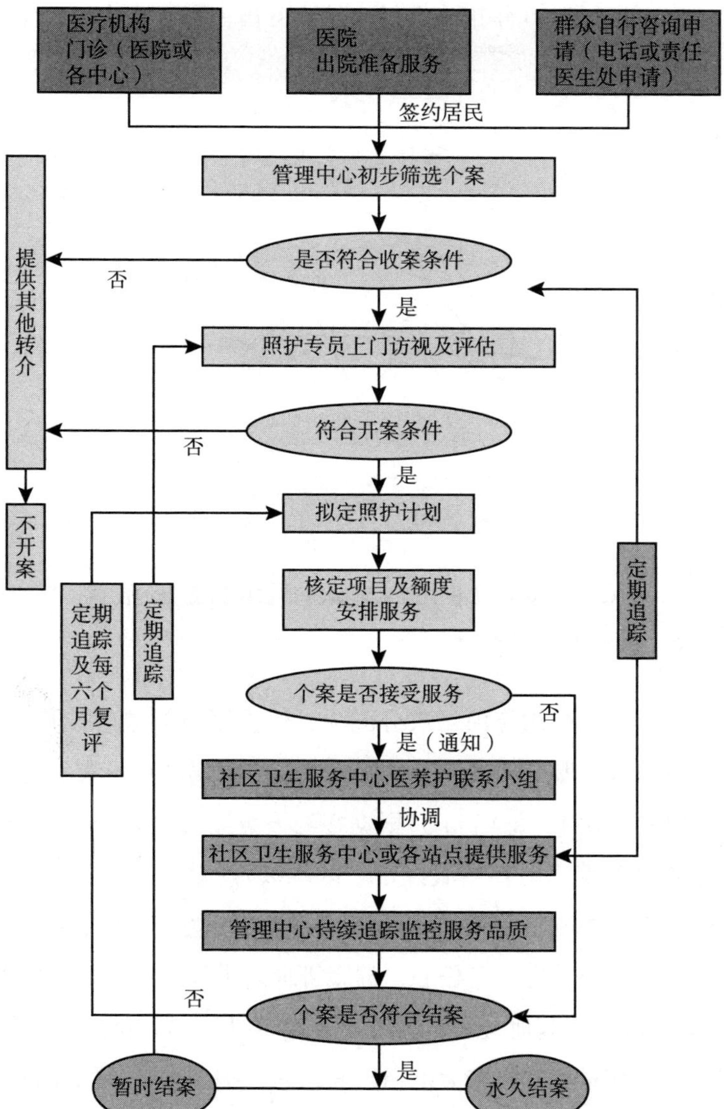

图 14　居家医疗服务申请、评估、派案、结案流程

庭医生提供规范化、多样化、优质化的签约服务，做到精准服务与精准考核相衔接（如在患者依从性方面，要求“诊疗预约率”≥70%、“预约到诊率”≥60%、“转诊到诊率”≥65%）。县区市卫生健康支出占财政支出的比重也在逐年增加，2020 年市本级卫生健康支出占财政支出的比重为 7.2%（见图 15）。

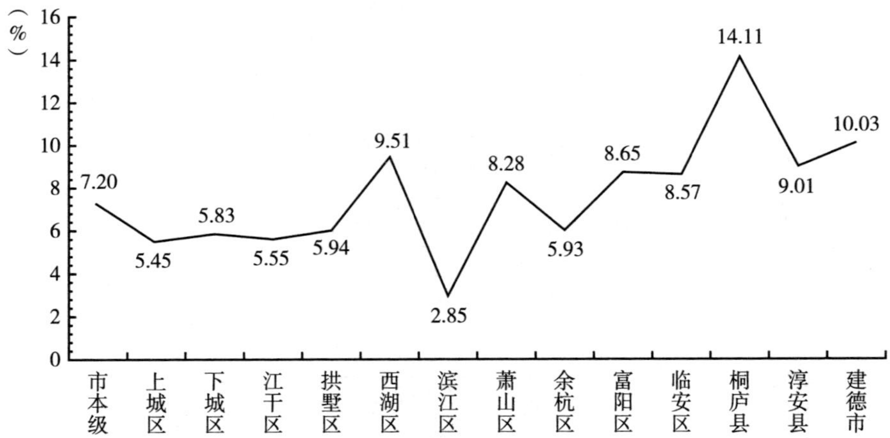

图 15　2020 年县区市卫生健康支出占财政支出的比重

资料来源："健康浙江"监测数据。

在基层医疗卫生机构院内二次分配上，依据服务对象的数量、履约率、续约率、服务数量、服务质量、签约居民满意度和团队成员满意度向优秀的"签约医生团队"倾斜，每年 11 月根据签约人数按每人 20 元标准给团队预拨下一年签约服务费，次年年底经市、区两级考核认定为"有效签约"的进行签约服务费清算（见图 16）。团队长（签约医生）再依据团队内成员的工作量、劳动复杂程度、责任心、健康管理效果等进行分配，原则上按医师、护理师、药剂师/其他人员 5∶3∶2（或 5∶4∶1）的比例进行"团队内的绩效分配"。自 2016 年杭州市大范围扩面以来，护理人员签约绩效年收入可达 1 万~2 万元，受老百姓欢迎的"签约医生"的绩效收入则更高，签约服务经费作为单独奖励，不纳入绩效工资总额，获得了可持续发展的动能。

（三）"数智"医养结合服务的实现程度

家庭医生签约服务是一项以卫生健康部门为主、多部门联动、社会广泛参与的惠民服务。从 2018 年 4 月起，杭州市疾控中心每周通过微信和短信

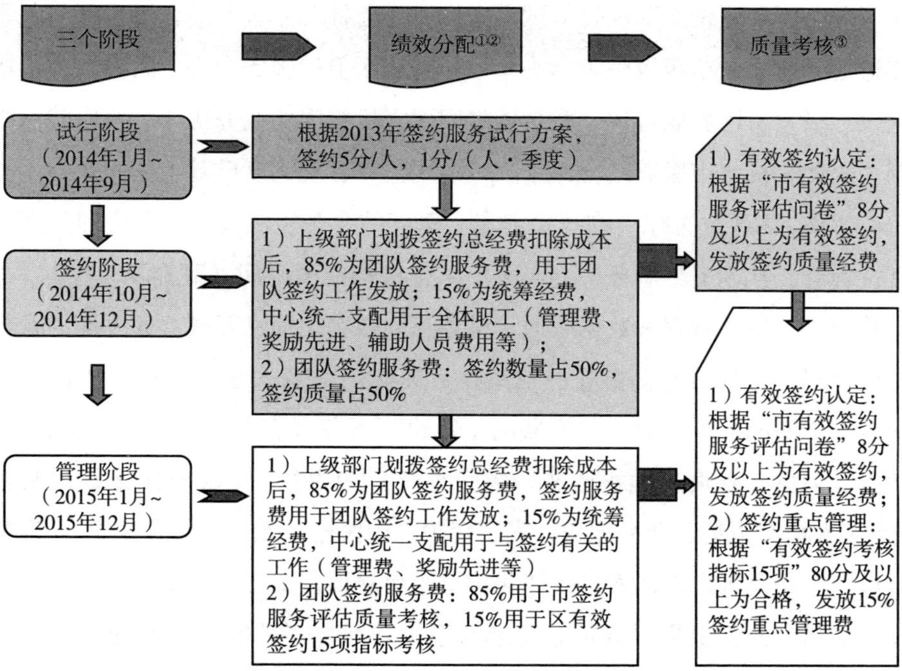

图16　某社区卫生服务中心“医养护一体化签约服务”绩效分配的发展历程

注：①试行阶段签约绩效如超过社区卫生服务工作总绩效的30%，则以签约阶段绩效为补充。

②与中心基本工作量和工作质量挂钩，基本工作量未完成，签约经费部分发放或不发放。

③中心成立签约考核小组，每季度抽取3%～5%的签约团队进行考核，随访中心抽取2～3个签约团队进行全部考核。

向全市各县区市的签约医生推送2篇健康教育知识相关的文章。与市民卡中心联合开发的“杭州健康通”App，除预约挂号外，还能实现疫苗预约、查看报告单、家庭医生签约等操作。下城区“健康商圈”、钱塘区健康副班主任、富阳区家庭医生移动服务平台等18个项目被评选为“2020年杭州市签约服务创新项目”。“智慧医疗”让家庭医生签约服务的内涵更加丰富。截至2020年底，杭州市有医养结合机构75家，其余养老机构也与附近医疗卫生机构签订了医疗服务协议，全市运行的养老机构均能以不同形式为入住老年人提供医疗服务，养老机构护理型床位占比为56%。社区卫生服务中心（院）与2600余家居家养老照料中心协议开展巡诊、康复、护理等医疗健康服务。开展紧密医养联合体试点工作，打通社会办医养结合机构参与医联体通道，建立以市级医院为牵头单位，与社区卫生服务中心、医养结合机构组成三级紧密医养联合体，联合体之间建立机构间的业务协作、双向转诊机制。因此，杭州市医养结合体系、标准规范和管理制度已基本建立。

然而，“智慧医疗”在居家养老、医养结合等领域应用的深度和广度还有待提升。社区卫生服务中心与医养结合机构在两慢病（高血压、糖尿病）的筛查、评估、管理和数据联通、医患互动数字化信息互联互通方面的融合程度有限，与杭州“高龄化、空巢化、失能化”老人逐年增加的快速老龄化需求不匹配。今后应以“互联网＋签约”服务（在线预约、咨询、签约、转诊、会诊、查询、远程监测、健康宣教）为手段，[①] 以个性化签约服务（残疾人精准康复、药品配送、安宁疗护、中医药“治未病”服务等）为突破口，不断完善市级医养护一体化信息平台建设，实现诊疗信息、家庭医生服务信息、公共卫生服务信息互通共享，并配合“功能社区签约”做实网格内居民的群防群治，如老年人电子健康档案建档率应达到95%以上。今后应加大“社区就诊率”“精准上转率”“下转签约居民跟进管理率”等重点指标权重赋分，对签约服务的重点人群要加强管理，提高服务质量；[②] 对一般人群要加强健康宣教和指导，不断提高签约居民对家庭医生的依从性。

《杭州市人民政府办公厅关于推进医养护一体化智慧医疗服务的实施意见》（杭政办〔2014〕8 号）提出的“机构型医养护一体化服务”，相比“家庭型”和“日托型”服务，签约医生在“医养结合”的实施成效上还有待提升。现在通过新设、协议、引进、转型、增设等形式积极推动医养融合发展，促进医疗卫生资源进入养老、护理机构，在有条件的养老、护理机构设置医疗服务点、护理站，但提供签约服务的作用力度还有待加强。鉴于

① 《〈杭州市卫生健康委员会等五部门关于深入推进医疗健康与养老服务相结合的实施意见〉解读》，中国杭州网站，2021 年 7 月 13 日，https：//z. hangzhou. com. cn/2020/hzrmzfgb/content/content_ 8007195. html，最后访问日期：2021 年 11 月 17 日。

② 何素彩：《杭州市“医养护一体化”社区老年医疗服务质量评估——基于 SERVQUAL 模型的研究》，硕士学位论文，浙江财经大学，2015。

县区市养老与医疗结合的照护机构资源分布不够均衡（见图 17），社区卫生服务中心（乡镇卫生院）与街道（乡镇）级居家养老服务照料中心建立稳妥的协议合作关系或提供派驻服务的模式仍需不断优化，以及为居家老年人建立家庭病床和开展上门服务的医务人员的绩效奖励不足等现实瓶颈，下一步，应构建精密智控、精准施策的数字化“云健康”卫生治理新机制，坚持传统服务与智能创新相结合，实现医疗卫生和养老服务资源有序共享；应紧紧围绕“舒心就医”“电子健康档案实时查询”“刷脸就医”等新技术场景应用，让老年人基层就诊更便捷。签约医生应通过跨部门合力，拓展服务范围、提升服务影响力，激发养老、助残、护理等服务主体活力，创新服务供给方式，探索向养老机构内的服务对象提供持续、高质量服务的可能性。① 未来，相关的医养结合机构和签约医生会使用医疗云服务，实现慢性病“一网通办、闭环管理”，探索使老年人获得“知健康、享健康、保健康”健康保障的新方式、新手段，从而最终依托“智慧医疗”和“智慧养老”，做实具有杭州特色、均衡发展的医养护一体化全周期数智健康管理。

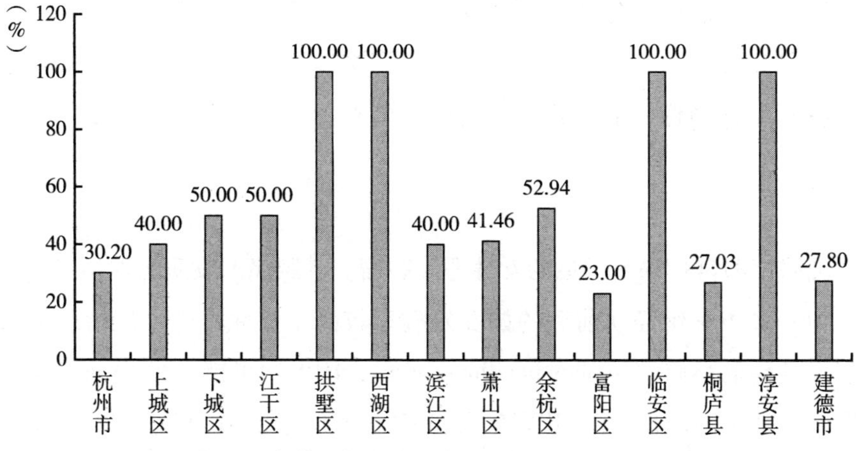

图 17　2020 年县区市养老与医疗结合的照护机构占养老机构总数比例

资料来源：“健康浙江”监测数据。

① 王结胜、徐晓芳、李宏春、金东：《杭州市居家养老的医养护结合现状调查》，《中华全科医学杂志》2021 年第 7 期。

B.10
杭州市宫颈癌和乳腺癌筛查的实践与思考

曹亦菲　王晓臻*

摘　要： 近年来，“两癌”（乳腺癌和宫颈癌）的发病率在我国越来越高，乳腺癌发病率已排在女性恶性肿瘤发病率的首位。本文从“两癌”筛查的背景和历史、杭州适龄妇女免费筛查工作部署、实施方案及成效分析四个方面逐一展开论述。2016～2020年，杭州市每年“两癌”筛查70万人左右。下一步工作的重点是进一步推广具有杭州特色的适龄妇女免费“两癌”筛查项目的工作模式，扩大城乡适龄妇女人群的覆盖面，做到早诊断、早发现、早预防、早治疗，让广大妇女同胞真正享受到社会、政府公益行动带来的益处。

关键词： 宫颈癌　乳腺癌　“两癌”筛查

乳腺癌和宫颈癌是常见的女性恶性肿瘤。乳腺癌的发病与遗传有强关联性。40～60岁和绝经期前后的妇女发病率较高。女性宫颈上皮持续感染高危型人乳头瘤病毒（human papilloma virus，HPV）可能致使癌前病变，甚至进展为宫颈癌，其中以HPV16型和HPV18型感染最为常见。[①] 近年来在我国妇女群体中，乳腺癌发病率和宫颈癌发病率逐年上升，呈年轻化趋势，

---

* 曹亦菲，博士，杭州师范大学公共卫生学院副教授，硕士生导师，主要研究方向为环境基因与健康；王晓臻，杭州师范大学公共卫生专业硕士研究生。

① 傅传喜：《疫苗与免疫》，人民卫生出版社，2020。

乳腺癌发病率已排在我国女性恶性肿瘤发病率的首位。[①②] 宫颈癌是目前唯一可通过接种HPV疫苗预防，并通过早期筛查、早期诊断和及时治疗后有效控制的癌症。筛查可以提高乳腺癌和宫颈癌的早诊早治率。为有效防治乳腺癌和宫颈癌，从2009年起，浙江省开展“两癌”筛查试点，是全国最早开展“两癌”筛查试点的省份之一。“两癌”筛查是指通过先进的检查手段，排查出受检适龄妇女中患“两癌”者，其目的是让查出患“两癌”的妇女可以做到早诊断、早发现、早预防、早治疗。目前“两癌”筛查已成为我国公共服务项目之一。

一 “两癌”筛查背景

（一）“两癌”患病现状

目前，《2020年全球癌症统计报告》数据显示，[③] 乳腺癌是影响全球女性健康的高发癌症，在发病谱和死亡谱中均排第1位，全球新发病例约226.1万例，占所有癌症新发病例数的24.5%，粗发病率为58.5/10万；死亡人数约68.5万人，占所有癌症死亡人数的15.5%，粗死亡率为17.7/10万。宫颈癌也是影响全球女性健康的高发癌症，在发病谱和死亡谱中均排第4位，全球新发病例约60.4万例，占所有癌症新发病例数的6.5%，粗发病率为15.6/10万；死亡人数约34.2万人，占所有癌症死亡人数的7.7%，粗死亡率为8.8/10万。相较我国，乳腺癌在发病谱中虽仍排第1位，但粗发病率上升至59.0/10万，在死亡谱中的排位向后退为第4位，粗死亡率下降

① 孟令昊、胥秋艳、李科、许文丽、黄磊：《1990～2019年中国女性宫颈癌疾病负担变化的分析》，《中国循证医学杂志》2021年第06期，第648～653页。

② Yanyan Xie, Lv Qing, Yao Wang, Yuting Zhou, Juanjuan Qiu, Qianru Yang, &Zhenggui Du. "Patients with Early-Stage and Estrogen Receptor-Negative Breast Cancers: Young Age Does Link to Poor Outcomes". *International Journal of Clinical Medicine*, 2019, 10 (12): 662－678.

③ 刘宗超、李哲轩、张阳、周彤、张婧莹、游伟程、潘凯枫、李文庆：《全球癌症统计报告解读》，《肿瘤综合治疗电子杂志》2021年第7卷第2期，第1～14页。

至16.6/10万。宫颈癌在发病谱中排第6位，粗发病率仍为15.6/10万，在死亡谱中的排位向后退为第7位，粗死亡率下降至8.4/10万。

2019年，杭州市户籍全人群发病前5位的恶性肿瘤分别为肺癌、甲状腺癌、乳腺癌、胃癌和结肠癌。女性发病前5位的恶性肿瘤分别为甲状腺癌、肺癌、乳腺癌、结肠癌、胃癌。乳腺癌在杭州市户籍全人群和女性人群恶性肿瘤发病排名中均排第3位。《2020年健康余杭建设进展状况报告》显示，2020年余杭区女性发病前十位的肿瘤分别为：甲状腺癌、肺癌、乳腺癌、结肠癌、直肠癌、胃癌、宫颈癌、肝癌、宫肿瘤、胰腺癌。

（二）“两癌”筛查政策背景

2009年，原卫生部、全国妇联发布《农村妇女“两癌”检查项目管理方案》，在2009～2011年全国范围内（221个县区）开展农村妇女“两癌”检查。2010年，原卫生部、全国妇联发布《2010年农村妇女“两癌”检查项目管理方案》，即在2009年版本的基础上增加了具体实施方法。2012年，《卫生部贯彻2011－2020年中国妇女儿童发展纲要实施方案》明确提出，要提高“两癌”的早诊早治率，降低死亡率。2021年，国务院印发《中国妇女发展纲要（2021—2030年）》，将增强“宫颈癌和乳腺癌综合防治能力”列为主要目标之一。《健康中国行动计划（2019—2030）》提出，到2022年，总体癌症5年生存率不低于43.3%，对发病率高、筛查手段和技术方案比较成熟的胃癌、食管癌、结直肠癌、肺癌、宫颈癌、乳腺癌等重点癌症，制定筛查与早诊早治指南。

浙江省是全国最早开展“两癌”筛查试点的省份之一。从2009年开始，杭州市开展农村妇女乳腺癌筛查国家项目县试点工作。2013年，杭州市全面开展参保适龄妇女“两癌”筛查工作，杭州市政府办公厅转发市卫生局等5部门《关于杭州市参保适龄妇女子宫颈癌、乳腺癌免费筛查工作实施方案的通知》（杭政办函〔2013〕207号）。2017年，浙江省卫计委、省财政厅、省人社厅、省妇联联合发布的《关于印发浙江省城乡妇女免费“两癌”检查项目实施方案的通知》（浙卫发〔2017〕8号）提出，到

2020年，建立政府主导、多部门协同、全社会参与的城乡妇女“两癌”防治模式和协作机制，健全“两癌”防治工作体系和防控网络，显著增强全社会妇女“两癌”预防保健意识与能力，实现《中国妇女发展纲要（2011—2020年）》和《浙江省妇女发展规划（2016—2020年）》的目标，使浙江省“两癌”发生率处于全国较低水平。2017年，杭州市卫计委联合市财政局、市人社局、市妇联下发《关于进一步做好杭州市适龄妇女免费“两癌”检查项目工作的通知》（杭卫计发〔2017〕90号），为参加城乡居民基本医疗保险的20岁以上妇女每五年免费提供一次乳腺癌检查，在国家项目农村试点县的基础上，将筛查人群扩大至全市范围。2020年，适龄参保妇女宫颈癌、乳腺癌筛查被列入国家基本公共卫生服务项目。2021年，浙江省卫生健康委发布《2021年全省卫生健康工作要点》，将继续开展城乡妇女免费“两癌”检查工作。

二　杭州市“两癌”筛查的实践

（一）筛查目标人群与筛查项目

1. 筛查目标人群

自2014年起，杭州市开展参保适龄妇女“两癌”免费筛查工作。目标人群为参保的灵活就业人员、企业退休人员、机关事业单位职工、城乡居民医保参保人员和企业职工五大类适龄妇女。2017年，根据浙江省卫计委、省财政厅、省人社厅、省妇联发布的《关于印发浙江省城乡妇女免费“两癌”检查项目实施方案的通知》，以及杭州市卫计委、市财政局、市人社局、市妇联四部门联合下发的《关于进一步做好杭州市适龄妇女免费“两癌”检查项目工作的通知》，杭州市原“两癌”免费筛查工作与省卫计委下发的免费“两癌”检查项目有效衔接。在原来的工作基础上，将筛检目标人群扩大至已办理长期居住证的流动育龄妇女。杭州市“两癌”筛查年龄范围分别为：宫颈癌检查（20～65岁的已婚妇女），乳腺癌检查（20岁以上妇女）。比浙江省“两癌”筛查项目规定的参加城乡居民基本医疗保险的35～64周岁（含）妇女的年龄范围更广。在杭州市“两癌”筛查的目标人群中参加医保的适龄妇女可享受两年一次的“两癌”筛查和浙江省要求的五年一次的“两癌”检查。若遇到杭州市“两癌”筛查与浙江省“两癌”筛查年份重叠的情况，按浙江省“两癌”筛查内容执行（除本人提出要求执行市免费项目方案外）。同一年度同类人群只享受一次免费筛查或检查项目。

2. 筛查项目

杭州市两年一次“两癌”筛查项目为宫颈癌免费筛查（采用宫颈脱落细胞巴氏涂片检查）和乳腺癌免费筛查（采用乳腺彩色多普勒超声检查），以及妇科、乳腺疾病常规检查，阴道分泌物检查。浙江省五年一次“两癌”检查项目包括以下几项。（1）初筛检查：①妇科常规检查；②白带常规检查（查阴道炎症等）；③HPV检测，即人乳头瘤病毒检测（查宫颈癌和癌前病变等）；④乳腺触诊，乳腺B超（乳腺癌和癌前病变、乳腺良性肿块等）。（2）HPV阳性者检查：免费做TCT、免费阴道镜检查、免费组织病理学检查，包括免费术前化验（阴道分泌物、血常规、凝血功能、免疫检测）。（3）乳腺B超0级和3级者检查：免费做钼钯检查（乳腺X线检查）。在此基础上，杭州市各县区市也有其地方特色项目内容，如2017年上城区机关事业单位的适龄妇女在享受市“两癌”工作要求的基础上增加了TCT（液基薄层细胞检测）。

（二）服务机构与服务人员

1. 服务机构

服务机构分为检查机构和管理机构。检查机构为符合“两癌”筛查技术准入标准的医疗机构（含民营医疗机构），又分为初筛机构和接诊机构。初筛机构负责开展辖区内“两癌”检查项目的宣传工作，开设“两癌”检查日常门诊，对筛查工作进行信息管理，管理随访可疑或阳性病例，并定期开展质量控制。接诊机构负责对筛检出的疑似病例做进一步明确诊断，将宫颈癌、乳腺癌与其他常见妇科疾病鉴别诊断，准确诊断治疗阳性病例。原则上已开展体检的单位由原筛查机构执行，新增人群到户籍或单位所在地基层医疗机构筛查。

杭州市妇幼保健机构承担市级管理机构职责，负责对辖区内的“两癌”检查工作进行业务指导、监管督导、质量控制和数据分析。县级妇幼保健机构及定点医疗机构作为“两癌”筛查的主要执行单位，负责制订“两癌”检查的工作计划，为群众开展“两癌”健康知识教育活动，提供“两癌”筛查技术服务，对筛检出的阳性病例进行追踪随访管理工作。

2. 服务人员

服务人员为从事“两癌”检查的医务人员，由浙江省原卫计委成立的“两癌”检查省级培训指导中心组织师资对市、县级具备执业（助理）医师资格的技术人员进行系统培训和考核后上岗。

（三）经费管理与组织保障

1. 经费管理

根据浙江省原卫计委、省财政厅、省人社厅、省妇联《关于印发浙江省城乡妇女免费“两癌”检查项目实施方案的通知》（浙卫发〔2017〕8 号）和 2013 年杭州市政府办公厅转发市卫生局等 5 部门《关于杭州市参保适龄妇女子宫颈癌、乳腺癌免费筛查工作实施方案的通知》（杭政办函〔2013〕207 号）。杭州市根据“两癌”筛查目标人群参加社保缴费的不同方式，将“两癌”筛查的经费，按照五类人群划分，并进行管理。

（1）经费管理详情

①灵活就业和企业退休人员：“两癌”筛查经费标准为宫颈癌筛查 30 元/人，乳腺癌筛查 70 元/人。

②机关事业单位处级以下女性干部：体检经费按各单位体检费列支。

③城乡居民医保参保人员：杭州市主城区在原两年一次“两癌”筛查

经费基础上每人增加100元的，由市、区财政按25%、75%比例承担。

④企业职工参加医保人员：“两癌”筛查经费在企业成本费用中列支。

杭州市本级经费拨付按原筛查项目方案渠道执行，其他县（区、市）结合当地实际确定。

2. 组织保障

杭州市妇儿工委办，人力社保局，卫生计生部门，财政部门，工会和乡镇（街道）政府（办事处）、村（居）委员会各部门分工协调合作落实相关工作责任，形成完善的管理体制，并通过加强“两癌”筛查的领导、组织工作，及时进行督查评估，协调解决工作中存在的问题，为杭州市妇女“两癌”筛查工作顺利实施提供了保障。

杭州市通过加强组织管理、落实部门责任、加强考核评估和督导三个层面保障筛查项目顺利进行。

（1）加强组织管理

浙江省“两癌”筛查项目相关单位建立“两癌”筛查工作领导小组。该工作领导小组负责“两癌”筛查的领导、组织与协调工作，并制定实施方案和工作计划。同时也对筛查服务机构“两癌”项目的落实情况进行检查，从而及时迅速地协调解决工作中存在的问题，确保项目能够规范实施。杭州市“两癌”筛查工作领导小组则主要负责筛查服务机构的日常工作协调、联系联络及监督检查工作。

（2）落实部门责任

杭州市各部门密切合作，齐抓共管。

①杭州市妇儿工委办负责协调、联络等工作，定期组织召开“两癌”筛查工作例会，对“两癌”筛查数据进行汇总，对工作中存在的问题协调有关部门予以改进解决。

②杭州市委宣传部负责联系协调市属新闻媒体宣传报道保障广大妇女健康的法律法规，普及“两癌”预防知识；配合市卫生行政部门做好相关宣传教育活动；及时发布相关重要活动信息。

③杭州市人力和社会保障部门做好体检经费的结算，配合卫生行政部门

落实体检单位并实施体检。

④杭州市卫生行政部门确定筛查机构，组织成立市、区两级“两癌”筛查专家组，负责筛查质量控制，统计杭州市及市以下医疗卫生机构“两癌”筛查数据；为有关部门提供相关技术支持，协助制定宣教文稿，参与宣传活动。

⑤杭州市财政部门负责相关体检经费的落实。

⑥杭州市工会指导企业工会通过集体协商等方式，促进企业落实女职工“两癌”筛查工作。

⑦乡镇政府、街道办事处负责辖区内适龄妇女“两癌”筛查工作的具体组织与协调，保证辖区内适龄妇女筛查率的落实。负责辖区内适龄妇女筛查宣传动员活动，发放宣传资料。

（3）加强考核评估和督导

①市、区妇儿工委办定期对“两癌”筛查总体工作进行监督检查和评估，及时召开工作例会，发现问题，协调解决问题，保证“两癌”筛查工作顺利开展。

②各级市、区卫生行政部门对承担筛查任务的医疗卫生机构进行检查、指导，针对问题提出整改意见，及时交流总结“两癌”筛查工作经验。

三　“两癌”筛查项目的工作成效

（一）宣传先行，增加防病知识

为切实保障女性健康，杭州市通过政府主导、多部门协作，通过民办实事项目，积极调动群众积极性，让群众切实参与妇女“两癌”免费筛查项目。杭州市各“两癌”免费筛查定点单位在发挥传统媒体和新媒体的特色优势、宣传“两癌”免费筛查政策和相关健康知识的同时，落实“两癌”免费筛查实事项目，利用特定时间节点，积极开展“两癌”防治知识讲座，以及“两癌”免费筛查活动。从 2011 年起，杭州市妇联、杭州市妇产科医院和杭州武警医院积极为农村留守女性、小微型企业和流动女性为主的女性群体每年举办女性健康知识讲座和开展“两癌”免费筛查活动。2016 年有调查显示,[①] 杭州市半山镇的女性患者的宫颈癌认知率为 60. 33%。以上举措逐步提高了应检适龄妇女参与“两癌”检查的主动性和积极性以及妇女自我保健意识和健康水平。

（二）项目落实，做到早诊早治

据统计，杭州市自开展适龄妇女免费“两癌”筛查项目以来，2015 ~ 2016 年，市本级和主城区共 583044 名参保适龄妇女参加了体检，其中，有 451654 名妇女参加了宫颈癌筛查，占体检人数的 77. 46%，有 477456 名妇女参加了乳腺癌筛查，占体检人数的 81. 89%。杭州市卫健委公开文件中显示，2020 年杭州市 20 ~ 64 岁妇女乳腺癌筛查 780407 人；其中，城乡居民参保适龄妇女乳腺癌筛查 72058 人，目标人群覆盖率达到 100%。统计近五年杭州市常住人口“两癌”筛查情况（具体数据见表 1）。宫颈癌筛查率：筛查人数/年 20 ~ 65 岁常住人口数[②] $\times 10^5 \times$ 100%，乳腺癌筛查率：筛查人数/年 20 岁常住人口数 $\times 10^5 \times 100\%$。常住人口指，在杭州市内居住时间超过三个月的人群。结果显示，从 2016 年至 2020 年，杭州市“两癌”筛查人数虽基本维持在 70 万人左右，但“两癌”筛查阳性率呈波动趋势，出现此种情况也许和杭州市常住人口的增加，以及城乡居民基本医疗保险覆盖不全或杭州市流动常住人口增加所致，因此相关部门还应进一步广泛宣传免费筛查项目，继续扩大筛查目标人群覆盖范围。

---

① 符敏、王丽霞：《杭州半山镇女性患者宫颈癌认知及筛查意愿分析》，《中国公共卫生管理》2018 年 6 月第 34 卷第 3 期，第 368 ~ 369、373 页。

② 常住人口数来源于杭州市统计局。

表1　2016～2020年杭州市适龄妇女宫颈癌和乳腺癌筛查情况

单位：人，1/10万

年份	宫颈癌			乳腺癌		
	筛查人数	筛查阳性人数	筛查阳性率	筛查人数	筛查阳性人数	筛查阳性率
2016	741272	83	23.38	800765	106	21.84
2017	683560	80	21.19	712420	101	19.04
2018	703183	79	22.09	792227	138	20.9
2019	633462	58	19.01	676679	138	16.98
2020	726174	60	20.78	780407	157	18.53

（三）能力提升，提升服务水平

2016～2020年“十三五”期间，根据杭州市卫计委发布的《杭州市卫生计生委绩效管理规划（2016—2020）》，杭州市按照规划定期开展城乡妇女妇科病普查，扩大了宫颈癌和乳腺癌筛查的覆盖面。在继续开展针对五大类参保适龄妇女的杭州特色免费“两癌”筛查项目的同时，与浙江省“两癌”检查工作有机结合。由杭州市妇幼保健机构每年举办医务人员培训班，根据行业标准，规范医务人员“两癌”筛查的操作程序，并定期组织考试。医务人员不断对知识进行更新，才能继续从事筛查工作。杭州市各行政辖区经济发展水平和人口构成有所不同，各区采取的“两癌”筛查技术手段各异，但均须完全符合筛查的要求，纳入筛查的基本技术手段各项标准也必须完全具备；所有设备均全部建册，每月保养到位，定期年检效验，有规范的操作流程，医务人员的资质必须符合规定，为“两癌”筛查的精准和质量的把控提供了有力的支撑。在杭州市建设“健康中国”杭州示范区，持续深化医药卫生体制改革，提倡“医学有局限勇于攀登，服务无止境追求卓越”理念，推动管理创新，健全服务体系，提升服务品质和效率，在让人民群众有更多健康获得感的目标背景下，加强信息管理与服务质量管理和第三方考核，充分合理利用医疗资源，不断提升“两癌”筛查项目的服务人员及服务机构的业务能力，最大限度为广大妇女服务。同时与党建活动协同发展，提供综合性筛查服务。2021年9月，杭州市五云山医院部分党员干部一行赴富阳区东洲街道东洲村开展“红色健康快车”移动筛查大型义诊活动。杭州市第一人民医院和杭州市五云山医院检查、检验及临床等30余名专家，通过先进的移动筛查车进行“四病”（高血压、高血脂、糖尿病、慢阻肺）、“四癌”（胃癌、前列腺癌、乳腺癌、宫颈癌）的筛查，专家现场解答，把健康直接送到百姓的家门口。筛查车全车覆盖5G网络，并配备了超声、智能AI读片机等多种设备，可进行超声、抽血、尿液等多项检查，现场得出检查结果，所有数据可直接传输到现场医师的iPad中。同时，通过远程医疗系统、影像云系统等，实现专家远程读片，及时根据检查报告得出治疗意见。

四　未来工作展望

（一）依托智慧服务平台，全面掌握人口信息

根据《健康杭州2030规划纲要》《杭州市国民经济和社会发展第十四个五年规划和二〇三五年远景目标纲要》，2021年，《杭州市卫生健康事业发展“十四五”规划》提出，将健全妇女“两癌”防治工作体系和防控网络。提出促进卫生健康数字化转型，丰富拓展“健康码”运用，深入推进“互联网+医疗”“互联网+护理”“互联网+健康管理”“互联网+监管”等建设应用。基于此，“两癌”筛查可充分利用智慧服务平台，充分、深入做好数据统计和挖掘工作。通过政府带头、各部门分级区域化协同管理模式，扩大杭州市户籍妇女筛查人群的覆盖面，同时把部分来杭务工人员也纳入免费“两癌”筛查的目标人群，从家族遗传史、年龄段、职业和主要不良生活习惯等方面进行分析，为下一步“两癌”的防治工作提供参考和合理路径依据。

（二）多措并举加大宣传，提高“两癌”筛查率

通过各种传播平台积极宣传“两癌”健康教育知识，动员适龄妇女积极参加“两癌”筛查。充分发挥杭州市各级卫健委、相关合作单位、定点

筛查机构，以及社区服务人员动员能力。通过精准对接各行业单位，精准落实到各社区，有计划的运用微信公众号，报纸、广播、宣传广告，标语，健康知识大讲堂等方式广泛开展“两癌”宣传活动，加大对农村妇女及有长期居住证的流动育龄妇女健康教育的力度，提高其对“两癌”的认知率，增强其对“两癌”筛查的积极性和主动性。利用手提袋、扇子、挂图、宣传手册等宣传品印制“两癌”宣传内容，免费发放给群众，增加群众对“两癌”筛查的了解和印象。开展多次类似“红色健康快车”移动筛查的大型义诊活动。多利用健康相关节日举行主题活动，如三八妇女节，从而调动适龄妇女筛查“两癌”的积极性，引导群众形成“重预防、早治疗”的理念，从而提高“两癌”筛查率。

（三）推行精细管理模式，提升“两癌”筛查质量

目前，杭州市的“两癌”筛查对象各年龄段检查项目一致还需精细化管理。根据《浙江省基本公共卫生服务项目城乡妇女“两癌”检查项目管理工作规范》，杭州市对乳腺癌筛查开展分层分级精准筛查。分层分级筛查内容主要有以下几点。①常规检查：乳腺体检及乳腺彩超（所有妇女）；②乳腺 X 线检查：乳腺彩超检查 BI-RADS 分级 0 级以及 3 级者；③副高以上乳腺专科医生综合评估：乳腺 X 线检查为 0 级和 3 级者；④组织病理学检查：乳腺彩超检查或者 X 线检查 BI-RADS 分级 4 级和 5 级者；⑤针对性随访管理。可以参考无锡市的 HPV 阳性病例管理“六个一”的对接服务机制，该机制是为筛查出来的阳性病人建立完整的追踪检查和治疗的“阳性追访治疗服务环”，即通过建立一个阳性病例库、一张转诊回执单、一个短信平台、一个 QQ 群、一部告知电话、一条“绿色通道”形成“六个一”对接服务机制。[①] 目前，我国的内蒙古鄂尔多斯[②]以及山东济南已经开展

① 沈大雷：《无锡市“两癌”筛查为女性撑起健康“保护伞”》，《中国人口报》2021 年 8 月 16 日，第 02 版。

② 黄留叶、赵雪莲、赵方辉：《宫颈癌的发病与死亡变化趋势及其预防策略进展》，《肿瘤综合治疗电子杂志》2021 年第 2 期，第 21 ~ 25 页。

HPV 疫苗免疫规划试点工作，因此杭州市也可进行 HPV 疫苗免疫规划评估工作，并鼓励46 周岁以下的妇女积极接种 HPV 疫苗，以有效降低宫颈癌患病率。同时利用智慧服务平台，依托杭州市“数智杭州·宜居天堂”的城市发展导向，通过实现网络化、智能化信息管理，优化筛查流程，提高管理部门信息对接与管理的便利性与效率性，从而完善“两癌”筛查信息化管理机制。各负责单位也要及时跟踪督导，各方协同工作，提升“两癌”筛查质量。

B.11

杭州市居民心理健康服务体系建设的探索和实践

陈 齐　宋海东　张丽娟*

摘　要： 现代健康观不仅仅指身体上的完美状态，还包括精神上的幸福美满，以及社会和谐。然而由于现阶段社会转型、竞争加剧、发展不平衡，我国国民心理健康整体状况不容乐观，心理疾病的发病率逐年升高。杭州市在2019年成为国家社会心理服务体系建设首批试点城市，经过两年的建设，获得了丰富的实践经验。本报告立足杭州市试点工作的具体实践，系统阐述了杭州市居民心理服务体系建设的工作举措，并以拱墅区为样板，对具有地方特色的社区心理服务工作进行了介绍。

关键词： 心理健康　服务模式　社会心理服务体系

目前我国处于经济社会快速转型期，人们的生活节奏快，竞争压力大，个体的心理行为问题日显突出，社会心理困境成为一种普遍现象。然而我国心理健康服务体系建设起步较晚，体系尚不健全，人民心理健康意识淡薄，

* 陈齐，博士，杭州师范大学公共卫生学院助理研究员，主要研究方向为社区心理健康管理；宋海东，医学博士，浙江大学医学院附属精神卫生中心（杭州市第七人民医院）副主任医师、防治科科长，主要研究方向为儿童情绪与行为障碍，以及社区精神卫生；张丽娟，杭州市卫生健康委员会疾病预防和职业健康处一级主任科员。

相关心理学和社会学研究不足，社会心理疏导工作机制尚处于摸索阶段。2019 年 6 月，杭州市成为国家社会心理服务体系建设首批试点城市，并制定了《杭州市社会心理服务体系建设国家试点工作实施方案》，成立了试点工作领导小组，以确保试点工作顺利开展。截至 2020 年底，社会心理服务体系建设有序推进，城市精神卫生事业快速发展，本章对此项工作进行初步回顾总结，以期为同行提供借鉴。

一　全国社会心理服务体系建设试点工作

（一）我国心理服务体系尚不健全，尚不能满足人民群众日益增长的美好生活的需要

党的十九大报告明确指出，“中国特色社会主义进入新时代，我国社会主要矛盾已经转化为人民日益增长的美好生活需要和不平衡不充分的发展之间的矛盾”。一方面，什么是美好生活，往往是一种主观感受。研究发现美好生活不仅仅包括物质满足，还包括获得感、安全感、幸福感以及家庭和人际关系和谐、国家和社会环境稳定、绿色可持续发展等多个方面，个人、群体和社会的心理富足都是美好生活的重要组成部分。

另一方面，不平衡、不充分的发展也带来阶层分化、贫富差距加大、社会不公等问题。近年来随着网络的飞速发展，大量信息充斥人们的生活，尤其是那些负面信息极大影响人们的生活感受，心理健康问题多发，如生活压力感增加、就业竞争加剧、社会关系矛盾加深、不同群体间信任感下降等。随之而来的是焦虑、抑郁、家庭纠纷、人际敏感、社会适应差等心理问题逐年增加，大众心理健康受到广泛的挑战。不少人在生活、学习、工作等方面都遇到一些心理问题。民众出现相对剥夺感增强、社会焦虑蔓延、自我保护心理过度、生活满意度幸福感降低、心理疾病患病率逐年上升等现象。①

① 王俊秀、陈满琪:《社会心态蓝皮书：中国社会心态研究报告》，社会科学文献出版社，2021。

我国仅有约20%的心理疾病患者得到有效治疗，[①] 而这仅是冰山一角，在社会转型背景下，处于心理亚健康状态的民众占有相当大的比重。民众与日俱增的心理服务需求显然已无法通过专科医院提供的服务得到满足。为满足民众的心理需求，将承载社会功能、直接服务于个体的社区纳入心理健康服务体系，开展全民性、普惠性的心理健康服务，宣传心理健康知识、服务重点人群、提高居民的心理健康素养与幸福感，成为新时期提高我国居民心理健康水平、构建和谐社会的重要途径。

（二）杭州市成为国家社会心理服务体系建设首批试点城市

党的十八届五中全会首次提出了推进健康中国建设，“健康中国”上升为国家战略。2016年10月，中共中央、国务院印发的《“健康中国2030”规划纲要》指出，健康是促进人的全面发展的必然要求，“身”与“心”两手抓，两手都要硬，加强心理健康服务体系建设和规范化管理刻不容缓。2017年1月，国家疾病预防控制局发布《关于加强心理健康服务的指导意见》（国卫疾控发〔2016〕77号），提出加强心理健康服务、健全社会心理服务体系。2017年10月，习近平总书记在十九大报告中指出：“坚持全民心理健康素养提高和个体心理疏导相结合，坚持加强重点人群心理健康服务，培育心理健康意识，满足不同群体的心理健康服务需求，促进心理健康服务科学、规范发展，逐步形成自尊自信、理性平和、积极向上的社会心态。”

为落实党的十九大报告要求，2018年11月国家卫生健康委、中央政法委、中宣部、教育部、公安部、民政部、司法部、财政部、国家信访局、中国残疾人联合会十部委《关于印发全国社会心理服务体系建设试点工作方案的通知》（国卫疾控发〔2018〕44号），将心理健康服务融入社会治理体系和健康中国建设，拟通过试点工作探索社会心理服务模式和工作机制。2019年6月，杭州市成为全国首批试点城市，试点工作为期三年（2019～2021年）。根据《全国社会心理服务体系建设试点工作方案》和杭州市委、

① 栾劲松：《社区心理健康服务体系建设的对策研究》，《科教导刊》2020年第5期。

市政府《关于推进市域社会治理现代化的意见》（市委〔2019〕5 号）精神，杭州市制定了《杭州市社会心理服务体系建设国家试点工作实施方案》。方案提到，到2021 年底，杭州市社会心理服务体系基本建成，心理健康服务融入社会治理体系和精神文明建设，融入平安杭州和健康杭州建设。具体工作包括社会心理服务体系建设、人才队伍建设、智慧管理平台建设三大内容，制定了三阶段推进的实施计划，全面完成试点工作，积极实践，积累经验。

二　杭州市居民心理健康服务体系建设的实践

根据杭州市制定的《杭州市社会心理服务体系建设国家试点工作实施方案》，杭州市成立了社会心理服务体系建设国家试点工作领导小组，由市委副书记和副市长任组长，并建立联席会议制度、督导反馈制度和信息月报制度，试点工作有条不紊的进行。

在新冠肺炎疫情发生后，杭州市仍按要求有序推进国家试点的各项工作。在居民心理健康服务实践中，第一时间上线心理危机干预服务，加大宣传力度，积极预防和尽量减小疫情带来的心理社会影响，坚守基层阵地，为一线疫情防控的工作人员、确诊患者、隔离人员和居家观察人员提供心理援助。

（一）社会心理服务体系的初步建立

社会心理服务体系建设初步完成。截至 2020 年底，杭州市已经建立了覆盖各县区市的三级社会心理服务平台，做到心理咨询室或社会工作室全覆盖，精神卫生综合管理小组全覆盖。全市共有精神专科医院 13 家，开设心理门诊的二级及以上综合医院 31 家，可提供专业的心理咨询疏导服务。专业医疗结构和社区管理充分合作，在重点人群如精神障碍患者、失独家庭、残疾人群体等的专业服务上发挥指导和培训功能，进一步增强社区心理健康服务能力。

新冠肺炎疫情发生后，社会心理服务三级平台充分发挥社会心理支持功能。杭州市各县区市充分发挥社会治理综合服务中心和全科网格基础作用，依托杭州市社会心理服务体系三级平台，充分发挥乡镇（街道）心理服务站和村（社区）心理服务室的专兼职人员作用。在疫情防控方面，建立由心理咨询师、社工、志愿者组成的社区心理干预队伍，全面发动村（社区）"两委"干部、党员、网格员等基层工作人员，主动向辖区内各类人群宣传心理健康知识，转介心理障碍患者，积极预防、减小疫情对人群的心理负面影响。

加强以免费心理咨询热线为主体的线上心理疏导服务。早在2004年，杭州市心理研究与干预中心就开通了24小时心理咨询热线，多年来一直承担着杭州市及周边地区的在线心理疏导任务。疫情发生后，减少外出成为人们的主要生活方式，心理咨询热线就成为市民重要的心理疏导手段之一。杭州市心理危机研究与干预中心于2020年1月25日增开一路24小时疫情心理干预热线，组织了130余名心理咨询师和精神科医护人员，全面提高疫情防控期间心理援助热线的心理支持力度。截至2020年11月，危机干预服务热线共接到8196个疫情相关来电，全市现场心理危机干预累计达到28311人次。此外，全市13个县区市和2个功能区也陆续开设疫情专线（见表1），确保每个县区市都至少配有一条抗疫热线。例如，富阳区红十字心理救援队在疫情防控期间开展电话心理咨询服务196人次，开展情绪疏导和心理危机干预共计1380人次。

表1　杭州市"新冠肺炎"疫情心理热线电话

地区	心理热线电话	单位
杭州市	85029595	杭州市心理危机研究与干预中心
上城区	87813931	南星街道社区卫生服务中心
下城区	87078516/12355	区精卫办/团区委
江干区	4009－920－885	滴水公益
拱墅区	18058713310	区精卫办
西湖区	15757138289	区精卫办
滨江区	13386508065	区妇联
萧山区	18969939273/18967187139	区精卫办
余杭区	86252668	区精卫办
富阳区	58837885	富阳区第三人民医院

续表

地区	心理热线电话	单位
临安区	61109595	临安区安康医院
桐庐县	967000/58505531	滴水公益
淳安县	64829595	淳安县妇幼保健院
建德市	64512355	心安驿站心理健康服务中心
西湖名胜区	87990501	区精卫办

各区还根据自身特点，积极开展互联网心理援助服务工作。例如，拱墅区面向社会开通 3 条心理服务咨询热线和 3 个在线心理服务平台，提供 24 小时在线心理支持和援助服务，截至 2020 年底，接听热线 3821 人次，现场干预 6772 人次。下城区开发了“云评测”小程序，累计心理评估 3554 人，干预 1750 人。滨江区上线“战疫滨滨”心理机器人，在线咨询人数达 3.76 万人次。余杭区上线医护版智能心理服务机器人，为一线医护人员提供心理疏导服务。

继续为特殊人群提供心理健康服务。杭州市失独家庭心理援助工作一直以基层社区为载体，采用全社会联合的方式，形成有效的社会支持网络，为失独人群与失独个体提供完善的、全面的心理干预方案。富阳区计生协和同心公益服务中心联合发起“暖心家园”公益行动，帮扶计生特殊家庭，建立了生活照料、困难救助、健康帮扶、再生育辅助、心理干预、联谊交流、法律援助等个性化暖心帮扶服务机制，截至 2020 年底，共为 397 人提供了帮扶服务。残疾人心理援助工作，以伤残心理学为新起点，例如，以“与您起舞，跳出一片芳华”为主题，举办了针对脊髓损伤康复人群的特色心理服务活动。

进一步提高严重精神障碍患者综合管理水平。截至 2020 年底，杭州市严重精神障碍在册患者 45857 人，报告患病率为 4.68‰，管理率为 99.92%，规律服药率为 95.74%，面访率为 97.06%。继续完善落实“以奖代补”政策，自 2016 年杭州市实施以奖代补政策以来，全市累计奖补 13770 人次，共奖补金额 1701.8 万元；积极推进长效针剂的社区使用，改善精神障碍患者的生活质量，目前已累计有 39 人接受长效针剂治疗。

（二）心理健康服务人才队伍建设

提高心理服务人员的专业化水平，积极开展实操等方面的继续教育、专业培训工作，定期开展督导。2019 年 6 月和 12 月杭州市心理危机干预中心分别举办国家和省级继教班各一次，共培训 300 余名相关工作人员。2020 年 11 月 17 ~ 19 日，在淳安县举办“心理危机干预理论与技术”国家级继教班一次，共培训 300 余名相关工作人员。作为首批试点辖区，拱墅区利用自身优势，率先探索心理社工培育模式，建成并运行浙江 · 拱墅心理社工培育孵化基地。全区已有心理社工 1053 名，人员覆盖每个社区，是杭州市拥有心理社工数量最多的辖区。

扩大心理健康服务志愿者队伍。社区、健康卫生和政法委等部门向社会广泛招募心理健康服务志愿者，尤其鼓励医务人员、高校心理教师、心理专业学生和社会服务志愿者加入心理健康服务志愿者队伍。建立志愿者培训机制，开展心理健康相关的培训，提高他们的专业服务能力，促进心理健康服务的健康发展。

在疫情防控期间，及时开展疫情相关心理健康教育。杭州市第七人民医院利用自身专业优势，制作面向医务人员以及社会公众的相关健康教育宣教视频。采用网上授课与团体干预的模式，免费开展针对疫情防控期间杭州市心理危机研究与干预中心热线接听志愿者的线上督导工作，对团市委 12355 热线接听的 600 余人进行了培训，对全市民政系统社会工作者，以及政法系统网格员等基层人员进行心理援助，共计 2000 余人次。

（三）加强心理服务智慧管理平台建设

2020 年 2 月初，“杭州健康码”率先上线，采用“红黄绿”三色动态管理，成为数字化管理的标配，助力精准防控疫情和分类有序复工复产。2020 年 4 月 27 日，“杭州健康码”上线“心理援助”服务。如今心理援助下设心理评估、在线咨询、求助热线和青少年专区四个栏目。截至 2020 年底，有 9. 56 万人次接受了心理援助服务。

各区还积极引入心理机器人，打造心理服务的智能化体系。例如，滨江区是全国首家推行人工智能对严重精神障碍患者精准管理应用的试点单位，截至2020年底，共服务1592人。下城区石桥街道引进人工智能心理机器人，并于2020年9月正式上线服务，与此同时，残疾人之家设置了一块“心理机器人立式屏”，让心理健康服务打破了时间和空间的局限，同时还具有私密性。

三　杭州市居民心理健康服务的拱墅模式实践

2006年，拱墅区在国内首次提出“社区心理卫生四级服务模式”，即市、区、社区、街道四级心理卫生服务模式。2006年8月21日，成立了亲和心理健康中心。可以说拱墅区是杭州最早开始摸索社会心理服务体系建设的辖区。

在之后的十年时间里，拱墅区提出并实践了社区心理疏导“四个到位”，即场所到位、设备到位、人员到位、制度到位。探索形成了心理疏导方式多样化服务、心理社工服务模式、三社联动机制，让老百姓可以在家门口享受专业的心理健康服务。2016年6月，杭州市拱墅区成为浙江省唯一的全国12个“社会心理服务体系建设”联系点之一。2017年，拱墅区提出以预防为主的“前端普遍服务，中端监测预警，末端精准干预”的拱墅模式，得到了中央政法委的肯定。2019年国家卫健委将杭州市列为2019～2021年度全国社会心理服务体系建设试点，拱墅区下发了《关于推进拱墅区社会心理服务体系建设的实施意见》和《杭州市拱墅区社会心理服务体系建设工作深化实施方案（2019—2021三年行动计划）》，进一步加强以区社会心理服务指导中心、街道社会心理服务站、社区心理服务咨询室为平台的区—街道—社区三级社会心理服务体系建设。

（一）以预防为主的“前端普遍服务，中端监测预警，末端精准干预”的拱墅模式

1.“前端普遍服务”就是对广大居民群众开展心理知识宣传普及

要让社区居民真正触及心理服务，才能真正做到前端普遍服务，这就是

拱墅区的理念。2020 年底，拱墅区已经实现了 10 个街道、95 个社区的心理健康服务全覆盖，一张大网实现了前端普遍服务。

2017 年 7 月 12 日，拱墅区爱心科技体验馆作为全国首家心理服务体验馆，对公众开放，目标是让“心理服务体系”走进人民群众。该体验馆位于和睦路 128 号，占地面积达 600 平方米，设置了体验区和服务区，服务范围主要包括辖区居民、企业员工、学校学生等，开设专业的心理咨询、精心训练、情绪与压力管理等课程，普及和宣传心理知识。体验馆还成立杭州市拱墅区爱心理服务中心，帮助来访者自我评估、理解差异、疏通情绪。尤其是在 2020 年疫情防控期间，爱心理服务量剧增，通过线上线下通道，约有 56 万人次来访咨询。

每年的 5 月 25 日不仅是全国大学生心理健康日，而且被拱墅区定为区社会心理服务活动月。“5・25”是“我爱我”的谐音，寓意“我的心理我做主”。2020 年 12 月，拱墅区承办了以“心灵护航 你我同行”为主题的 2020 年杭州市社会心理健康服务宣传月活动。此外，辖区各街道还不定期举办心理服务活动，例如，敬老月、助残日、学雷锋日等，丰富多彩的活动为居民们送来了心理慰藉。

2. “中端监测预警”就是针对特殊人群心理问题开展监测预警

拱墅区研发了全国首套社会心理监测预警信息系统，建立了维稳信访、社区矫正、涉邪教、涉毒、精神障碍、问题青少年、民政救助、残疾，以及其他突发状况等九类重点人员数据档案。由网格员定期走访各个社区，把相关人员基础动态信息录入系统。系统使用不同的心理状态模型自动计算，并以“红、黄、绿”三色呈现相关人员的心理变化状态。利用这套“三色预警”机制，心理服务站和心理社工可以在问题萌芽之际就主动出击，防患未然，提升了各个辖区的各类心理风险的预警防控能力，为接下去的精准干预奠定了基础。

3. “末端精准干预”就是对突发心理问题的群众和精神障碍患者进行综合管理

拱墅区提出了以心理疏导干预为主抓手，联通综治工作平台与心理服务工作平台，延伸配套了矛盾化解、法律援助、帮扶救助的“1+3”服务机制。对于普通群众，基于三色预警心理监测系统为其提供服务，一旦出现红色预警，对口的心理服务人员会主动跟进，开展心理疏导。

对于各类重点人群，如社区矫正人员、重症精神病人及其家属、失独家庭、孤寡老人、涉毒人员、问题青少年等，采用群体辅导的心理干预模式，对不同类型群体制定个性化团辅“套餐”。例如，湖墅街道“多群体团辅”干预，把有心理问题的人组成一个大约10~15人的团体，提炼主要心理诉求，开展心理辅导，时间一般控制在1~2小时。采用群体辅导的方式能够进一步扩大社区心理服务覆盖面，使服务更具质量和效率。

（二）心理社工培育工程

在15年的漫长探索实践中，拱墅区总结了两条重要的经验。第一条是结合社会管理和为民服务的实际工作进行心理疏导，即心理疏导工作应该和社区的主要工作相结合，例如，在加强和创新社会管理的过程中，以及在为民服务过程中，及时开展心理疏导，这不仅能够提高社区服务的效率，更能解决老百姓的实际问题，提高群众的幸福感。第二条是充分发挥心理社工的作用，他们必须既懂社会服务，又能开展心理辅导，其是提供社区心理健康服务的主力。

心理健康社会工作（mental health social work，MHSW），简称“心理社工”，由中国社会工作联合会与中国心理卫生协会联合提供职业技能培训课程和权威认证，可作为社区、医疗、司法、教育、企业等领域的社工和心理咨询师的能力评价、考核、聘用和任职的重要参考。“心理社工”填补了心理咨询师不懂社会服务，社工师难以胜任心理辅导的市场空白，是社会心理服务体系构建的重要人才支撑。

为此，拱墅区率先探索心理社工培育模式，成立了浙江晒福社会工作服务研究院，由浙江省民政厅作为业务主管单位，在上塘街道党群服务中心成立了200余平方米的心理社工督导培育孵化基地，牵头编写了心理社工培训教材，开设心理健康服务专业技能培训班，支持社工考取心理专业相关证书。2018年首轮培训99名心理社工，2019年和2020年两次开展心理社工千人培育计划，先后举办了3次心理社工大比武，培训对象包括各街道社区、医疗系统、学校、企业工会、城管、公安、司法系统、党委机关等多个单位的社会工作人员。截至2020年11月，拱墅区已经是杭州市拥有心理社工数量最多的行政区，共1053人，人员覆盖了每个社区。

浙江晒福社会工作服务研究院作为拱墅区探索社区心理服务体系的技术指导单位，承接了心理社工培育工作，并逐渐探索出一套独具拱墅特色的心理社工培训理念，即以注重本土文化的“社会建构思想”为理论依据，以“焦点解决短程治疗技术”为核心技术，培育以“建构性社会工作”为取向的“心理社工”人才队伍；通过理论讲解及案例分析，让参加培训的公职人员掌握简洁易上手的心理学及与社会工作相结合的助人理念与方法，同时将这些方法运用到公职人员的日常工作生活中，有效调节自身的情绪与压力，提升人际沟通的技能，提升人们的身心健康水平。

（三）疫情防控心理服务模式

自新冠肺炎疫情防控工作启动以来，拱墅区同步启动抗疫心理服务工作，把心理服务融入抗疫一线，建立“三社”联动的心理防“疫”体系，把心理社工、专业社会组织与社区紧密联系在一起，即以心理工作站为阵地、以心理社工为中坚力量、以专业社会组织为技术支持，积极完善社会心理服务体系，实践战时心理服务工作模式。

1. 启动战时心理服务响应

拱墅区第一时间下发《关于做好疫情期间开展社会心理服务工作的通知》和《关于做好拱墅区新冠肺炎疫情心理干预的几点意见》，全面部署区内三级心理服务平台的抗疫工作，在疫情防控的同时不忘心理疏导。形成心理防控宣传“1112”工作体系，即向居民群众发放1张《拱墅区心理服务咨询热线》单和1份心理健康宣传册，开展1次心理健康宣教电话访问，每周编发2期心理健康微信公众号文章，普及心理知识，消除恐惧心理。与此同时，开通了3条区级心理咨询热线，开放了3个在线心理服务平台，为群众提供全天候在线心理支持和援助服务。区疫情防控指挥部办公室开通2条24小时公开电话，并配备心理专业人员。

迅速组建心理辅导专家团队。由来自爱心科技体验馆、心理社工培训基地、心晴工作室等7个社会心理组织的第一批共83名专业人员，组成区“医心一意”疫情防控心理辅导专家团，积极投入疫情防控工作。结合社区网格化管理，全区10个街道分3片开展对口服务，心理服务专家驻点指导，提升基层服务水平。全体心理社工参与全区460个小区卡口管理，现场提供心理疏导服务，以减少矛盾发生。

建立“分类施策、双向互动”机制，迅速筛选明确集中隔离、居家隔离、普通群众、一线干部、精神障碍、独居老人等群体，为他们提供个性化心理疏导服务。心理社工要协同辖区内精神障碍患者家属，督促辖区内2000多名患者按时服药，保持患者家庭和谐稳定。保持阳光大管家中心24小时在线服务，为老年人提供防疫期间的紧急呼叫、咨询、心理疏导等服务。

2. 集中隔离人员的心理疏导干预

在区级2个集中隔离点内，将心理服务融入日常隔离医学观察工作，通过及时的心理疏导，消除隔离人员的恐慌、不安、委屈、焦虑等不良情绪。对于居家隔离人员，主要由心理社工提供心理服务，落实“四个一”举措，即提供一个专业心理咨询的渠道、建立一个微信聊天窗口、开展一次特色温馨关怀、帮助解决一批生活困难人员。每个心理社工负责5～10户隔离家庭，提供情感、信息、资源、评价等支持，纾解居家隔离人员的负面情绪。

3. 一线防疫人员心理疏导干预

在疫情防控期间，建立以街道为单位的心理风险等级动态预警机制，减少在岗防疫人员任务重、心理压力大、家庭不和谐事件的发生。为此拱墅区组织了15名心理专家，分成4个心理支援团，到全区10个街道社区卡口、入城口、复工企业等一线，定期开展巡回心理服务工作。拱墅区小河街道爱心理服务中心开通“爱心理”服务热线，累计服务党员干部160余名，提供针对心理紧张、焦虑、失眠等5类问题的解决方案30余个。拱墅区湖墅街道举办心理防“疫”活动，为一线干部提供 1 对 1 的心理慰藉和情绪指导服务。上塘街道浙江晒福心理研究院推出“一二三四”心理援助法，通过特色“晒福养心卡”，为一线工作人员提供情感支持。湖墅街道杨帆心理工作室特邀专业心理咨询师，在家庭愧疚、工作疏漏、健康担忧、居民不理解及政策拿捏 5 个方面为辖区心理社工提供集中疏导服务。

B.12
3岁以下婴幼儿照护工作实践探索

任建萍 王文婷 邱先桃 吴卫红*

摘 要： 随着“全面二孩”政策落地，国家大力推动3岁以下婴幼儿照护服务工作，各部委相关文件陆续出台。近几年杭州市积极探索婴幼儿照护服务工作，将其纳入重大行政决策和民生实事项目，打造就近可及的15分钟婴幼儿照护服务圈，目前拱墅区成为国家婴幼儿照护理念、照护模式的示范点。但是杭州市3岁以下婴幼儿照护服务工作还面临很多挑战，如可提供托位少、入托率低等；婴幼儿照护服务工作标准化体系建设需继续完善；家庭支持指导服务有待进一步推进；婴幼儿照护服务行业专业型人才培养规范化不够。未来，杭州市将增加照护机构托位供给，提高婴幼儿照护服务覆盖率；完善婴幼儿照护服务体系，推动标准化建设；打造婴幼儿智慧服务数字化赋能平台，提升照护服务质量。

关键词： 0~3岁婴幼儿 照护服务 普惠性

3 岁以下婴幼儿的照护服务是在遵循其成长规律和特点的基础上，提供

* 任建萍，博士，教授，博士生导师，杭州师范大学公共卫生学院健康服务与管理系主任，主要研究方向为健康服务评估、卫生经济与政策；王文婷，杭州师范大学公共卫生学院博士研究生；邱先桃，杭州师范大学公共卫生学院硕士研究生；吴卫红，杭州市卫生健康委员会基层卫生与妇幼保健处二级调研员。

全方位照料、保健、护理、指导和教育服务，促进其健康成长和早期发展，是生命全周期服务管理的重要环节，[①] 也是满足人民群众婴幼儿照护刚性需求的应然之举，关系到家庭幸福、国家未来、民族希望。

杭州市将3岁以下婴幼儿照护服务工作纳入政府的重大行政决策目录和民生实事项目。杭州市卫生健康委员会发挥牵头作用，联合多个相关部门出台一批切实管用的政策举措，以家庭、社区为主要依托单位，不断推动多元化的婴幼儿照护服务体系建设，探索具有杭州特色的3岁以下婴幼儿照护服务发展道路，着力打造体系完善、公平普惠、优质均衡的婴幼儿照护杭州样板，为浙江省乃至全国促进婴幼儿照护服务提供经验借鉴。

一　3岁以下婴幼儿照护工作的背景和发展历程

（一）背景

在新形势下，作为补齐“民生短板”的一项具有前瞻性、创新性的重要工作，重构3岁以下婴幼儿照护服务体系成为热点议题。

宏观层面：人口政策的调整，成为带动需求增长的“主引擎”。2015年底，中共中央、国务院发布《关于实施全面两孩政策改革完善计划生育服务管理的决定》（中发〔2015〕40号），为延续了30多年的“独生子女”时代画上了句号。在政策的引导下，全国掀起了一波人口出生小高峰。以浙江省为例，在“全面二孩”政策推进和实施后，人口出生率从2013年的10.01‰逐步升至2017年的11.92‰，形成了人口出生的一波“小高峰”。之后，人口总量增长势头有所减弱，2018年人口出生率回落至11.02‰，2019年进一步回落至10.51‰。[②] 我国生育率没有得到预期增长，劳动力人口的减少导致人口红利逐渐消失，成为国家人口安全和社会经济发展的新挑

① 杨璇、李君、熊小丽等：《论述我国3岁以下婴幼儿照护服务体系的构建》，《中国卫生事业管理》2020年第11期。

② 《2020年浙江统计年鉴》，浙江省统计局网站，http：//tjj. zj. gov. cn/。

战。2021 年 5 月，国家做出了“三孩政策”的重大决策并出台相关配套支持措施。“三孩时代”的到来，将带动社会对婴幼儿照护服务需求的提升，使 3 岁以下婴幼儿照护成为当下迫切需要关注的前沿重点问题。

中观层面：照护市场尚未成熟，托育服务供需失衡严重。低龄婴幼儿照护服务的市场存在诸多问题，如早期市场的投资风险较大，短期的回报率相对较低等，所以社会资本对于市场投资大多持观望状态，托育服务供给体系的发展受到限制。全国 3 岁以下婴幼儿的托育需求调查显示，目前婴幼儿托育服务的实际供给仅为 5.5% 左右，[①] 相比发达国家 35% 以上的入托率仍有较大差距，[②] 与国内 30% 左右的家庭入托需求也相去甚远。“难以入托”“不方便托”“不放心托”等诸多现实问题困扰很多家长。

微观层面：家庭规模趋小型化，照护功能逐渐弱化。在人口结构变迁的大背景下，我国的家庭正逐步向小型化、核心化趋势发展。[③] 第七次全国人口普查数据显示，中国家庭规模是 2.62 人/户，[④] 相比第六次全国人口普查时的 3.1 人/户有所下降，家庭作为“核心单元”在抚幼养老方面的功能逐渐弱化，在婴幼儿照护方面存在的困难也随之进一步凸显，“没人带孩子”“隔代带孩子”等现实问题成为抑制夫妻双方生育意愿的重要因素，也影响国家“三孩政策”落地难以取得预期效应。

（二）发展历程

建立完善 3 岁以下婴幼儿的照护服务体系是发达国家的普遍共识。联合国教科文组织于 2007 年在《达喀尔行动纲领》中提出“儿童早期教育与托育服务”的理念，并加以推广，各国也将其视为政策重点领域，其核心议

---

① 国家卫健委：《我国托育服务供需缺口较大》，2021 年 7 月 21 日，http://www.xinhuanet.com/2021-07/21/c_1127677861.htm，最后访问日期：2021 年 7 月 21 日。

② 毛根洪、吕宏、陈雪莲等：《三岁以下婴幼儿照护服务调研报告——以杭州市为例》，《创意城市学刊》2020 年第 4 期。

③ 洪秀敏、朱文婷、陶鑫萌：《我国 3 岁以下婴幼儿照护的家庭支持需求及群体差异——基于 Kano 模型的构建与分析》，《首都师范大学学报》（社会科学版）2021 年第 2 期。

④ 中华人民共和国国家统计局：《第七次全国人口普查公报》，2021。

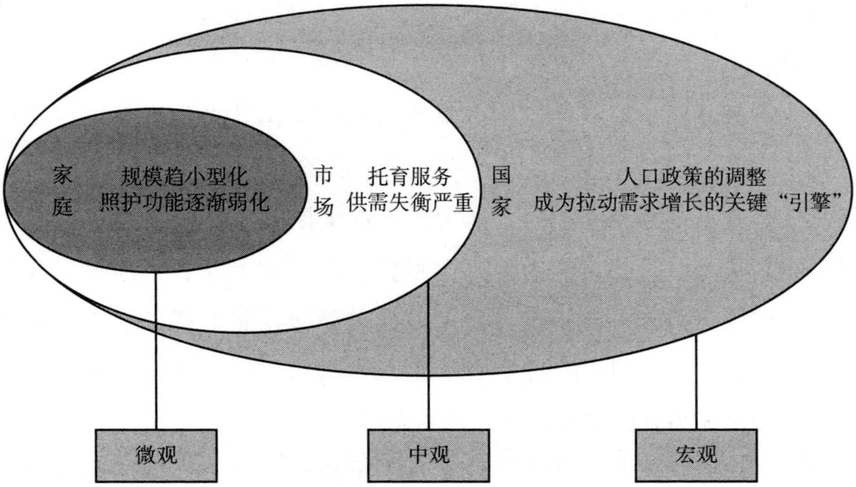

图1　3岁以下低龄婴幼儿照护工作的背景

题在于如何实现国家与家庭照顾责任的合理分工。由于较低的生育率水平和老龄化问题，以英国、美国、西班牙为代表的发达国家采用政府主导、各类社会组织参与的形式，在照护服务方面呈现明显的“去家庭化”取向，① 即倾向于通过增加支出的方式，将照护责任转移到家庭之外。与之形成对比的是日本、意大利、德国等国家，在婴幼儿照护的责任分担方面呈现明显的“家庭主义”的路径依赖，② 在一部分家庭无法照料婴幼儿的情况下，政府再根据实际情况适当给予此类家庭基本的人力和物力保障，以发挥补充作用。挪威、瑞典、法国等国家在实践中遵循“儿童最大利益”原则，③ 使用多样化的政策工具，借助公共化托育服务、育儿假，以及育儿津贴的组合，使家庭可根据实际情况灵活安排婴幼儿的照护工作。政府提供普惠的0~3岁婴幼儿公共托育服务，且强调父亲和母亲在家庭照料方面具有同等的责任

① Isabel, V. et al., "Family or state responsibility? Elderly-and childcare policy preference in Spain," *International journal of sociology and social policy* 11 (2020): 1101-1115.

② Timo, F. et al., "Roads and barriers towards social investments: comparing labour Market and family policy reforms in Europe and East Asia," *Policy and Society* 2 (2020): 266-283.

③ Phyllis, J. "*lives in the balance: a comparative study of public social investments in early childhood across OECD countries*," Berkeley: University of California (2016): 105, 104.

和义务，致力于创造一个利于婴幼儿托育成长的良好社会环境，最大化满足婴幼儿成长过程中的各类需求。①

国内婴幼儿照护服务始于国务院颁布的《中国儿童发展纲要（2011—2020）》，之后，其政策发展经历了三个主要阶段。

第一，政策萌芽期。党的十九大报告首次提出了要在“幼有所育”上不断取得新进展，并将其作为普惠性和公益性事业予以重点建设。2019 年初，国务院政府报告再次指出，要大力推进婴幼儿照护服务事业的不断发展，兴建低龄婴幼儿照护的服务机构和设施建设，这标志着国家层面开始将婴幼儿照护工作纳入顶层设计予以规划布局。

第二，政策发酵期。2019 年被誉为“托育元年”，② 国家层面支持婴幼儿照护服务发展的政策举措相继出台。2019 年初，国家发改委会同十八个部门发布《加大力度推动社会领域公共服务补短板强弱项提质量促进形成强大国内市场的行动方案》（发改社会〔2019〕0160 号），方案中提出要在下一年度初步完成政策法规体系建设的目标。2019 年 4 月，国务院办公厅印发《关于促进 3 岁以下婴幼儿照护服务发展的指导意见》（国办发〔2019〕15 号），对婴幼儿照护服务工作的主要任务、保障措施、部门职责等提出明确的要求，这是国家首次对 0 ~ 3 岁托育服务提出发展指导意见。2019 年 7 月，财政部会同有关部门印发《关于养老、托育、家政等社区家庭服务业税费优惠政策的公告》，国家卫健委也颁布《托育机构设置标准（试行）》和《托育机构管理规范（试行）》等文件，婴幼儿照护服务正式迈入新的发展机遇期。

第三，政策发展期。在上述政策实施的基础上，各省市及地方层面的靶向式配套文件密集出台。《2020 年浙江省政府工作报告》将 3 岁以下婴幼儿照护服务相关机构的发展、开展婴幼儿照护的人员以及能力培训等内容正式

① 杨雪燕、高琛卓、井文：《典型福利类型下 0 ~ 3 岁婴幼儿托育服务的国际比较与借鉴》，《人口与经济》2019 年第 2 期，第 1 ~ 16 页。

② 张琨：《建国来我国婴幼儿照护服务政策：发展历程、演进逻辑与行动展望》，《陕西学前师范学院学报》2021 年第 1 期。

立项。同年，浙江省人民政府办公厅印发《关于加快推进 3 岁以下婴幼儿照护服务发展的实施意见》（浙政办发〔2019〕64 号）；在 2020 年之后，《浙江省托育机构 3 岁以下婴幼儿照护指南（试行）》（浙卫发〔2019〕64 号）等相关配套政策也密集“出炉”，这些政策对于解决好人民群众关心的婴幼儿照护难题具有重大意义。

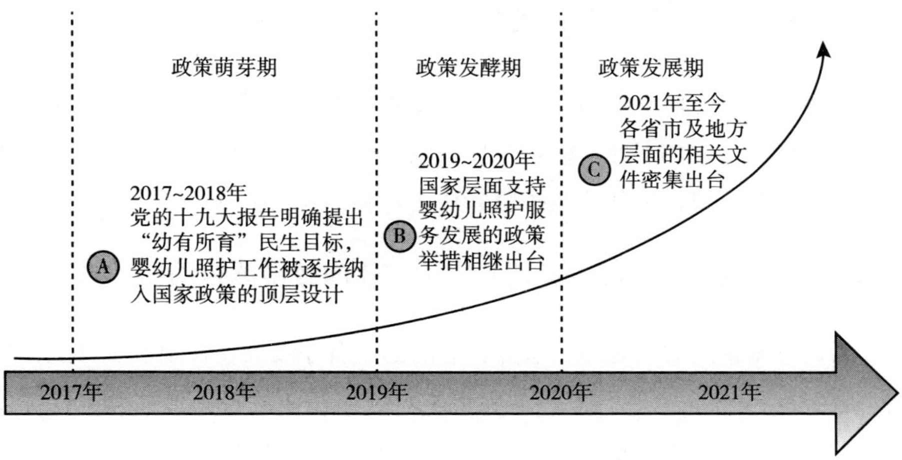

图 2　3 岁以下低龄婴幼儿照护工作的政策发展阶段

婴幼儿照护不仅是每个家庭成员的责任和义务，也是国家、政府和社会等多方面需要考虑的重要民生问题。近年来，国家各有关部门纷纷制定相关政策举措，全方位为我国婴幼儿照护服务工作提供政策支持。如国家教育部门着力于打造婴幼儿照护行业的专业人才队伍，财政部门为婴幼儿照护服务行业提供资金倾斜和税费优惠政策等。目前，由国家卫健委下属部门委托建设的婴幼儿照护服务网已逐步建立，它是集政府机构对全国托育机构动态管理、托育家长对机构查询和评价、托育家长和普通公众对育儿知识获取、从业人员提高管理水平和专业技能水平为一体的信息服务平台，能实现线上线下互联互通。北京市、上海市、广东省、南京市都成立了婴幼儿照护服务专业委员会或者婴幼儿照护与早期发展行业协会，以婴幼儿照护为主体，围绕优生优育、家庭科学育儿、早期发展等综合性服务开展工作。从中国托育事业的发展历程可以看出，政府发挥主体责任是托育事业顺利推进的关键。因此，国家层面应尽早确定3岁以下婴幼儿托育事业的管理部门，领导并统筹协调全国3岁以下托育事业的发展。

二 杭州市3岁以下婴幼儿照护工作的政策和实践

杭州市在3岁以下婴幼儿照护工作方面取得了一定成效。近年来，政策体系初步建立，主体多元、模式多样、服务灵活且具有杭州特色的照护服务供给体系初步形成，婴幼儿照护服务从无到有，成功破题。

（一）杭州市3岁以下婴幼儿照护工作的政策体系构建

为进一步推进婴幼儿照护服务行业的健康有序发展，在顶层设计上，杭州市政府及相关部门出台了2+X系列文件，以法律法规的形式明确各部门的义务和责任，促进政府和多方主体的良性互动。2020年5月，杭州市发布了《杭州市人民政府办公厅关于推进产业园区嵌入式幼儿园（含托育）发展的实施意见》（杭政办函〔2020〕14号），同时，将构建婴幼儿照护服务体系纳入当年市政府重大行政决策项目。2021年1月，杭州市发布了《杭州市人民政府办公厅关于促进3岁以下婴幼儿照护服务健康发展的通知》（杭政办函〔2021〕2号）。这2个综合性、开创性文件的出台，为推进工作提供了强有力的政策保障。杭州市3岁以下婴幼儿照护工作主要文件，如表1所示。

表1 杭州市3岁以下婴幼儿照护工作主要文件一览

序号	部门	主要文件	发文号
1	杭州市人民政府	《关于促进3岁以下婴幼儿照护服务健康发展的通知》	杭政办函〔2021〕2号
2	杭州市人民政府	《关于产业园区嵌入式幼儿园（含托育）发展的实施意见（试行）》	杭政办函〔2020〕14号

续表

序号	部门	主要文件	发文号
3	杭州市卫生健康委员会、杭州市民政局、杭州市市场监管局、杭州市城乡建设委员会、杭州市计划生育协会	《关于做好杭州市 3 岁以下婴幼儿托育机构管理工作的通知》	杭卫发〔2020〕2 号
4	杭州市卫生健康委员会	《关于印发杭州市“发展 3 岁以下婴幼儿照护服务”项目实施方案的通知》	杭卫发〔2020〕35 号
5	杭州市卫生健康委员会	《关于印发杭州市婴幼儿照护服务指导机构工作规范（试行）的通知》	杭卫办发〔2021〕10 号
6	杭州市卫生健康委员会、杭州市民政局、杭州市妇女联合会、杭州市计生协会	《关于加强婴幼儿成长驿站建设的实施意见》	杭卫发〔2021〕40 号
7	杭州市发改委、杭州市教育局、杭州市卫生健康委员会	《关于产业园区嵌入式幼儿园（含托育）建设的实施细则（试行）》	杭发改社会〔2021〕87 号

（二）3岁以下婴幼儿照护工作的杭州实践

1. 探索多元普惠供给，拓展托育资源

前期调研发现，杭州市供需矛盾的焦点主要集中在 2 ~ 3 岁婴幼儿的入托上。因此，杭州市以“婴幼儿照护服务指导”和“托育服务提供”为两翼，确立以家庭为基础、社区为依托、机构为补充的发展方向，着重从社区和单位两端发力，初步探索出就近可及、普惠优先的婴幼儿照护服务供给模式，为“幼有所育”“幼有善育”提供动能。杭州市托育服务供给体系，如图 3 所示。

社区统筹。做优顶层设计，通过公办民营或民办公助的模式，完善婴幼儿照护服务设施，降低经营成本。其中，部分街道探索由社区无偿提供场地，如拱墅区长庆潮鸣街道、和睦街道、文晖街道、上城区闸弄口街道等，同时向辖区居民提供低于市场价格的托育服务模式。富阳区则采取民办公助方式，将社会办从业机构，转型为价格可接受、质量有保障的普惠园。截至

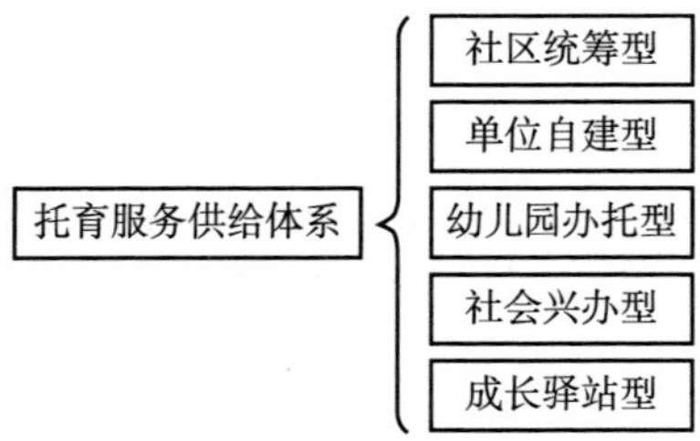

图 3　杭州市托育服务供给体系

2021 年 6 月底，杭州市公建民营或民办公助形式的普惠型托育机构已有 20 余家。

单位自建。鼓励用人单位兴建单位内部的婴幼儿照护服务机构，提供婴幼儿照护托育福利，提升员工满意度。滨江区海康威视集团利用园区场地，开办了包含 3 个托班的幼儿园，将其作为引才留智的重要手段。同时，作为落实关爱医务人员的具体行动，杭州市卫健委鼓励医疗机构内部挖潜办园，截至 2021 年 6 月，杭州市儿童医院、市妇产科医院、萧山医院等 8 家医院已经实现内部办托，发挥了良好的社会示范效应。

幼儿园办托。杭州市主动寻求教育部门支持，鼓励支持有条件的幼儿园开设托班，制定幼儿园托班管理指南，加强保育教育管理，促进婴幼儿在身体发育、动作、语言、认知、情感与社会性等方面全面发展。加大托幼资源统筹力度，发挥幼儿园专业资源优势，鼓励幼儿园增加托班服务供给，支持民办幼儿园开设托班，支持有条件的幼儿园到社区开设托班服务网点。萧山区将普惠民办幼儿园办托纳入学前教育经费补助范畴，市级机关幼儿园在市民中心开设托班，满足了集中办公区干部职工的送托需求。

打造家门口的“成长驿站”。婴幼儿成长驿站是依托社区（村）既有的邻里服务、医疗卫生、文化休闲等设施资源建立的婴幼儿照护服务机构，目的是逐步改善婴幼儿养育照护的社区支持环境。杭州市卫健委制定了成长驿站在场地建设、设施配备、服务内容和日常管理等方面的标准，并纳入 2021 年杭州市民生实事项目加以推动，还委托相关机构设计了婴幼儿成长驿站的 LOGO 和样板房，进一步推进杭州市婴幼儿成长驿站标准化建设。

社会兴办。充分调动社会力量，兴办托育机构和民办幼儿园等，争取到“十四五”末，实现普惠型婴幼儿照护机构街道乡镇全覆盖。

2. 提供科学养育指导，完善服务模式

0～3 岁婴幼儿处于智力发育和情绪发展的关键时期，[①] 为婴幼儿家庭提供普惠性、均等化的指导服务，普及科学育儿知识至关重要。

引导专业技能持续提升。杭州市先后组织开展机构园长、保育员、保健员等从业人员培训及婴幼儿家庭养育照护课堂师资培训，全方位提升机构从业人员的政策法规、备案要求、安全管理、家园互动等照护技能。

推广普及科学育儿知识。杭州市婴幼儿照护服务管理中心组建由儿保、幼教、管理等方面专家组成的师资库，面向不同人群组织编写婴幼儿照护服务技能提升、婴幼儿照护家庭读本等相关专业教材和科普读物，向孕妈妈和新生儿家长免费赠阅 10 万册，并将读本电子版和亲子小游戏视频上传到“母子健康手册”；与媒体合作，开通电台“家有宝贝”专题栏目，让科学育儿知识普及覆盖到 3 岁以下婴幼儿家长；开展免费的亲子活动和养育照护课程，“手把手”教家长“上路”。

3. 制定设施配套规划，强化运营保障

合理统筹规划托育机构建设布局，使之与杭州市常住人口规模相适应，并纳入社区配套用房统筹规划建设，分类别、分步骤、分阶段逐年推进。

在新建商品房及回迁安置房的开发区域安排婴幼儿托育服务建设用地，并配置相应规模的托育设施，与住宅同步验收、同步交付使用；在城市部分老旧小区的改造提升工程中，将婴幼儿照护活动场地纳入考虑并合理布局。其中，新建小区和既有住宅的配置标准为每百户需大于 15 平方米和 10 平方

---

① 吴君槐：《0～3 岁婴幼儿照料服务社会化探索——以上海市为例》，硕士学位论文，上海师范大学，2021。

米、最小建筑面积大于200平方米和150平方米，户外活动场地大于40平方米和30平方米。杭州市规划和自然资源局同时就区域差别化配置方案进行细化，在新一轮《杭州市城市规划公共服务设施基本配套规定（修订）》的修编中落实到位。

4. 构建家庭支撑体系，明确主体责任

明确家庭对婴幼儿照护的主体责任，家庭是3岁以下婴幼儿最重要的养育场所，是不可或缺的重要支撑点，父母或长辈是主要照料者。依托杭州市家政服务业提质扩容“领跑者”行动试点，着力推进完善包括生育支持、婴幼儿照护等在内的家庭发展政策，支持家政企业在社区设置服务网点，完善“街道、社区、家政企业”联动合作机制，为家庭托育、养老提供多元化的精准服务。

用人单位严格保障女职工产假和男职工陪产假的落实，鼓励根据职工的家庭情况合理分配工作，灵活安排办公时间。同时，完善计划生育家庭特别扶助制度，给予此类弱势家庭一定的政策福利倾斜和提供必要的社会服务，多措并举缓解其实际困难。

5. 运用有效推进载体，实现成功破题

杭州市委改革办将婴幼儿照护服务示范创建项目，纳入深化体制改革重点课题，会同有关部门研究体制机制的突破方向。杭州市政府建立联席会制度，收集、筛选相关议题并定期组织研究，逐个解决，2020年和2021年连续两年，将“加大机构服务供给”与“提升家庭养育技能”纳入市政府民生实事项目予以推进，并召开杭州市“一老一小”健康和照护工作推进会，全面部署、统筹实施，婴幼儿照护服务在全市范围内成功破题，取得实质性进展。

与此同时，“加快建设普惠婴幼儿照护服务体系”写入了杭州市委市政府发布的《杭州争当浙江高质量发展建设共同富裕示范区城市范例的行动计划（2021—2025年）》，设定了每千人拥有婴幼儿照护设施托位数等目标，为未来5年城乡婴幼儿照护服务发展举旗定向，为进一步实现优质公共服务的均等化和可及性保驾护航。

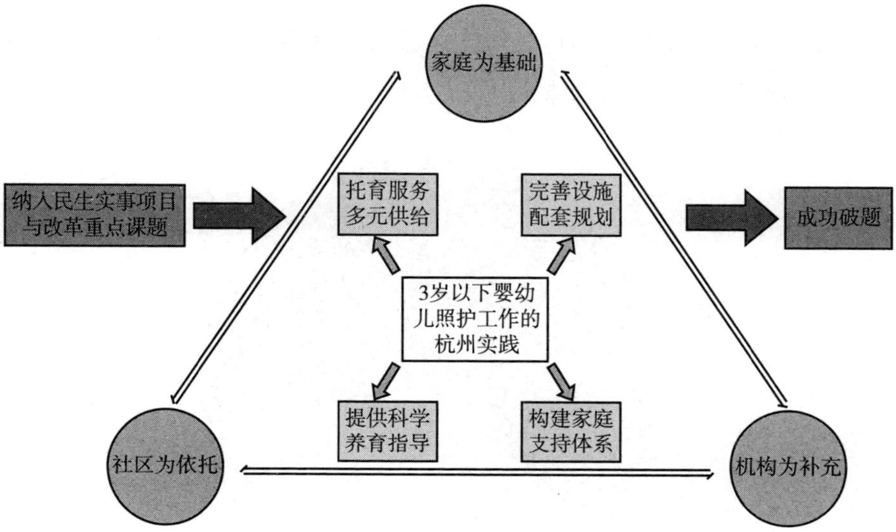

图4　3岁以下婴幼儿照护工作的杭州实践

三　3岁以下婴幼儿照护工作效果评价及展望

（一）杭州市3岁以下婴幼儿照护服务评价

1. 婴幼儿照护服务机构情况

近5年新生儿出生率呈逐年下降趋势，造成生育率低的主要原因之一是育儿成本过高，对双薪家庭收入模式而言，婴幼儿照护已成为必然选择。杭州市现有0～3岁婴幼儿311022人，其中，0～1岁88498人、1～2岁112186人、2～3岁110338人，具体年龄分布，如图5所示。杭州市各类婴幼儿照护服务机构700家，可提供托位28872个，每千人拥有托位数2.42个。从机构情况来看，已在属地备案的托育机构达到180家，备案机构占托育总数的35.23%。由纯市场力量兴办的托育机构有485家；由街道社区提供场地，公办民营的托育机构16家；企事业单位内部办托10家；幼儿园办托189家，（公办幼儿园32家，普惠民办幼儿园75家，非普惠民办82家），如图6所示。婴幼儿照护服务机构覆盖113个乡镇街道，覆盖率达55.7%。此外，杭州市还挖掘社区场地资源，创设社区托育点（婴幼儿成长驿站）67家，开设家长专业养育课堂。

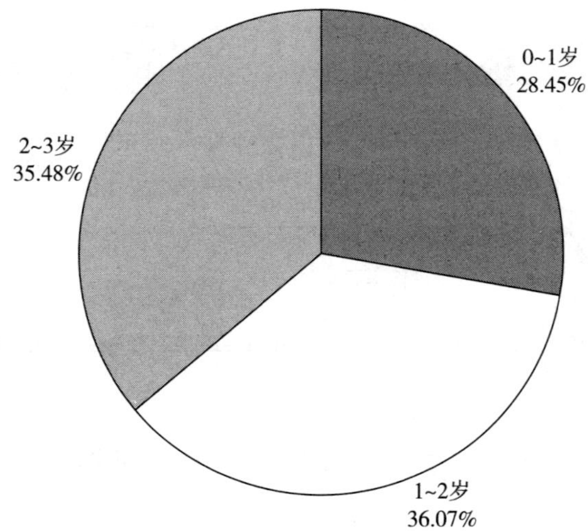

图5 杭州市0~3岁婴幼儿年龄分布情况

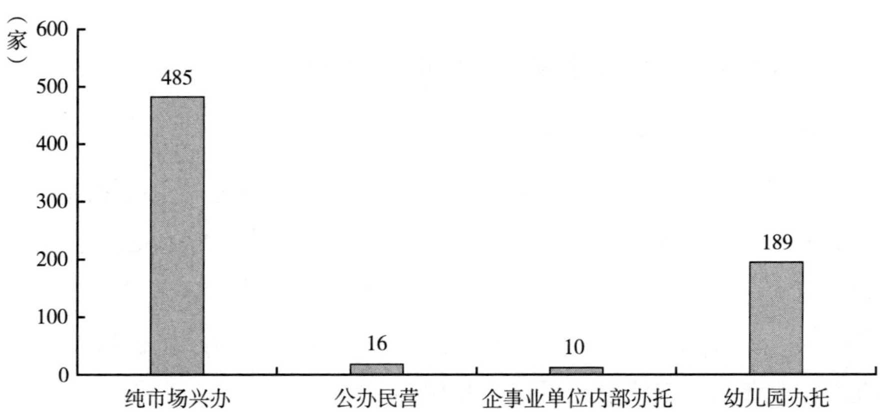

图6 杭州市0~3岁婴幼儿照护机构类型

资料来源：杭州市卫生健康委员会。

2. 婴幼儿照护服务方式

杭州市卫健委、市财政局印发的《杭州市示范性婴幼儿照护服务机构奖补实施方案（2021—2023年）》的通知提出，每年全市评选25家示范性托育机构，按照机构大小分别给予15万元、10万元、5万元综合奖补。目前，拱墅区、上城区、建德市给予建设补助及收托补助，富阳区按照保育费收费情况给予机构收托补助，萧山区将普惠民办幼儿园办托纳入学前教育经费补助范畴，滨江区和钱塘区对社区托育点给予建设和运行补助。

为推进社区托育点建设，杭州市卫健委、市民政局等4部门下发《关于加强婴幼儿成长驿站建设的实施意见》。杭州市逐步以社区托管点（婴幼儿成长驿站）为阵地，为婴幼儿家庭提供育儿技能指导、儿童健康管理、亲子游戏陪伴、临时托管等服务。2021年，杭州市已开展家庭科学养育照护课堂586场；一些成长驿站还积极探索实施临时托管、家长互助式托管服务，有效改善了婴幼儿照护的社区支持环境。

为推进产业园区嵌入式托育机构发展，杭州市发改委、市教育局、市卫健委3部门下发《关于产业园区嵌入式幼儿园（含托育）建设的实施细则（试行）》。杭州市为进一步集聚高新人才、优化营商环境、提升城市竞争力，满足企业员工对普惠型托育服务的需求，鼓励产业园区利用现有存量建筑，临时改变建筑物使用功能，在达到准办标准和消防技术规范的前提下，开办产业园区托幼机构。2020年，滨江区海康威视集团利用园区场地开办了包含3个托班的幼儿园，收托60名幼儿。2021年，杭州市还将新增产业园区嵌入式幼托机构5家，2022年将新增15家。

3. 婴幼儿照护服务评价指标情况

截至2021年8月，杭州市3岁以下婴幼儿照护服务从业人员为3368人，持有相应证书的2697人，持证率为80.08%，各县区市3岁以下婴幼儿照护服务从业人员持证情况，详细情况如图7所示。园长执证人数为382人，执证率为90.31%；保健员执证人数为247人，执证率为82.61%；保育员执证人数为1993人，执证率为77.76%；保安员执证人数为75人，执证率为90.36%（见表2）。

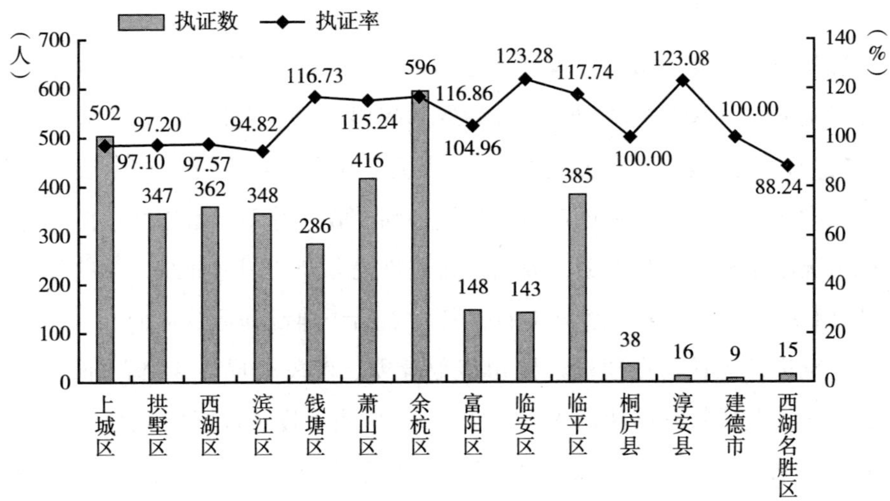

图7　杭州市各县区市3岁以下婴幼儿照护服务从业人员总持证情况

资料来源：杭州市卫生健康委员会。

表2　杭州市各县区市3岁以下婴幼儿照护服务相关从业人员持证情况

单位：人，%

分类	园长		保健员		保育员		保安员	
	执证数	执证率	执证数	执证率	执证数	执证率	执证数	执证率
上城区	62	93.94	25	71.43	284	70.30	8	88.89
拱墅区	32	88.89	25	69.44	217	78.91	7	100.00
西湖区	42	77.78	30	90.91	204	74.45	8	75.00
滨江区	38	90.48	18	90.00	198	65.78	3	92.31
钱塘区	30	96.77	19	95.00	159	87.85	12	100.00
萧山区	40	100.00	36	83.72	221	81.85	7	100.00
余杭区	57	90.48	38	76.00	319	82.86	10	100.00
富阳区	14	77.78	16	94.12	77	76.24	4	100.00
临安区	14	93.33	5	71.43	61	72.62	3	60.00
临平区	45	90.00	31	91.18	207	89.61	9	81.82
桐庐县	2	100.00	3	100.00	20	71.43	2	100.00
淳安县	1	100.00	0	0.00	11	91.67	0	0.00
建德市	2	100.00	0	0.00	6	85.71	0	0.00
西湖名胜区	3	100.00	1	100.00	9	90.00	2	100.00
合计	382	90.31	247	82.61	1993	77.76	75	90.36

资料来源：杭州市卫生健康委员会。

杭州市对3岁以下婴幼儿照护服务工作的评价指标包括婴幼儿照护服务机构从业人员培训覆盖率、婴幼儿家长科学养育知识普及率、婴幼儿照护服务机构从业人员持证率。预计到2025年，婴幼儿照护机构从业人员培训覆盖率将达到100%，婴幼儿家长科学养育知识普及率、婴幼儿照护机构从业人员持证率均将达到90%。

（1）婴幼儿照护服务机构从业人员培训覆盖率

婴幼儿照护服务机构从业人员培训覆盖率是测量照护机构从业人员培训覆盖范围的指标。其计算公式是辖区内所有本年度内登记在册的婴幼儿照护服务从业人员接受培训者所占的比例。

$$\text{覆盖率} = \frac{\text{接受培训的从业人员数}}{\text{辖区内所有本年度内登记在册的婴幼儿照护服务从业人员数}} \times 100\%$$

（2）婴幼儿家长科学养育知识普及率

婴幼儿家长科学养育知识普及率是测量家长掌握科学养育知识程度的指标。其计算公式是辖区内3岁以下婴幼儿家长接受科学养育知识培训者所占的比例。

$$\text{普及率} = \frac{\text{辖区内 3 岁以下婴幼儿家长接受科学养育知识培训的人员数(以家庭为单位)}}{\text{辖区内 3 岁以下婴幼儿数}} \times 100\%$$

（3）婴幼儿照护服务机构从业人员持证率

婴幼儿照护服务机构从业人员持证率是测量持有婴幼儿照护服务相关执业证书（如保育师证、育婴师证、幼教证、幼师证等）的指标。该类证书作为婴幼儿照护服务人员的职业资格准入证明，一般由人社部门或教育部门认证发放，定期登记备案。其计算公式是辖区内所有本年度登记在册的婴幼儿照护服务从业人员持有相应有效执业证书人员所占的比例。

$$\text{持证率} = \frac{\text{持有婴幼儿照护服务相应有效执业证书人员数}}{\text{辖区内所有本年度内登记在册的婴幼儿照护服务从业人员数}} \times 100\%$$

4. 婴幼儿照护服务运行效果

自2019年以来，杭州市将3岁以下婴幼儿照护工作列入市政府重大决策事项，先行先试，目前初步形成了具有杭州特色的婴幼儿照护体系，已基本建成社区统筹型、单位自建型、幼儿园办托型、社会办托型、成长驿站型等多样化婴幼儿照护服务供给体系。

富阳区成立区婴幼儿照护服务指导中心，开展3岁以下婴幼儿照护服务机构指导、标准工作人员培训、卫生评价等工作。全区现有已备案市场化托育机构10家，托位550个。联合市场监管局等单位开展托育机构疫情防控、食品安全、预付卡消费等专项检查80余次；多次开展政策法规、备案要求、婴幼儿日常保健管理等内容的培训，加快提升托育机构从业人员技能素养。对成功备案的托育机构，在其运营满一年后，按照月收费价格、备案托位数及考核成绩给予一次性补助，有效激发了社会力量开办普惠型托育机构的积极性。

西湖区围绕“赋能、融合、借力、造景”思路，坚持整体智治、资源整合、各方协同，全力打造“一老一小”幸福宜居先行区，2021年每个镇建成至少1家婴幼儿成长驿站。开发成长驿站六色精准培训应用场景，通过数字化实现线上点单服务。

为盘活教育资源，杭州市教育局从2001年起积极鼓励主城区有条件的幼儿园选择性地开设托班；从2011年起，开展了对幼儿园托班教育师资上岗培训活动，一些城区充分利用资源开展小时制、半日制等照护方式，市级层面每两年举办一次托幼一体化工作研讨会。2020年，杭州市滨江区率先试点单位自建型照护机构，滨江区教育局按照公办幼儿园的标准配置人员和经费支持。

为加快推进婴幼儿照护服务数字化管理体系建设，杭州市卫生健康委员会开发完成了杭州市婴幼儿照护服务平台和杭州市婴育数字化平台驾驶舱应用，充分利用“城市大脑”平台，实现对“互联网+审批”“互联网+监控”“互联网+服务”智慧化照护工作系统的应用。近期，杭州市制定了婴幼儿成长驿站场地、设施、服务和管理的标准，下发了新增婴幼儿照护服务社区成长驿站、托位数等的实施方案，发布了品牌标志和样板房设计推荐方案，开发了养育技能专业课堂培训教程，并组织开展了师资培训。接下来将狠抓进度与质量，确保实事项目惠及民生、造福一方。

（二）3岁以下婴幼儿照护服务的典型案例——拱墅区

1. 实施背景

拱墅区高度重视“一老一小”健康和照护工作，借鉴社区养老照护中心推进工作中的成功经验，并将其运用于婴幼儿照护服务基地建设，在实践中践行拱墅模式，成为国家婴幼儿照护理念、照护模式的示范点，2020年初，拱墅区“阳光小伢儿”工作正式启动。构建“1155”婴幼儿照护服务体系，打造15分钟照护服务圈，推出3家“阳光小伢儿”托育中心试点样本，探索0~3岁婴幼儿照护服务拱墅模式，目前，全区已完成建设的成长驿站22家，新增托位569个。① 为加快推进3岁以下婴幼儿照护服务事业发展，满足重要民生需求，拱墅区人民政府发布“阳光小伢儿”婴幼儿照护服务发展三年行动计划。拱墅区“阳光小伢儿”婴幼儿照护三年行动任务指标，如图8所示。

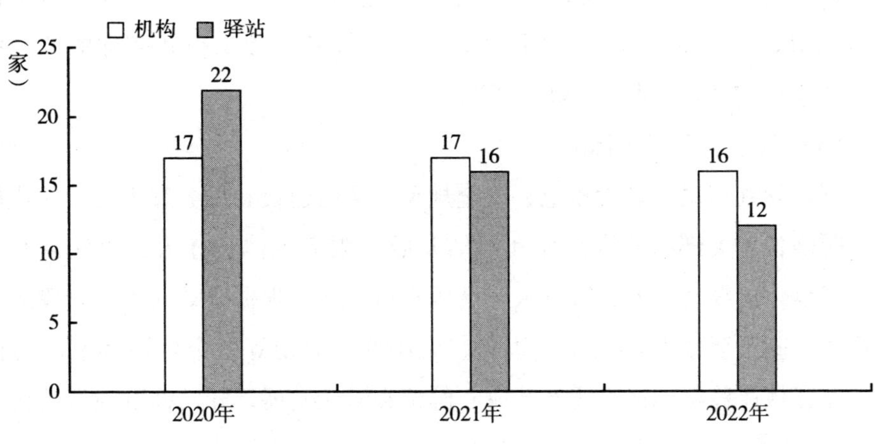

图8　拱墅区“阳光小伢儿”婴幼儿照护服务发展三年行动任务指标

资料来源：杭州市拱墅区人民政府。

① 《杭州市拱墅区人民政府拱墅区“阳光小伢儿”婴幼儿照护服务发展三年行动计划（2020~2022年）》，http：//www. gongshu. gov. cn/art/2020/11/9/art_ 1229113457_ 1659622. html，最后访问日期：2020年11月9日。

2. 具体举措

拱墅区委、区政府召开专题会议，明确“1155”婴幼儿照护服务体系，即建设一个“阳光小伢儿”智慧服务平台，成立一家婴幼儿健康发展研究院，构建五种照护服务模式，制定五个行业标准，最大限度满足家庭和社会的照护服务需求，提供优质照护服务。①

（1）着力打造15分钟婴幼儿照护服务圈

依托“城市大脑”建设，积极研发“阳光小伢儿”智慧服务平台，实现拱墅区妇幼保健业务的实时动态管理；聘请国内外一流婴幼儿照护专家加入研究院，合理规划婴幼儿托育事业，建立托育机构星级评价体系，定期举办研讨会，积极打造15分钟婴幼儿照护服务圈。

（2）按需发展五种服务模式

提供免费的自助式、互助式亲子活动休闲空间的家庭自助模式，以社区和机关事业单位为主体的普惠型公建民营模式，以企业和公司为主体的普惠型民建公助模式，以幼儿园为主体的托幼一体模式，以及以社会资本为主体的多元型市场主导模式。将居民需求作为出发点，提供模式多样的照护服务，让家长们“放心托”“舒心托”。

（3）制定五个行业标准

制定规划布局、建设规范、安全规范、队伍建设和服务管理五大行业标准，明确各相关部门监管责任和婴幼儿照护服务主体责任人，为建设专业化、规范化的婴幼儿照护服务人才队伍提供标准，根据婴幼儿不同阶段的发育规律，基于婴幼儿的睡眠、进餐、大小便、活动等各个生活环节制定标准，保证规律稳定地促进婴幼儿身心健康和潜能发展，驿站提供免费的自助式、互助式亲子活动场所，让父母在上下班途中可以同步接送孩子。

3. 工作成效

拱墅区妇幼保健计划生育服务中心的儿童早期发展进家庭项目、祥符庆

---

① 杭州市拱墅区人民政府：《杭州市拱墅区人民政府办公室印发关于推进“阳光小伢儿”婴幼儿照护服务发展的实施意见的通知》（公共卫生服务体系建设），http：//www. gongshu. gov. cn/art/2020/11/9/art_ 1229113457_ 1659622. html，最后访问日期：2020年11月9日。

隆“阳光小伢儿”驿站、初本托育园成为浙江省各地市妇幼保健工作者观摩的三个示范点。婴幼儿照护服务体系建设相关经验被中国计生协《改革通报》和浙江省改革办《领跑者》引用。“建立健全智慧普惠婴幼儿照护服务体系”入选浙江省改革创新最佳实践案例，“阳光小伢儿”智慧信息平台入选浙江省卫生健康信息化十大案例。目前市级民生实事项目的目标任务完成进度已达50%以上，线上发布育儿知识80余批次，受理线上咨询2000余人次，开展育儿技能实操课堂170余场。全区已经有备案托育机构25家、设托班幼儿园33家，供给托位1641个。①

（三）杭州市3岁以下婴幼儿照护服务未来展望

1. 打造婴幼儿智慧服务数字化赋能平台，提升婴幼儿照护服务质量

依托互联网技术的优势，整合托育机构的人员、规模、设施等信息，方便统一管理和监督。以家长的需求为出发点，开发相关信息管理系统，收集0~3岁婴幼儿的家庭信息和成长档案，联合“母子健康手册”App、“杭州健康通”App等平台，进一步发挥社区婴幼儿成长驿站育儿支持功能的作用，通过线上线下并举的方式，为家庭育儿提供专业技术指导，让家长学习更多的育儿技能和知识。建设全市“婴幼儿服务专业人才数据库”，对辖区内的婴幼儿专业人才的数量和质量进行审核和监督，充分保障婴幼儿照护服务的人才供给，实现“入托一件事”，进一步让群众“就近托”“放心托”。②

2. 增加机构托位供给，提高婴幼儿照护服务覆盖率

到2025年，杭州市计划目标为每千人拥有婴幼儿照护服务设施托位数要达到4.6个，并制定分年度、分区域实施方案。按照区域常住人口特点，制定科学、合理、安全、规范的托育服务设施规划。③ 通过鼓励幼儿园办

---

① 杭州市拱墅区人民政府：《拱墅区卫生健康局2021年上半年总结和下半年计划》，http://www.gongshu.gov.cn/art/2021/6/24/art_1229226083_3886997.html，最后访问日期：2021年6月24日。

② 卜越：《中国0~3岁儿童照料模式的识别与优化研究》，浙江大学，2020。

③ 毛根洪、吕宏、陈雪莲等：《三岁以下婴幼儿照护服务调研报告——以杭州市为例》，《创意城市学刊》2020年第4期。

托、街道整合资源办托、企事业单位和产业园区内部办托、引导社会力量参与办托等多种途径，推进普惠型婴幼儿照护服务供给。充分利用现有的婴幼儿照护服务各方面的资源优势，积极推进“托幼一体化”建设。选择一批婴幼儿照护服务机构为示范点，进一步发挥其标杆效应，带动其他照护服务机构提升服务质量，进而带动照护行业整体水平的提升。

3. 完善婴幼儿照护服务体系，积极推动婴幼儿照护的标准化建设

婴幼儿照护服务的标准体系是促进其实现更高层次发展的关键。政府应明确托育服务行业准入规则和托育服务从业者标准，加强对婴幼儿照护服务法律法规、道德安全、职业技能培训，努力构建杭州市婴幼儿照护服务标准体系。① 建立婴幼儿照护服务质量综合评价体系，持续开展婴幼儿照护服务质量满意度测评；完善婴幼儿照护服务机构等级评定标准，强化对婴幼儿照护服务机构的专项督导。构建婴幼儿照护服务行业信用体系，推进婴幼儿照护服务机构信用信息归档工作，依托照护服务信息平台，建立机构诚信档案。②

4. 培养婴幼儿照护从业人才，加强婴幼儿照护服务专业队伍建设

不断完善婴幼儿专业人才培养机制，立足社会实际需求，各高校可以探索开设婴幼儿照护服务相关专业，着力打造一批优秀的育婴、保育、保健等专业人才队伍。③ 鼓励幼教、护理相关专业人员在培训后转岗，凭借专业优势为婴幼儿照护服务贡献力量。支持妇幼保健人员为婴幼儿照护服务机构提供指导，积极建立保育、幼教、儿童保健人员融合发展的婴幼儿照护服务队伍。④ 以各县区市婴幼儿照护服务指导中心和行业协会为依托机构，常态化开展服务人员岗前培训，保障婴幼儿照护服务规范化发展。

---

① 郭林、董玉莲：《0~3 岁婴幼儿托育服务：国际比较与中国选择》，《中共中央党校》（国家行政学院学报）2021 年第 4 期，https：//elkssl0a75e822c6f3334851117f8769a30e1celksslcnki. casb. hznu. edu. cn/10. 14119/j. cnki. zgxb. 20210804. 001，最后访问日期：2021 年 8 月 4 日。

② 张凡：《标准体系、评价体系、信用体系互补互促　上海市筑牢养老服务监管三道堡垒》，《中国社会工作》2020 年第 2 期，第 32 ~ 33 页。

③ 孙栗：《关于推进 0 ~ 3 岁婴幼儿照护服务工作的思考》，《健康中国观察》2021 年第 4 期，第 94 ~ 96 页。

④ 杨雪燕、井文、王洒洒、高琛卓：《中国 0 ~ 3 岁婴幼儿托育服务实践模式评估》，《人口学刊》2019 年第 1 期，第 5 ~ 19 页。

B.13
杭州市安宁疗护实践与探索

朱雪娇　徐玛瑙　陈燕娟　陈悦彤*

摘　要： 推进安宁疗护工作是杭州市贯彻落实《"健康中国2030"规划纲要》构建全人群全生命周期卫生健康服务体系的积极响应，也是提高终末期疾病和老年患者及其家庭生活质量的重要措施，对建设健康杭州具有重要意义。杭州市已在全市范围内推广安宁疗护试点工作，通过不断强化政策引导，完善制度建设，加强专业指导，扩大宣传教育等举措，使安宁疗护工作逐步走向正轨。同时该项工作也面临社会认知度低、政策投入不够、专业服务供给不足等问题，需要政府相关部门、卫生健康系统，以及安宁疗护试点机构等共同探索。

关键词： 安宁疗护　健康服务体系　杭州模式

安宁疗护又称临终关怀、舒缓疗护，以临终病人及其家属为中心，以多学科协作模式开展工作，主要内容包括疼痛及其他症状控制，舒适照护，心理、精神及社会支持等。[①] 由于人口老龄化加剧以及慢性病发病率的增长，

---

* 朱雪娇，博士，杭州师范大学护理学院副院长，硕士生导师，主要研究方向为社区护理；徐玛瑙，杭州师范大学护理学院硕士研究生；陈燕娟，杭州市健康城市指导中心副主任，主要从事健康城市建设理论与实践工作；陈悦彤，杭州市健康城市指导中心医师。

① 《安宁疗护实践指南（试行）》，国家卫生计生委办公厅，2017 年 1 月 25 日，http：//www.nhc.gov.cn/yzygj/s3593/201702/83797c0261a94781b158dbd76666b717.shtml，最后访问日期：2017 年 2 月 17 日。

安宁疗护的需求巨大。据世界卫生组织估计，全球每年约有 4000 万人需要安宁疗护，但事实上，只有 14% 的需求者能接受安宁疗护。[①] 虽然安宁疗护已在全球尤其是欧美发达国家得到快速的发展，在许多国家和地区已有可参考的成功经验，但在我国仍然属于探索起步阶段。截至 2020 年底，杭州市 60 岁及以上老年人口达 188.29 万人，比 2019 年增长 4.86%；80 岁及以上高龄老人达 29.42 万人，占老年人口的 15.62%，杭州市疾控中心疾病监测提示，癌症在导致本市居民死亡的原因中，排在第一位，且发病率和死亡率在逐年上升，安宁疗护的需求明显增长，杭州市近些年开始积极探索安宁疗护工作。

一　安宁疗护概述

（一）政策背景

1994 年，原卫生部首次将“临终关怀科”列入科目名录。2011 年原卫生部出台《中国护理事业发展规划纲要（2011—2015 年）》、2015 年国务院出台《全国医疗卫生服务体系规划纲要（2015—2020 年）》等政策涉及长期护理服务体系的建立和临终关怀服务的试点及实施。2016 年，在国家卫计委出台的《全国护理事业发展规划（2016—2020）》中“临终关怀”的表述已经修改为“安宁疗护”，重点关注的是安宁疗护的服务能力和机构建设等。

近年来，安宁疗护已纳入国家医疗卫生系统的重点工作。2017 年，国家卫计委颁布的《安宁疗护中心基本标准和管理规范（试行）》对安宁疗护病区和设施的配备制定了标准，对安宁疗护的服务内容和原则做了规范要求；《安宁疗护实践指南（试行）》）对安宁疗护服务实践做了规定和要求。

① World Health Organization，WHO. 10 Facts on palliative care〔EB/OL〕.（2018 -02）〔2021 -09〕. https：//www. who. int/news-room/facts-in-pictures/detail/palliative-care.

2017 年，北京市海淀区、上海市普陀区等 5 个市（区）作为全国首批安宁疗护试点，开始探索建立符合我国国情的安宁疗护服务体系。2019 年 6 月，浙江省温州市、浙江省嘉兴市等 71 个市（区）被列为第二批安宁疗护试点，并开展工作。2019 年 10 月 28 日，国家卫生健康委等部门联合提出推进安宁疗护服务等老年健康事业服务体系建设的六大任务。截至 2019 年底，全国设有安宁疗护科的医疗卫生机构 354 个。2020 年 6 月 1 日，安宁疗护首次被写入我国法律，《中华人民共和国基本医疗卫生与健康促进法》第三十六条明确规定“各级各类医疗卫生机构应当分工合作，为公民提供预防、保健、治疗、护理、康复、安宁疗护等全方位全周期的医疗卫生服务”。至此，安宁疗护服务的实施已经“有法可依”。

表 1　我国安宁疗护工作主要文件一览表

序号	部门	主要文件	发文号
1	卫生部(原)	《医疗机构诊疗科目名录》	卫医发〔1994〕第 27 号
2	卫生部(原)	《中国护理事业发展规划纲要(2011—2015 年)》	卫医政发〔2011〕96 号
3	国务院办公厅	《全国医疗卫生服务体系规划纲要(2015—2020 年)》	国办发〔2015〕14 号
4	国家卫计委(原)	《全国护理事业发展规划(2016—2020 年)》	国卫医发〔2016〕64 号
5	国家卫计委(原)	《安宁疗护实践指南(试行)》	国卫办医发〔2017〕5 号
6	国家卫计委(原)	《安宁疗护中心基本标准和管理规范(试行)》	国卫医发〔2017〕7 号
7	国家卫健委	《关于建立完善老年健康服务体系的指导意见》	国卫老龄发〔2019〕61 号

杭州市积极响应国家政策，对安宁疗护进行不断探索和实践。2018 年，杭州市将安宁疗护延伸至基层医疗卫生机构并纳入“提升医疗质量和服务能力三年行动计划（2018～2020 年）”。2018 年 9 月，浙江大学医学

院附属邵逸夫医院成立了安宁疗护多学科协作团队，团队成员包括安宁疗护医师、安宁疗护专科护士、疼痛管理医师、肿瘤科专业护士、精神卫生临床高级专科护士、精神心理专科医师、药剂师、营养师、康复理疗师和接受过相应培训的志愿者。团队旨在推广安宁疗护理念，开展探索安宁疗护，为患者及其家属提供所需的专业照护。2020 年 1 月，为全力推进健康杭州建设，杭州市积极探索安宁疗护政策体系并将其纳入健康杭州三年行动（2020—2022 年），在杭州市拱墅区成立杭州市首个依托医养结合机构的安宁疗护中心，为疾病终末期患者提供身体、心理、社会、灵性全方位的专业照护。

2020 年 6 月，杭州市制定和印发了《杭州市安宁疗护试点工作实施方案》，要求在各县区市分别选择 1 家基层医疗卫生机构开设安宁疗护（临终关怀）科，由此加快了在全市范围内推广安宁疗护试点工作，目前已有安宁疗护床位 110 张。2020 年 8 月，杭州市安宁疗护专家组成立。2020 年 12 月，安宁疗护相关标准、规范等文件得到进一步完善，安宁疗护工作持续发展，杭州市共有机构 18 家、床位数 206 张。

（二）工作安排①

1. 试点启动阶段（2020年6～7月）

（1）开展基线调查。对杭州市的安宁疗护服务现状进行基线调查。重点调查安宁疗护服务提供者的认知和服务情况、患者及其家属的需求、社会舆论情况等，旨在结合安宁疗护实际开展情况，厘清工作思路，明确服务市场的需求。

（2）确定试点单位。在杭州市各地各单位申报的基础上，遴选出市级试点单位，旨在夯实安宁疗护的机构建设，探索符合本土化、规范化、专业化的安宁疗护服务模式。

① 《杭州市安宁疗护试点工作实施方案》，杭州市卫生健康委员会网站，2020 年 6 月 1 日，http：//wsjkw. hangzhou. gov. cn/art/2020/6/1/art_ 1229319142_ 1435068. html，最后访问日期：2020 年 6 月 1 日。

2. 探索推进阶段（2020年8月～2021年12月）

（1）强化学习培训。组织试点单位相关人员外出考察学习安宁疗护先进经验，并邀请国内及省内安宁疗护知名专家授课，为不同层级的工作人员提供多样化培训。

（2）强化业务指导。加强对各县区市、相关医疗机构安宁疗护试点工作指导，督促各试点单位按照国家安宁疗护管理规范、实践指南的要求开展试点工作，积极探索创新安宁疗护模式和运行机制。

（3）强化协调对接。根据各试点单位工作开展情况，适时召开全市试点工作推进会、现场会，深入推进试点工作。

3. 总结推广阶段（2022年1～12月）

（1）总结经验。各试点单位认真总结本地区、本单位安宁疗护试点工作，形成总结报告。

（2）跟踪评估。建立安宁疗护服务的评价体系，开展评估和跟踪分析，定期进行总结和完善。

（3）培育典型。积极开展安宁疗护示范点的创建工作。对试点工作推进有力且取得显著成效的试点地区和单位工作经验进行总结，建立示范基地，以点带面，逐步推广。

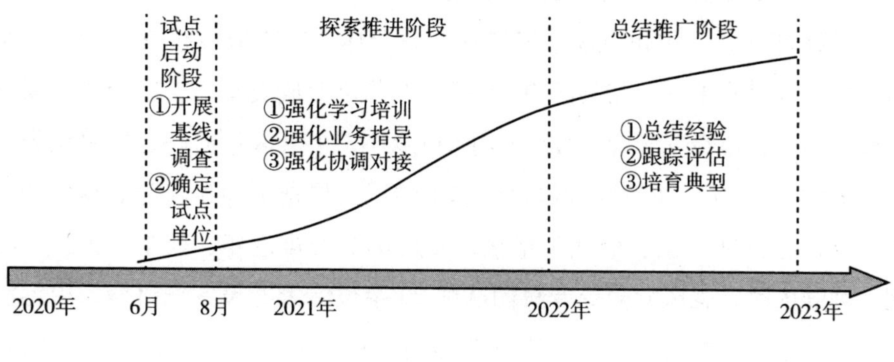

图1　杭州市安宁疗护实施工作计划

二　杭州市安宁疗护服务实践

（一）服务现状

1. 加强制度建设，促进安宁疗护规范开展

各试点单位按实践指南要求开展包括疼痛及其他症状控制，舒适照护，心理、精神及社会支持等工作，并探索制定《杭州市级安宁疗护技术指导中心建设标准（试行）》、《杭州市安宁疗护机构设置基本标准（试行）》和《杭州市安宁疗护服务规范（试行）》等符合杭州市实际的安宁疗护相关标准规范。

2. 强化政策引导，统筹推进安宁疗护工作

2020 年 5 月，杭州市卫健委出台了《杭州市安宁疗护试点工作实施方案》，明确市一医院、市肿瘤医院作为市级安宁疗护技术指导中心，各县区市确定 1～2 家基层医疗机构作为试点单位开设安宁疗护病区，完善基础设施，组建专业团队，不断推进安宁疗护工作，并在全市范围探索四级安宁疗护服务网络，初步形成安宁疗护服务标准和规范。

3. 加强专业指导，提升机构服务能力

2021 年 2 月，杭州市成立安宁疗护联合体，以 2 家市级安宁疗护技术指导中心为牵头单位，与县区市 15 家试点单位形成安宁疗护联合体，联合体成立至今，市级安宁疗护技术指导中心对 13 个县区市的联合体单位先后开展 10 余次调研，了解联合体单位基本情况，根据不同需求开展相应的技术指导，进行针对性、个性化帮扶，先后组织安排老年、药学、护理、心理、肿瘤内科、临床营养等专科团队的 20 余位专家开设主题讲座，内容涵盖中国安宁疗护的政策演变、生死观教育、癌痛规范化诊疗解读、疼痛护理、慢性疼痛的药物治疗、临终患者的评估等，参与讲座的有各县区市医务工作者、老龄工作者等 400 余人。

4. 加强宣传教育，提升安宁疗护理念

通过网络、媒体、讲座等途径对患者与家属，以及医护人员开展生命教育，树立正确的生死观念和态度。帮助患者家属理解安宁疗护的意义，如让患者有尊严地离去。同时，通过微信公众号、报纸、媒体报道等方式普及安宁疗护理念，加强宣传安宁疗护服务工作。

（二）杭州市安宁疗护的典型案例

1. 杭州市拱墅区和睦护理院①

杭州市拱墅区和睦护理院是一家公办民营的专业医疗机构，也是杭州市首家依托医养结合机构建立的安宁疗护中心（以下简称中心），成立于2020年1月，总面积约1000平方米，设置了全科医疗、中医、康复医学、医学检验、医学影像、临终关怀等科室，配备有治疗室、谈话室（评估室）、沐浴室、关怀室和日常活动场所等功能区域，有安宁疗护病床27张。从2020年1月开始，中心在医联体牵头单位杭州市第一人民医院的帮助下，组建安宁疗护团队开展临终患者的安宁疗护服务工作，并取得了一定的成效。

中心的安宁疗护病房装修以暖色调为主，病房号用“和平”“和福”“和安”等文字代替数字编号，病房内配有电视、冰箱、沙发等。相比传统意义上的病房，安宁疗护病房更有“家”的氛围。关怀室（告别室）布局也以暖色调为主，设置独立病床，为不同信仰的患者配置了可变换的背景墙，还能播放不同类型的音乐，从细节彰显人性关怀的特点。中心采用芳香疗法、音乐疗法等为患者营造安静、舒适的病区环境，病房外有露天休闲吧、志愿活动基地，以此满足不同患者的需求。

中心根据原国家卫计委发布的《安宁疗护中心基本标准和管理规范（试行）》、杭州市卫健委发布的《杭州市安宁疗护机构设置基本标准（试行）》《杭州市级安宁疗护技术指导中心建设标准（试行）》《杭州市安宁疗护服务规范（试行）》，并结合中心具体情况，就患者就诊流程、出入院流

① 素材来源：杭州市拱墅区和睦护理院。

程制定了一套规范的安宁疗护标准。

中心多学科专业安宁疗护服务团队由全科医师 7 人、护士 16 人、中医师 2 人、康复师 2 人、心理咨询师 1 人、药剂师 1 人、护理员约 50 人及 10 余支志愿者队伍组成。全科医生全程管理患者的治疗，进行对症支持、疼痛管理、提供疾病咨询等；护士协助患者办理出入院手续，实施护理措施、心理疏导等全方位支持。中心每周进行一次常规业务学习，每月组织一次安宁疗护知识与技能培训，学习培训的内容包括：安宁疗护内涵、服务内容、相关专业知识、安宁疗护患者常见病（如各系统肿瘤疾病、脑卒中、脑出血、慢性病合并并发症等）和生命教育等课程。护理员由医联体牵头单位组织定期培训与指导，初次培训考核合格后持证上岗，主要为患者提供生活护理、心理关怀等照料。社会志愿者由高等院校学生与社会热心人士组成，主要为患者提供文化娱乐活动、增进与患者的沟通交流，协助患者完成心愿等。

自 2020 年 1 月开办以来，中心咨询安宁疗护服务的人越来越多。截至 2021 年 8 月，中心已为 471 位患者提供安宁疗护服务。中心坚持注重人文关怀，为患者及家属提供每周两次的心理咨询，温馨的人性化服务得到患者及家属的肯定，自开展安宁疗护服务至今，患者家属满意度高达 100%，无投诉及纠纷发生。中心将安宁疗护落到实处，为拱墅区老年工作加分，在杭州全市范围内，拱墅区老年工作名列第一。

中心充分发挥医联体的优势。为强化安宁疗护服务团队成员相关理念、提升其相关技能，医联体牵头单位指派固定 3 位专家每月对核心团队成员开展 3 次实地的理论培训和技术指导，特别在规章制度修订、人才培养、共享医疗资源方面进行专项帮扶，提高基层机构诊疗水平。

2. 浙江医院医疗照护病房①

浙江医院医疗照护病房是“以浙江医院为依托，以西湖区中西医结合医院（三墩镇社区卫生服务中心）为平台，收治需要长期照护的患者为主”

① 素材来源：浙江医院医疗照护病房。

的病房。2017 年 8 月，西湖区中西医结合医院成为“浙江医院高水平医联体成员单位”，实行“病区医疗托管，门诊重点扶持”模式，在社区医院开设“三甲标准病房”，有效整合医联体医疗机构内与社区中的照护资源，首创基层首诊、双向转诊、上下联动的闭环式服务模式——“西湖模式”。

浙江医院合理利用了四、五、六三层楼同质化的医疗照护病房（共 135 张床位）资源，提供包括安宁缓和医疗病房在内的多项中长期医疗与照护服务。其中，于 2020 年 11 月启用的 3 个病房（共 6 张床位）是专门按照安宁疗护病房的标准设计和布置的，为疾病终末期患者提供身体、心理、社会、灵性照护。病区内除护士站、治疗室、处置室、医务人员办公室等基础设置外，还设有关怀室、洗浴间、访谈室、阳光活动区、家属与患者会面进餐的会客室等功能区域，病房布置温馨，有中国本土文化气息，暖色调的灯光、走廊及病房内放置的生命树给人希望。

病区引进我国台湾地区最新管理模式，选派技术精湛的医护团队进驻，共同打造一流的医疗照护病房。目前，已组建有一支由医生、护士（其中有安宁疗护专科护士 1 名）、康复师、心理治疗师、中医师、护理员、志愿者等组成的专业安宁疗护团队。在三甲医院的支持下，疼痛科、中医科、肿瘤科等多学科背景专家共同评估、治疗，实现安宁疗护共照。并且为社区医护人员提供相关培训以提高实践能力和水平。利用社会资源力量，向全社会招募志愿者，利用线上线下资源，经过数期培训，目前有 10 余名较为固定的志愿者，协助医务人员为患者提供舒适护理、陪伴、倾听等照护服务。

病房收治经三甲医院治疗后，情况相对稳定的急性后期、尚需各种医疗照护以及疾病终末期需接受安宁疗护的患者，使患者可以获得一个连续优质的诊治过程。通过为患者提供出院准备服务，跨专业多学科团队共同制订个案计划，根据需求联系西湖区各站点医生，将有需要的患者详细情况转介给社区医生，建立家庭病床，由院内医护人员上门进行指导。同时，培训社区医生护士，进行追踪评估，共同帮助患者居家进行照护。而辖区内老人有紧急情况也可第一时间联系医疗照护病房，实现双向转诊、上下联动。这种“三甲医院—社区—家庭”之间无缝转诊体系的“西湖模式”为基层老百姓带来了更全面的医疗照护服务。浙江医院定期派出专家与西湖区中西医结合医院共同开展联合门诊，实现优秀医疗资源下沉基层，近距离提供技术、人才、管理、设备等方面支撑。

在科普宣教方面，病区设立病房公众号，普及人文理念，推广安宁缓和医疗；定期举办健康教育、健康讲座、健康义诊，例如，2020 年国际安宁疗护日，浙江医院联合西湖区中西医结合医院举办“安宁疗护，我的舒适和照料”大型讲座义诊活动；护士长为社区医护人员和市民们教授了《安宁疗护——让生命从容告别》的培训课程；邀请中华护理学会安宁疗护专科护士李燕芳给市民做了《安宁疗护之我的生命我做主》健康讲座等。

浙江医院一直致力于安宁疗护的发展模式与实践探索，借助多学科团队协作的模式以及医联体，为安宁疗护建设与发展提供了经验。目前越来越多的居民受惠于浙江医院医疗照护病房首创的西湖模式，护理服务向居家护理延伸，打通了医养护一体化服务的“最后一公里”，获得了良好的社会口碑，医院“安宁疗护”服务也多次被电视媒体报道。

三　杭州市安宁疗护建设展望

（一）杭州市安宁疗护建设存在的问题

杭州市的安宁疗护建设仍然在进一步探索和建设期，目前已初见成效，截至 2021 年 6 月，杭州市开展安宁疗护服务的医疗机构由试点前的 9 家增加至 26 家，安宁疗护床位增加至 207 张。根据杭州市老龄委数据，杭州市安宁疗护服务人数由 2019 年的 298 人（住院 264 人、居家 34 人），增加至 2020 年的 514 人（住院 452 人、居家 62 人）。但是在建设中仍然存在以下几方面问题。

1. 安宁疗护政策投入与支持有待加强

安宁疗护是一项民生工程，安宁疗护的发展需要政府、各级部门予以经费保障，以及社会各界的大力支持。在安宁疗护服务方面，尽管群众反映佳，社会效益好，但相关人力、物力、财力投入大，其中多数项目不纳入医保，经济效益欠佳，故医疗机构普遍积极性不高，尚无法真正落地。在国外，安宁疗护项目的资金援助主要来自政府、基金会、慈善机构等，杭州市以及其他城市对于安宁疗护的投入和其他支持政策有限，安宁疗护的发展仍面临困难。

2. 安宁疗护专业服务质量有待提升

目前，安宁疗护服务机构较为零散、不成体系，缺乏统一的评估机制和质量评价体系，管理与规范不够完善，无法满足日益增加的安宁疗护需求。安宁疗护需要经验丰富的多学科团队的协作，包括医疗专家、护理专家、心理咨询师、康复师、社会工作者等，但是护理人员紧缺、流动性大的现实情况易导致安宁疗护的发展受阻。目前，杭州市安宁疗护服务专业人员缺乏，并且缺少对于从事安宁疗护人员的积极、持续的教育培训，这也使安宁疗护服务实施的质量相对不高。

3. 公众对安宁疗护的社会认知度低

我国居民对于安宁疗护的理念，普遍存在社会认知度低的问题。解艳红等对杭州市西湖区社区居民进行安宁疗护认知水平的调查显示，[①] 社区居民比较了解和一般了解安宁疗护的比例为50.29%，这可能由于受我国传统文化的影响，从患者及其家属到医务人员仍旧停留在积极治疗、抢救以延长生存期的观念里。

（二）未来展望

1. 不断完善安宁疗护制度体系

杭州市老龄事业发展“十四五”规划[②]具体目标提出：构建“健康教

① 解艳红、许瑛、杨舒岚等：《杭州市社区居民安宁疗护认知及影响因素分析》，《预防医学》2020年第5期，第466~470页。

② 《杭州市老龄事业发展“十四五”规划》，杭州市卫生健康委员会网站，2021年8月18日，http://wsjkw.hangzhou.gov.cn/art/2021/8/18/art_1229232952_3925407.html，最后访问日期：2021年8月18日。

育、预防保健、疾病诊治、康复护理、长期照顾、安宁疗护”六位一体健康服务体系。制定长效政策机制，在制度、经费、人才培养上给予支持和保障，研究完善安宁疗护价格及支付体系，积极争取资金支持，建设安宁疗护机构、设置安宁疗护床位等，探索建立对安宁疗护机构或床位的补助制度。将安宁疗护机构建设列入政府实事工程，明确责任主体和财政资金支持政策，可借鉴上海市政府把临终关怀试点机构建设列入政府实事工程的经验，将安宁疗护试点机构建设放到政府工作的突出位置，建立合理的社区安宁疗护服务筹资与补偿机制，提高各地医疗机构开设安宁诊疗中心的积极性。

2. 积极推进安宁疗护服务

杭州市已将积极推进安宁疗护服务纳入杭州市老龄事业发展“十四五”规划全生命周期型老年健康服务能力提升工程。探索以市级安宁疗护技术指导中心为引领、县级医院安宁疗护病区为支撑、社区卫生服务中心（乡镇卫生院）和护理院及医养结合机构等机构为主体，构建安宁疗护服务网络。鼓励有关综合性、专科医院建立安宁疗护中心，特别是鼓励社区卫生服务中心等基层医疗机构开设安宁疗护病区或安宁疗护床位，鼓励社会力量在安宁疗护等短缺领域举办老年医院、护理院等医疗机构，为更多走到生命终点的患者提供优质的安宁疗护服务。同时，加大教育培训力度，加强安宁疗护人才培养，加快生活护理员队伍建设，鼓励社会公益组织和志愿者共同参与安宁疗护服务。

3. 促进全社会安宁疗护理念的普及

加大教育培训力度，促进医务人员提升安宁疗护理念，特别是在医疗机构内肿瘤科、老年医学科、ICU、急诊科等生命终末期相关科室的医务人员，应具备安宁疗护的基本知识。同时应积极向民众普及安宁疗护知识，利用教育、社会组织、传统媒体及新媒体等多种途径，向广大民众进行安宁疗护知识宣传和生命教育，积极传播安宁疗护、临终关怀等理念。

总之，发展安宁疗护，要完善体制机制，探索切实可行的安宁疗护支持政策和措施。要把脉老龄社会需求，建立符合杭州市实际的安宁疗护服务体系。要加强宣传，促进全社会安宁疗护理念的普及，传播安宁疗护等人文关怀理念。

B.14
健康文化的杭州实践

刘婷婕　许亮文　马先富*

摘　要：　营造健康文化、构建健康社会是健康城市创建的主要任务之一。作为优秀健康城市建设样板和移风易俗示范区，杭州市成立了健康教育讲师团，选拔金牌健康教育讲师，开展“流动+阵地”巡讲的健康科普工作；结合新冠肺炎疫情防控，运用数字化手段，融智慧管理于移风易俗，倡导新风正气，改变旧陋习，营造新风尚；积极培育健康家庭，引领市民用健康的行为与生活方式，主动承担起管理自己和家人健康的职责；助力“中国幸福示范标杆城市”、全国健康城市试点建设。

关键词：　健康文化　健康科普　移风易俗　健康家庭

城市的健康包含自然、社会和文化三重属性，健康文化是市民良好健康素养、精神气质与人文品格的体现，与健康环境、健康服务、健康社会、健康人群共同构成了健康城市的基础。[①] 杭州市围绕“将健康融入所有政策”

* 刘婷婕，硕士，杭州师范大学公卫学院副教授，主要研究方向为公众健康教育和健康城市建设评价；许亮文，杭州师范大学公卫学院教授，硕士生导师，原杭州师范大学医学部副部长，主要研究方向为人群健康素养监测和干预、慢性病监测与干预；马先富，杭州市健康城市指导中心。

① 王鸿春、盛继洪：《中国健康城市建设研究报告》，社会科学文献出版社，2017，第111～112页。

的“健康中国”战略部署，坚持以人为本、共建共享，聚焦全民健康素养，营造健康文化、培育健康人群、构建健康社会，通过积极引导和发挥政府、社会、家庭和个人的作用，有力推动了健康城市的建设。

一　健康教育讲师团助力营造健康文化

文化是城市的灵魂，是城市发展的动力。健康文化是健康城市建设的重要指标，通过传播健康知识、树立健康理念、倡导健康生活来提升全民健康水平。[①] 健康科学知识普及（以下简称“健康科普”）是营造健康文化的重要手段和方式，是提高全民健康水平最根本、最经济、最有效的措施之一。

习近平总书记指出，要把人民健康放在优先发展的战略位置。党的十九大做出实施健康中国战略的重大决策部署，相继出台了《“健康中国2030”规划纲要》《健康中国行动（2019—2030年）》等文件，明确提出“健康中国行动”的首要任务之一，就是实施健康知识普及行动，通过各种形式的传播活动，向公众普及健康知识、理念、行为和技能，以提高国民健康水平和福祉。

（一）杭州市健康教育讲师团概况

1. 基本情况

健康教育讲师是健康科普活动的核心力量和服务主体，担负着居民健康咨询、健康信息传播、行为与生活方式干预等健康教育和健康服务职责，在传播健康知识、增强居民自我保健意识和提高居民自我保健能力、营造健康文化等方面起着重要作用。通过健康教育讲师团进社区、学校、企业开展现场讲座，与市民面对面交流，以及课后咨询、发放健康材料等方式，发挥医务人员的专业优势，传播健康知识和倡导健康生活方式，已成为居民颇为欢

① 蔡一华、杨磊：《健康杭州发展报告》，社会科学文献出版社，2018，第216~218页。

迎的一种活动。

实践证明，科学实用的健康科普活动，需要依托专业的宣讲人员。杭州市于2008年启动社区健康教育讲师团，2014年成立杭州市级健康素养讲师团，2018年正式成立杭州市金牌健康讲师团，2020年调整成立了新一批杭州市金牌健康讲师团，持续开展健康巡讲活动，建立以需求为导向的巡讲机制，确保完成每年200多场的宣讲任务，对普及健康知识、传播健康文化、提升市民的健康素养水平均起到了积极作用，得到了广大市民群众的好评。

2. 建设背景与发展史

健康人群是健康杭州的根基，普及健康知识、提高健康素养是培育健康人群的重要手段。为倡导和促进全民健康生活方式，改善全民健康状况，进一步推动健康城市建设，共建共享生活品质之城，根据《全民健康生活方式行动总体方案（2007—2015年）》和杭州市委、市政府发布的《中共杭州市委杭州市人民政府关于建设健康城市的决定》（市委〔2008〕13号），2008年9月，杭州市卫生局印发了《杭州市推进全民健康生活方式三年行动计划（2008—2010年）》的通知，要求以“健康护小康，小康看健康”为战略目标，以健康城市建设为载体，以“和谐我生活，健康中国人”为主题，组建社区健康教育讲师团，以合理膳食和科学运动为切入点，结合爱国卫生、全民健身、中小学生阳光体育工程等活动，有机融合传统文化与先进文化，开展社区健康科普活动，营造“我行动，我健康，我快乐”的社会氛围，努力实现“人人具有基本卫生知识、基本健康技能和健康生活方式”的工作目标和建设愿景。

打造一支“愿讲、能讲、善讲”的高水平健康教育讲师队伍是开展健康科普活动的前提和重要任务。2011年9月15日，杭州市首次举办了全市健康教育讲师演讲技能比赛，以增强医务人员的健康知识传播技能，为全市15个县区市培养一批高质量的健康教育讲师队伍，开展让老百姓“听得懂、听得进、能信服”的科普活动，满足市民对权威科学和健康知识的强烈需求，更好地服务社会、服务民生。通过浙江省公民健康素养99条、控烟、糖尿病饮食和肠道传染病预防知识的多媒体演讲和综合实力测试，6名参赛者分获最佳科普讲师奖、最具感染力奖、最通俗易懂奖和最佳PPT制作奖，并评出一个获奖的团体组织。

2014年7月4日，杭州市健康教育讲师团成立仪式暨百场健康教育巡讲进基层活动拉开帷幕。讲师团由来自临床医疗、公共卫生、传染病防控、食品安全、职业健康、健康生活方式、心理健康、健康管理等多个领域的14家医疗卫生、健康服务单位的65名专家组成，每位讲师每年至少参加2次巡讲活动。该市级讲师团由杭州市卫健局党委书记、局长亲自挂帅，主要以讲座、示范课和教学指导等方式深入县区市、机关企事业单位，以及社区开展免费的健康科普巡讲活动。各基层单位可根据员工和居民的健康需要“点单式”提前申报讲课需求，且只需做好场地和人员的组织工作。

2015年5月，为加强健康教育师资队伍建设，以更好地推动青春健康教育进校园、企业、社区的“三进”活动深入开展，引导青少年健康成长，杭州市开展了首批青春健康教育师资培训活动。该活动的举办标志着杭州市正式建立了青春健康教育师资库，并为开展青春健康教育提供了组织保证和学习交流的平台。

2017年9月，杭州市21人通过认证测试，成为市级青春健康教育讲师，为10～24岁的青少年开展“参与性人生技能培训”，包括性与生殖健康、禁毒防艾、社会性别、人际交往等内容，为学生的健康成长提供更科学规范的服务和指导。

为贯彻落实健康中国健康浙江战略部署，推进“健康知识普及行动”在杭州市的实施，2017年《健康杭州2030规划纲要》（市委发〔2017〕14号）将普及健康知识、提升人民群众健康素养水平作为实施健康杭州战略的重要内容。2017年10月13日，“喜迎十九大，健康好声音”杭州市首届金牌健康讲师大赛进行了总决赛，5名选手荣获“首席金牌健康讲师”称号、10名选手荣获“金牌健康讲师”称号、26名选手荣获“健康好讲师”称号。由这41名脱颖而出的选手组成的首批金牌健康讲师团队，不仅是杭州市健康宣传教育战线的生力军，也是健康杭州建设的文化营造主力军。

2018 年，杭州市卫计委成立了杭州市“金牌健康讲师团”，根据全市健康教育工作安排和市民群众需求，以国务院健康中国十五项行动和省市健康专项行动、《中国公民健康素养—基本知识与技能（2015 年版）》，以及健康全阶段、生命全周期为重点，每名讲师每年开展 5 次及以上面向各县区市的健康科普宣传。

2018 年，本着“为人民健康服务”的宗旨，依托杭州市“金牌健康讲师团”，杭州市卫计委推出“金牌健康讲师巡讲活动”，坚持以服务群众需求、立足科学来促进全民健康素养的提升，全年巡讲 144 场，现场听课人数达 13000 余人，让群众确立科学正确的健康价值认知，提升自身的健康素质和防病保健能力，受到杭州市各县区市一致好评。

2019 年 4 月，杭州市卫生健康委发布《关于印发 2019 年杭州市金牌健康讲师团巡讲活动计划的通知》，要求加强组织领导，认真做好巡讲活动组织工作；提高思想认识，认真做好宣讲保障工作；重视评价反馈，认真做好活动宣传总结工作。2019 年各县区市共开展了 265 场金牌健康讲师团的流动巡讲（见表 1）。

表 1　2019 年杭州市各县（区、市）金牌健康讲师团流动巡讲情况

区域	场次数	区域	场次数
钱塘新区	73	西湖风景名胜区	6
西湖区	58	下城区	4
富阳区	32	滨江区	3
萧山区	28	余杭区	3
临安区	26	上城区	2
拱墅区	19	桐庐县	2
建德市	8	江干区	1

资料来源：杭州市卫生健康委。

2020 年 4 月，杭州市卫生健康委发布《关于印发 2020 年杭州市金牌健康讲师团巡讲活动计划的通知》，提出 2020 年全市健康科普宣传工作将围绕

“传染病和慢性病防治、健康危险因素干预、健康自我管理技能”等重点领域，关注“妇幼、中小学生、职业人群、老年人”等重点人群，持续开展“新冠肺炎等传染病防治、学生近视和口腔疾病防治、慢性病自我管理、合理膳食、科学运动、控烟与戒烟、心理健康、急救技能、中医养生与健康管理、妇幼等重点人群保健”等10方面科普宣传（见表2）。

表2　2020年杭州市金牌健康讲师团流动巡讲情况

巡讲主题	巡讲内容
新冠肺炎等传染病防治	《新冠肺炎的几点思考》《如何预防新冠肺炎》《艾滋病防治知识宣讲》《登革热防控与卫生创建标准解读》《冬季儿童流感防治妙招》《宫颈癌及疫苗》《流感的预防》《手足口病防治妙招》《儿童免疫规划疫苗讲解》
学生近视和口腔疾病防治	《彩虹饮食——护眼饮食宝典》《口齿保健从娃娃抓起》《我的牙齿笑哈哈》《婴幼儿早期坏习惯的影响》
慢性病自我管理	《慢性病饮食自我管理》《慢性气道疾病健康教育》《您的颈椎还好吗?》《如何早期发现和预防肿瘤》《说说骨质疏松那些事》《小结节大烦恼》《心血管与运动健康》《有胆有“石”》《脑卒中的早期识别与预防》
合理膳食	《合理膳食,提升增强免疫力》《健康生活方式——低GI饮食》《健康饮食,您真的做到了吗?》《油,您吃对了吗?》《甜蜜的诱惑》《捉谣计——饮食篇》《食源性寄生虫病防治知识科普》
科学运动	《健康的秘诀:“会吃”与“慧动”》《亚健康的运动干预》《小小运动大大健康(颈椎)》
控烟与戒烟	《生活中的那些“梗”》《谁在从中作梗》
心理健康	《智慧养育,提升亲子关系》《如何成为孩子的心理教练》《为孩子准备好心理营养》《青少年身心健康教育》《情绪管理,你焦虑吗?》《走出疫情焦虑,提升员工自我能效》
急救技能	《成长的安全感,你知道多少?(幼儿的急救技术)》《青少年意外伤害急救:基础生命急救、疾病、创伤等急救》《常见急救技术科普》《家庭急救与自救》《基础生命支持:心肺复苏+AED自动体外除颤仪》
中医养生与健康管理	《小儿推拿预防治疗感冒》《“药食同源”类药膳与养生茶》《几种常见贵重药材的鉴定》《拒绝湿气,节气养生》《中医夏季养生》《识体质、助养生》
妇幼保健	《儿童发热的家庭护理》《儿童性早熟——花开太早未必好》《骨龄的秘密——助力孩子快乐长高》《美好人生,从计划未来起步》《一起来孕动》《母乳喂养的秘密》《产后72小时的母乳喂养》《乳腺炎的预防与宣教》
中老年保健	《成功老龄　健康促进》《中老年人应注意的那些事儿》《家庭医生签约服务》

资料来源：杭州市卫生健康委。

截至2020年12月，杭州市各县区市均已建立并完善健康科普专家库和科普资源库，建立了医疗机构和医务人员开展健康教育和健康促进的绩效考核机制，开展了金牌健康讲师团流动巡讲活动。

2021年5月，杭州市卫生健康委发布《关于印发2021年杭州市金牌健康讲师团巡讲活动计划的通知》，计划通过“网络选课”和“统筹安排”，坚持“需求导向、公益服务、务实高效”原则，采用“流动巡讲”和“阵地巡讲”相结合的方式开展158场巡讲。

此外，杭州市余杭区卫计委于2016年开展了“余杭区万名初中生青春期健康教育工程”工作，截至2019年，已覆盖全区27所初中，累计受益40906名学生，中学生关于青春期性健康知识和艾滋病等重点疾病预防知识的知晓率均有大幅度的提升。为了统筹、调整并固定该“工程”讲师队伍，2020年5月特聘任168位同志为青春期健康教育讲师，以进一步加强讲师队伍的培养和训练，提高青春期健康教育工作效果。

（二）健康教育讲师团建设的实践和探索

1. 以赛选拔，不拘一格选拔最强师资

近年来，针对健康科普巡讲过程中暴露出的“约而不讲、讲而不热”等问题，将原有的工作单位推荐制改为集中选拔制，通过集中比赛、竞争上岗的方式，选拔了一批有良好专业素质，愿讲、能讲、善讲的涵盖多学科、各年龄层次的专业人员来担任健康教育讲师。

为选拔优秀的宣讲人才，在2017年组织举办杭州市首届金牌健康讲师大赛的基础上，2020年，杭州市卫生健康委以单独组队形式参与杭州市级科普职业技能竞赛，与来自全市教育、气象、科普讲师团、科普教育基地等系统的200多名科普讲师同台竞争，最终推荐的10名健康讲师均晋级决赛，并包揽了总决赛3个一等奖，在展现杭州市健康讲师的职业风采和极佳的科普效果的同时，也为杭州市金牌健康讲师团输送了一批优秀讲师。杭州市卫生健康委印发了《关于公布新一轮杭州市金牌健康讲师团成员名单的通知》，通过竞赛上岗和积分淘汰等形式，最终确认55名讲师入选新一轮杭州市金牌健康讲师团。2021 年杭州市卫生健康委继续以单独组队形式参与杭州市级科普职业技能竞赛，拟授予 15 名健康讲师“金牌健康讲师”称号。

2. 优化团队，力求覆盖全方位全生命周期

杭州市在选拔健康教育讲师的过程中，充分考虑市民健康需求，力求讲师来自的专业领域能够覆盖人群健康的全生命周期。现有的杭州市金牌健康讲师团，在人员组成上，既有从医 20 多年的资深临床医学专家、科主任，也有对传播健康知识充满热情的青年医师；既有多名护龄长达二三十年、经验丰富的护士长，也有勤勉工作已成为科室骨干的年轻护士；既有获得全国或全市荣誉称号的优秀医务人员，也有默默无闻积极自荐参与健康科普的中青年医务人员和健康教育专业人员。在授课内容上，涵盖了慢性病防治、急救常识、健康生活方式、精神心理健康、儿童保健、青少年睡眠与健康，以及中药养生保健等居民需求的健康知识。

同时，杭州市卫生健康委主动与相关部门合作，在杭州市市民健康生活馆、杭州市科技交流馆设立了固定的市民健康大讲堂，定期举办系列健康科普讲座，市民可通过电话、微信、短信等多种方式报名听课。此外，还针对被市民评议为热门的一些课程，开设了网上直播间，以惠及更多人群，收到了明显的健康教育成效。

3. 你点我送，实施亲民互动的授课方式

以居民健康需求和素养薄弱环节为导向，杭州市卫生健康委坚持“以赛选拔、以能胜任、以民评价”的健康科普宣讲原则，对金牌健康讲师团的授课方式进行了特色化革新探索。一是创新实施“点单式”授课模式，先由金牌健康讲师团根据自身的业务特点精心推出 100～200 个宣讲主题，再由各地疾控机构制作成“健康大餐菜单”向辖区推介宣传，然后，由各接受宣讲的组织单位“按需点单”，申报讲座需求。二是探索实施“需求式”授课方式，由于健康讲师宣讲内容涵盖各健康领域，根据不同的受众群体，讲师还可及时对内容进行调整以确保其针对性。各单位、社区、学校可立足实际来确定宣讲主题，需要什么就宣讲什么，授课时间也由各单位与

讲师协调后确定，市卫建委根据需求统筹安排全年巡讲计划。三是“互动式”答疑解惑，金牌健康讲师团增强了打造“精品课程”的意识，充分运用示意图、漫画、微视频等互联网元素精心制作了100余个宣讲课件，将深奥生涩的健康知识用图文并茂、浅显易懂的方式予以展现，并采用现场问答、现场体验、现场测试等互动授课方式，如果讲师授课后，受众有疑问的可以当场提出，由讲师现场解答，使困扰市民的健康难题得到专业解答，大大增强了健康宣教的趣味性和听众参与度。四是“评价式”意见反馈，为力求“健康教育效果最佳”，讲师宣讲结束后，各组织单位对宣讲情况进行反馈，征求员工和市民的相关意见、建议，及时了解群众需求，以做到持续改进，不断提高健康科普效果。

4. 规范运行，建立健康巡讲保障服务机制

为保障健康教育讲师团的科学化、常态化、持续化运行，杭州市卫生健康委建立了健康巡讲保障服务机制，主要有以下几个方面。（1）建立制度规范运作。市卫生健康委专门发文明确金牌健康讲师的职责，并要求所在单位在任务安排、交通出行等方面给予保障；同时，在讲师劳务补助、继续教育学分、城市医生下基层、专业能力提升、个人奖惩措施等方面完善保障措施。（2）完善补助制度。市卫生健康委根据年度预算，对列入计划的巡讲活动的人员给予一定的劳务补助，并根据年度预算和实际工作需要适当提高补助标准；各讲师外出参加巡讲活动产生的交通费、住宿费按照《关于成立杭州市“金牌健康讲师团”的通知》（杭卫计发〔2018〕43号）和《关于公布新一轮杭州市金牌健康讲师团成员名单的通知》（杭卫发〔2020〕130号），统一由所在单位落实。（3）完善奖惩措施。市卫生健康委将杭州市金牌健康讲师团宣讲活动纳入健康杭州行政奖励等范畴，每年择优评选杭州市十大优秀健康讲师荣誉称号；同时完善准入和退出机制，对于无正当理由退出讲师团、拒不执行授课任务、连续两年未达成讲课规定者取消成员资格，发文通报相关单位；并要求讲师所在工作单位全力支持讲师完成宣讲任务，如因单位工作安排造成讲师无法完成宣讲任务的，该单位年终工作绩效考核酌情予以扣分。

近年来，通过健康教育讲师传播健康信息已成为杭州市民健康知识普及工作的重要策略和手段。金牌健康教育讲师团的建立也是适应新形势、新人群特点而开展的健康科普工作积极探索，更是贯彻全国卫生与健康大会精神、积极打造健康中国建设示范城市的重要举措。

5. 技能培训，持续提升健康教育师资水平

在医疗卫生和公共卫生领域的专业人员中选拔、培养健康教育讲师，是健康教育工作的重要手段之一。但是，各讲师之间的专业知识、健康传播技能的掌握情况存在不均衡的问题。健康教育讲师在演讲时不仅需要精通业务、理论功底深厚，而且要了解时事，掌握政策尺度，同时对语言的表达也有一定要求，只有让听众听懂、听明白，调动听众积极参与思考、提问、讨论的情绪和兴趣，才能保证演讲的效果。

杭州市建立讲师讲课培训制度，开展听众满意度调查、实施制度化管理等方法，强化健康教育讲师传播和干预技巧、新媒体技术运用等实用技能培训，对提高健康信息传播的效果能起到积极的推进作用。[①] 杭州市卫生健康委计划对健康教育讲师团进行系列教学（培训），拟遵循“学训齐行”教育法则，践行“能力核心嵌入健康科普人才培养”的创新型、服务型学习模式，采用以练代讲、项目探究、边做边评、实战式练习等混合式教学手段，尝试开展社会营销、健康教育与健康促进项目实施、健康场所建设、健康传播等认识型、拓展型、学以致用型、社会服务型训练，并加强实战式、互动型社区居民宣教职业活动。将要采用的教学方法包括自学指导法、讲授法、谈话法、小组讨论法、演示与练习法、案例分析法、角色扮演法、戏剧法和游戏教学法等，并结合线上线下混合式教学、翻转课堂、慕课（SPOOC）等新媒体教学手段。对讲师的巡讲要求有如下几个方面。

（1）演讲前：每位主讲人需研究听众的需求以有针对性的供给；选题立意应丰富，不能局限于纯医学范畴，应考虑听众的综合所需；内容要科学

① 周娓、龚静：《健康教育讲师团的健康知识与传播技能调查》，《浙江预防医学》2012 年第 9 期，第 79 ~ 80 页。

适用、正确可靠，符合现代医学进展与共识，没有事实、表述和评判上的错误，具有科学性、逻辑性、通俗性和趣味性。可先开展听众调查，选取听众关注和需求的健康热点问题作为选题及内容。

（2）准备演讲稿：多方面、多形式和多内容收集素材，精心撰写、反复打磨文稿（PPT + 讲说稿）。PPT 制作效果要达到主题明确，设计精妙；内容具体，逻辑清晰，层次分明；整体设计风格统一，文字与背景对比鲜明，画面美观大方；页面排版主次分明、整洁清晰、和谐有趣。

（3）现场演讲的技巧：说好“开场白”，建立宣教关系；鼓励听众踊跃发言，调动听众的积极性和主动性；充分利用新媒体技术和参与式手段，如手机打卡、抢答、游戏、微视频观看等；提高讲师的说话技巧，把握谈话内容的深度，注意观察，及时取得反馈。

（4）现场演讲技能考评：可由富有经验的健康讲师、健康教育专业人员、省市级健康教育所（科）工作人员或高校教师进行考评，内容包括主题明确、科学性、科普性、PPT 制作、形象仪态、语言表达、现场效果和演讲时间等方面；评价的方法有健康知识测验、健康态度的测量、学习表现评价、同伴评价和叙述式成绩评定等；演讲效果的评价包括演讲内容的吸引力、实用性、易懂性，受众对演讲内容的了解程度，对主讲者演讲方式的满意度，以及参加下期讲座的可能性；受众健康知识知晓率、信念持有率、技能掌握率与行为形成率（改变率）的提高；受众健康素养水平的上升和健康状况/疾病结局的维护与好转等。

（三）健康教育讲师团助力健康文化科学发展

1. 健康文化营造的宏观效果

通过杭州市健康教育讲师们有数量、有质量，广覆盖、多元化的巡讲活动，将健康知识送到企业、农村、机关、校园、社区、军营等场所，不仅满足了市民对健康知识的多元化需求，也提高了市民的健康知识知晓率。

自 2018 年以来，杭州市金牌健康讲师巡讲活动在全市范围内共举办

533 场（见表3），现场听课人数近40000 人次，各讲座的现场评价满意率均达到98.0%以上，达到让广大市民知晓健康信息、认同健康理念、向有利于健康方向转变态度，以及坚持健康的行为与生活方式的效果。

表3　2018～2020 年杭州市金牌健康讲师团宣讲情况

单位：场

年份	城市	农村	合计
2018	89	55	144
2019	142	93	235
2020	52	102	154
合计	283	250	533

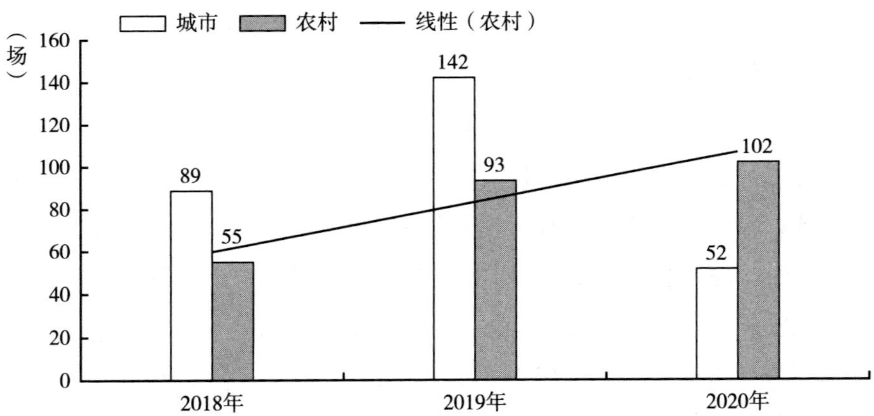

图1　2018～2020 年杭州市金牌健康讲师团宣讲情况

资料来源：杭州市卫生健康委。

2. 市民健康素养水平稳步提高

从2011 年起，作为贯彻落实健康中国战略，推进健康浙江、健康杭州建设的一项重点工作——杭州市市民健康知识大赛，已成功举办过七届，这对普及健康知识、传播健康文化、提高杭州市民健康素养起到了非常重要的作用。从2016 年到2020 年，杭州市民健康素养水平逐年稳步提升（见表4、图2），2020 年健康素养具备率已达38.54%，高于浙江省的33.08%和全国的23.15%。其中，三个维度健康素养具备率分别为：基本知识和理念53.08%，健康生活方式与行为素养38.06%，健康技能素养34.99%；六类主要健康问题的素养具备率由高到低分别为：安全与急救素养68.05%，科学健康观素养63.90%，健康信息素养48.33%，慢性病防治素养40.29%，基本医疗素养34.70%和传染病防治素养31.72%。虽然，杭州市各县区市市民健康素养水平并不均衡，以滨江区、拱墅区较高，桐庐县和建德市相对偏低，但仍高于全国的平均水平（见图3）。

表4　2016～2020年杭州市民健康素养具备率变化情况

单位：%

地区	2016年	2017年	2018年	2019年	2020年
全国	11.58	14.18	17.06	19.17	23.15
浙江省	20.69	23.03	26.64	29.49	33.08
杭州市	26.88	30.15	33.94	34.90	38.54

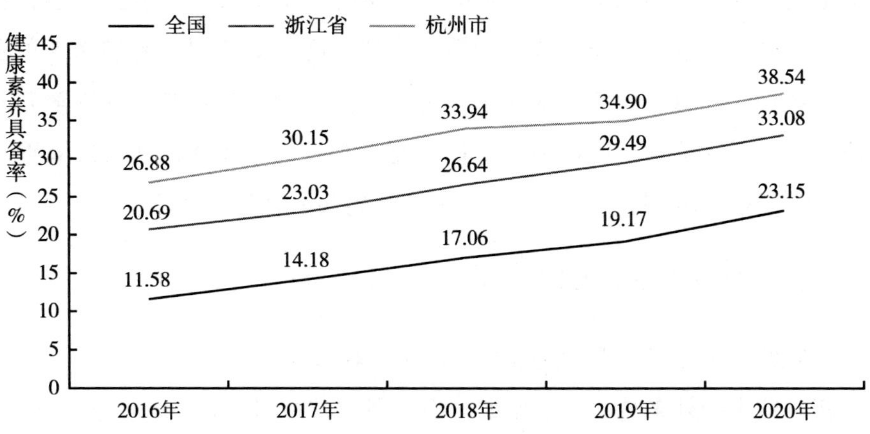

图2　2016～2020年杭州市民健康素养水平变化情况

3. 健康共治格局充分体现

通过连续多年的创新性和规范化建设与管理，杭州市健康教育讲师团现有师资队伍知识丰富、传播技能明显提高，不仅具备专业的理论知识，而且有丰富的宣讲实践经验，健康科普活动注重科学、内容新颖、形式多样、因

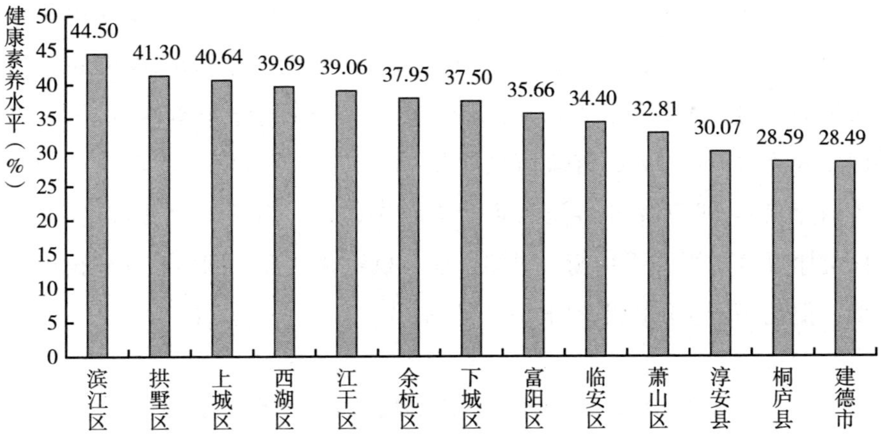

图3　2020 年杭州市各县（区、市）居民健康素养水平

资料来源：杭州市卫生健康委《健康浙江》监测数据。

材施教、多元评价、宣讲实效。通过金牌讲师大赛，为讲师团授旗、颁发聘书等措施，极大地增强了健康教育讲师团成员的荣誉感和归属感，也得到了社会民众的积极响应、充分认可和高度好评，健康责任理念更加深入民心，健康知识科学获取，健康新观念正确树立，健康行为与技能掌握逐渐养成，健康生活方式支持性环境正在高质量创建，共建健康环境，共担健康责任，“以人民健康为中心根本”的大健康观和健康共治充分体现。

（四）新时代发展展望

1. 把握时代脉搏，提高健康文化传播内容深度

新时期人们越来越关注健康的全面发展，讲师团务必与时俱进，在教学培训中，时刻把握新时代脉搏，掌握健康信息传播和行为干预知识、熟悉健康教育方法、了解健康科普工作前沿进展，运用健康信息传播、行为干预方法，维护、促进公众身心健康，具有创新性和团队合作精神的专业素质，增强服务社会、惠及群众的责任意识和能力。

具体做法有以下三个方面。（1）引导讲师们认真学习“健康中国建设”的系列文件和行动方案，时刻掌握国家对健康城市的建设要求，进一步明确

健康科普工作者的职责与任务，增强健康科普工作的自信心和服务精神。（2）开展职业体验式或角色扮演活动，树立“每个人都是自己健康的第一责任人”和“健康为人人，人人为健康”的理念，增强维护自己和他人健康的责任意识。（3）紧密结合形势，及时掌握影响健康主要危险因素和居民关注重点，调整健康知识普及内容和深度。例如，新冠肺炎疫情发生后，全面介绍呼吸道传染病相关知识和自我保护技巧，根据党和政府要求，积极动员民众改变生活方式、居家隔离、自我保护。

2. 推进智慧化建设，拓展健康传播新要素

1948 年，美国政治学家和社会学家 H. D. Lasswell 提出“传播者、信息、传播媒体、受传者和传播效果”的五因素传播模式；1954 年，“传播学之父”美国学者 Wilbur Schramm 提出了双向传播的模式，认为传播过程是一种有反馈的信息交流过程，传播符号和反馈是重要的传播要素，强调传播的互动性和传受双方角色的互换性。①

进入新媒体时代，存在着健康科普信息传播“内容碎片化”和受众“阅读短平快”的特点。健康教育讲师团的科普活动，更应适应时代发展的潮流，运用智慧化建设手段，持续拓展健康科普传播新要素。创新发展既具有时代气息又接地气，公众喜闻乐见的健康信息传播方式，例如，引入“互联网 +”工作理念，建健康科普微信群，实现“‘线上线下’互联互通”，不仅可以扩大受众规模，还能赋予健康科普新的时代内涵。例如，有的教师创新性地建了“1 + X”“青春健康空中俱乐部”微信群，建立了“青春健康在线联盟”和“1 + N”模式的志愿者服务团队，采用总群带分群、联友群、细分功能群等社群化管理模式，以及在线学习→交流经验→提出困惑→教与学互动→在线辅导→线下咨询等“线上线下”网络化服务模式，受到广泛关注，获评首届“全国青少年健康促进优秀典型案例”。②

---

① 傅华：《健康教育学》，人民卫生出版社，2017 年 7 月第 3 版，第 215 ~ 217 页。

② 钱宪庚、史亚琳：《普通的事情，用心用情坚持做》，《健康中国观察》2020 年第 5 期，第 76 ~ 79 页。

3. 注重受众获得感，提升健康传播效应

普及健康知识和行为技能是提高全民健康水平最根本、最经济、最有效的措施。作为最常用、最便捷、最生动且最易被居民接受的健康教育形式，健康科普讲座与报纸杂志书籍、图片展览、宣传海报、影视、网络等共同构成了为居民普及健康知识的常见手段，对居民健康知识与技能水平的提高是必需的。①

近年来，杭州市个别讲师出现了形式化完成任务的现象。② 由于疫情的影响，居民现场讲座的参与度有所降低。为提升健康传播效果，以往健康科普活动的被动式传播应尽快向核心式服务转变；应充分调动医疗卫生和健康服务单位、部门承担健康科普责任的积极性和主动性；加强健康科普队伍建设，建立并完善健康科普专家库和资源库；强化专业机构和健康教育讲师团开展健康教育的激励约束，提升健康教育讲师开展特殊性、个体性健康科普的能力。作为组织方和管理方，仍需多措并举、多元创新考核评价，探索、细化健康科普活动过程和结果的双重评价机制，开展周边省份、地区乃至全国的同行交流与学习，培养“新医科”健康科普人才，充分发挥营造健康文化的示范引领作用。

二　移风易俗倡导健康文化的实践与探索

移风易俗是指改变普通群众物质生活和精神生活中存在的一些旧的、不符合社会核心价值观的风俗习惯。当前，我国的移风易俗经历了长期的、逐步的、时代化的改变过程，正以社会主义核心价值观为导向，推动全社会向良性发展的方向前进，对中国特色社会主义建设和健康中国建设都有积极的文化助力作用。③

---

① 薛锦锋、邢丽丽、邢维丽等：《健康大课堂在健康传播中需求的定性研究》，《中国健康教育》2015 年第 11 期，第 1083 ~ 1085 页。

② 吴彦娜：《居民需求引导下社区健康教育的行动研究——以北京市 Z 社区社工项目为例》，北京工业大学，2020。

③ 王静：《社会主义核心价值观对移风易俗的影响研究》，太原理工大学，2019。

（一）移风易俗的时代背景

1. 移风易俗的含义

我国移风易俗过程中的不良表现主要有婚姻行为不断异化、内涵逐步物化，殡葬习俗繁多、负担过重，传统节日“内价值”日益衰落、“外价值”过度彰显，民间信仰功利性、弥散化等。[①] 产生的原因主要有以下几个方面。（1）国家层面：经济发展不平衡、不充分，政治机制体制仍在逐步完善中，精神文明建设相对滞后，社会不和谐因素多元化。（2）社会层面：部分团体缺乏自律性，社会公共资源不均衡，公正意识有待提高，基层法治体系不完善。（3）个人层面：传统文化个人认同感低，职业价值取向发生扭曲，个人诚信认知存在偏差，个人利益本位至上严重。[②]

在建设新社会进程中，中国共产党带领全国各族人民进行了移风易俗的长期实践，坚持党的领导，破除封建迷信，宣扬科学民主；坚持依靠群众，提倡男女平等，实现妇女解放；坚持依法依规、常抓不懈，改造社会陋习，构建良好风尚；极大地促进了社会的发展与进步。[③]

在我国全面建成小康社会的新时代背景下，应以优良的风俗培育、践行社会主义核心价值观，培养科学的爱国观，牢记初心使命，坚定理想信念，践行中国共产党的宗旨，弘扬光荣传统、赓续红色血脉，解放思想、锐意进取，恪守爱岗敬业职责，传承优秀传统文化，增强文化自觉自信，推动物质文明、政治文明、精神文明、社会文明、生态文明建设，树立平等生存发展理念和个人理想信念标杆，弘扬公平正义时代旋律，坚守法治思维底线，引领向上向善的社会风尚、良性法治发展，树立善行义举榜样，坚决抵制腐朽

① 刘荣健、钟香妹：《中国共产党百年移风易俗的经验及启示》，《山东干部函授大学学报》2021 年第 5 期，第 7～11 页。

② 刘荣健、钟香妹：《中国共产党百年移风易俗的经验及启示》，《山东干部函授大学学报》2021 年第 5 期，第 7～11 页。

③ 刘荣健、钟香妹：《中国共产党百年移风易俗的经验及启示》，《山东干部函授大学学报》2021 年第 5 期，第 7～11 页。

风俗，意气风发向着全面建成社会主义现代化强国的第二个百年奋斗目标迈进，实现中华民族伟大复兴。

2. 时代发展需求

2017 年 10 月 18 日，中国共产党的十九大报告《决胜全面建成小康社会 夺取新时代中国特色社会主义伟大胜利》强调，全社会要弘扬科学精神，普及科学文明知识；弘扬时代新风、倡导新行动，抵制腐朽和落后的破旧文化侵蚀，开展移风易俗的“六提倡、六反对”，包括提倡婚事新办、勤俭节约、孝老爱亲、多办善事、安全环保和依规建房，反对高价彩礼、大操大办、薄养厚葬、操办神事、滥放鞭炮和贪大求高。

2019 年 9 月 4 日，中央组织部、农业农村部、中央宣传部、教育部、民政部等 11 个部门联合印发了《关于进一步推进移风易俗建设文明乡风的指导意见》，要求在社会主义核心价值观引领下，以实施乡村振兴战略为总抓手，加强思想道德建设，不断改善群众精神风貌，提高社会的文明程度。

2019 年 10 月 27 日，中共中央、国务院印发了《新时代公民道德建设实施纲要》，明确提出要实施“筑牢理想信念之基，培育和践行社会主义核心价值观，传承中华传统美德，弘扬民族精神和时代精神”的重点任务，要广泛开展移风易俗行动，破除铺张浪费、薄养厚葬、人情攀比等不良习俗，摒弃陈规陋习、倡导文明新风。

为规范与引导公众行为，培育和践行社会主义核心价值观，加强社会公德、家庭美德和职业道德建设，倡导文明行为，制止各种陋习和不文明习惯，杭州市从 2016 年 3 月 1 日起施行《杭州市文明行为促进条例》，并印发了《杭州市新时代公民道德建设实施纲要》。修改后的《杭州市文明行为促进条例》已于 2021 年 7 月 1 日起施行。

2017 年 11 月，杭州市入选全国殡葬改革试点地区（单位）名单，开展殡葬综合改革试点工作。2018 年 6 月 29 日，国务院召开全国殡葬领域突出问题清理整治行动电视电话会议。会后，杭州市迅速部署，要求各级民政部门提高认识、抓住契机、迅速行动，属地管理、履职到位、联动整改，关注舆情、强化宣传、正面引导，全民开展殡葬领域突出问题的清理整治工作。

2019 年 10 月 30 日，杭州市制定出台《关于推进移风易俗丧礼改革的实施意见》，从深化全市精神文明建设入手，坚持价值融入、倡导文明丧俗、社会组织参与、党员率先垂范等举措，着力解决丧葬习俗中存在的陋习，形成崇尚文明、勤俭节约的社会新风尚。

为全面落实全国、浙江省民政会议，以及《中共浙江省委浙江省人民政府关于推进新时代民政事业高质量发展的意见》（浙委发〔2019〕27 号）决策部署，杭州市在浙江省率先打造全市域精准保障、和谐治理、温暖城市、幸福养老、移风易俗、智慧民政等六大示范区，不断夯实“中国幸福示范标杆城市”的民生基础。

（二）杭州市“移风易俗示范区”建设的实践和探索

1. 倡导新风正气,六大主题有序推动

根据国家和浙江省工作部署，杭州市文明办、民政局、农业农村局指导并要求各县（区、市）结合工作实际，将美丽乡村建设、文明创建深化、社会主义核心价值观融入基层、婚丧礼俗改革、文化文艺教化、乡风评议等六个主题，倡导新风正气，有序推动移风易俗实践活动。具体有如下几个方面。

（1）美丽乡村建设，推动农村环境不断优化。一是坚持分类化推进美丽乡村建设，193 个中心村重点形成集聚辐射效应，467 个精品村重点开展“五美”建设，151 个历史文化村落重点保护古建筑、传承古文化，“三江两岸”沿线 145 个村庄串点连线打造现代版的富春山居图，59 个市级风情小镇重点进行景区化打造；二是通过一般行政村的道路硬化、庭院整治等举措，实现村庄环境面貌有效改善；三是开展“污水、厕所、垃圾”革命，完成 1772 个村生活污水治理、受益农户 60 万余户，农村生活垃圾分类收集覆盖面达到 100%，完成农村公厕改造 4566 座，累计投入 3. 98 亿元，基本实现行政村无害化公厕全覆盖；四是实行明察暗访、专项督查、网格化管理等制度，推动杭州市农村长效保洁。

（2）文明创建深化，推动社会文明程度提升。一是结合全国文明城市创建和复评，推动各乡镇、村积极创建文明村镇，截至 2021 年，已成功创建全国文明村27个、省级文明村134个，全国文明镇（乡）7个、省级文明镇（乡）23个，县级以上文明村镇建成率87%；二是有序推进小城镇文明行动，在农村重点开展“垃圾不落地、出行讲秩序、办酒不铺张、邻里讲和谐”活动；三是依托杭州市新时代文明实践阵地，重点引导166个实践所和3000多个新时代文明实践中心、所、站、点发挥基层作用，积极推进乡村志愿服务活动；四是杭报集团、杭州文广集团所属报纸、电视、网络、广播电台、客户端等同步发力，共同推出“弘扬新风正气，推进移风易俗”“我们的节日”等专题专栏150多个，推出报道8000余篇，积极引导全社会争做文明新风的自觉实践者。

（3）社会主义核心价值融入基层，推动党的创新理论入脑入心。一是根据基层实际，面向杭州市特别是农村地区，因地制宜开展社会主义核心价值观系列宣传教育活动，引导群众入脑入心；二是开展“杭州基层理论宣讲大擂台”行动，做强做优“好声音”“堂前燕”“微课堂”等线上线下基层理论宣讲品牌，组织“百个宣讲团、千名宣讲员”赴农村开展面向基层、面向群众的大众化、分众化宣讲活动，用“拉家常、讲故事”的方法，宣传移风易俗、文明科学的理念；三是自2012年以来，每年组织开展“我们的价值观”主题实践活动，累计举办专题讲座、研讨会165场，举办“大型报网互动思辨论坛”169期，常态化活动527场次，中央有关领导给予了肯定批示。

（4）婚丧礼俗改革，推动“婚丧新办”蔚然成风。一是杭州市民政局联合市文明办出台《关于推进移风易俗丧礼改革的实施意见》，针对新冠疫情防控常态化，推出高峰期“预约祭扫”模式，全市25家较大型公墓实行先预约后祭扫，做到预约码和健康码双码必查、两码必绿，分时分流、错峰入园，2020年冬至祭扫预约群众59万余人，实际入园62万余人；二是自2014年浙江省率先提出“无烟陵园”的倡议以来，建立网上纪念馆5200余个，6万余人次通过网络祭祀平台开展免费云祭祀；三是全市已建有乡镇（街道）级以上的树葬、骨灰堂设施101个，覆盖135个乡镇，覆盖率达到70.3%，并力争在2022年达到100%；四是制定婚俗改革试点工作方案，确定上城区、萧山区、建德市为省级婚俗改革试点单位，以点带面推进婚俗改革工作；五是不断巩固婚俗改革阵地，推进“婚俗博物馆”等实体化载体建设，例如，拱墅区婚姻登记中心总面积922平方米、投资100多万元，以“运河婚俗文化”为主题，倡导喜事简办，喜事新办。

（5）文化文艺教化，推动文明新风普遍弘扬。一是把农村文化礼堂建设列入市政府十件民生实事，通过以“两堂五廊”为主要内容的文化礼堂建设，真正将其打造成为农村“接地气、聚人气、扬正气”的红色殿堂；二是结合春节、清明节、端午节、中秋节等传统节日，开展丰富多彩的民俗文化活动，主动将各地非遗传承列入文化礼堂的内容建设，例如，淳安县端午节期间，在文化礼堂开展“草龙”动手编织活动，每周六组织睦剧艺社学员到文化礼堂开展睦剧表演；三是通过制作礼仪示范片、印发礼仪指导手册等方式，帮助村民强化知礼、崇礼、行礼的自觉性；四是坚持开展“新春文化送戏下乡活动”，自2014年以来每年春节期间送百余场演出下乡；五是联动社会力量累计建成杭州书房47处，成为杭州市公共文化服务新地标；六是非遗传承保护形成“杭州模式”，现有4个项目被联合国教科文组织列入人类非物质文化遗产代表作名录，有44项国家级非遗项目，入选数量居全国同类城市第一，有184项省级非遗项目，入选数量遥居浙江省榜首，共有368项市级非遗项目。

（6）乡风评议促动，推动乡风民风不断改善。一是坚持在“督、评、传”等环节上深化乡风评议，在杭州市农村建立完善村规民约、村民议事会、道德评议会、红白理事会、禁毒禁赌会等组织机构；二是各地红白理事会在广泛征求群众意见基础上，制定实施红白事办理流程、标准要求，并纳入当地村规民约并公示；三是发挥道德评议会的作用，对村民婚丧事宜、孝敬老人、保护儿童、诚实守信等民间风气进行定期评议，引导群众尊崇道德规范，例如，桐庐县依托本土乡贤、党员干部、热心群众组建文明议事会、美丽基金会（村级商会）、红白理事会，在县级层面和各文明实践站所广泛组织开展身边好人、美丽庭院、文明示范户等评选活动，让老百姓都能参与到乡风文明建设中；四是全市基层普遍开展文明家庭建设，深化好家风系列活动，营造风清气正的良好氛围，如临安区好家风建设被央视《新闻联播》报道，并入选了中宣部《宣传工作创新百例》。

2. 开展数字化建设，夯实民生建设基础

2020 年 1 月 15 日，杭州市政府召开全市民政工作会议，提出 2020 年打造杭州民政"幸福养老、精准保障、和谐治理、温暖城市、移风易俗和智慧民政"六大示范区的目标导向。计划以"社会参与"为重点，社会组织的"全程服务"为依托，在全市引领、创建社会新风尚；倡导丧事简办，着力推行文明办丧指导性规范，建设镇街生态安葬示范点并达到 40% 的覆盖率；倡导婚事新办，全面推行结婚登记标准化流程。

2020 年 6 月 28 日，《中共杭州市委杭州市人民政府关于着力打造六大示范区推进新时代民政事业高质量发展的实施意见》的发布，进一步明确杭州市要在浙江省率先打造全市域的六大民政示范区，不断夯实"中国幸福示范标杆城市"的杭州民生建设基础，奋力展现"政府工作重要窗口"的"头雁风采"。为打造"移风易俗"示范区，必须做实婚丧嫁娶习俗的观念转变。

2020 年 7 月 31 日，杭州市民政会议暨"六大示范区"建设推进会顺利召开，会议明确要"建设人民城市，打造幸福家园"，明确了建设目标，实施"民政 27 条"，开展"数字化"移风易俗建设工作。[①] 主要工作内容及措施有如下几个方面。

（1）在"白色丧葬"方面，开展了深化绿色惠民殡葬改革，加快推进丧葬习俗改革，指导、规范集中治丧服务场所建设。主要措施有：①把移风易俗纳入"文明城市"建设的重要内容；②编制杭州市殡葬用地专项规划，推广树葬、草坪葬、花坛葬、江葬、格位存放等节地生态安葬和骨灰堂建设；③完善了惠民殡葬政策，推进丧事服务规范化管理，大幅提高集中、节

① 《在人民城市，幸福家园中展现民政风采》，《杭州》2020 年第 21 期，第 72～74 页。

俭办丧的比例，开展现场祭扫预约、推行网上绿色祭祀。[①]

（2）在“红色喜事”方面，弘扬“勤俭节约”的美德，营造“浪费可耻、节约为荣”的文化氛围，全面推进杭州市上城区、萧山区、建德市（县级市）省级婚俗改革实验县（区、市）建设，全力实施内地居民婚姻登记全市通办。主要措施有：①打造婚姻登记服务品牌；②探索开展婚姻家庭“幸福课堂”进社区服务；③施行婚姻家庭辅导长效机制；④试行离婚登记冷静期模式；⑤试点建设“婚俗博物馆”实体化载体。[②]

3. 倡导绿色文明，移风易俗紧密结合疫情防控

2020 年 1 月，杭州市萧山区将“移风易俗”与新冠肺炎疫情防控工作相结合，迅速出台《关于在全区范围内简办丧事的紧急公告》《平安至上，简办丧事》等“硬核”政策，提出“34310”要求，实行“最严”管控，明确不办或简办守灵告别仪式，严控出殡时间及参加人数，暂停殡仪服务中心守灵服务和上门服务等事宜；建立“最强”联动，紧急上线浙江省首个火化预约系统——“萧山区殡仪馆火化网上预约平台”；加强对各镇街殡葬管理员的培训工作；倡导生态安葬，积极筹建大型骨灰存放室，努力实现从“入土为安”到“入室为尊”的转变；广泛宣传新政策，形成绿色文明殡葬新风尚；切实做好疫情防控和移风易俗的宣传发动，最大限度地减少人群殡葬聚集，有效保护居民健康和生命安全。[②]

2020 年 3 月 10 日，杭州市文明办等五个部门共同发布《“培养健康习惯·弘扬文明风尚”倡议书》，提倡全体市民树立科学正确的生活理念，坚持良好卫生习惯，自觉遵守公共秩序，共同倡导文明用餐风尚、参与公共卫生建设，讲究健康、绿色、环保的科学生活方式。

2020 年 4 月 3 日，杭州市文明办发布《杭州市文明绿色祭扫倡议书》，呼吁广大市民积极行动，争做文明祭扫的示范者、革除陋习的先行者和移风易俗的推进者，以全社会的实际行动共建文明和谐的幸福城市和美好家园，

---

① 《杭州如何打造六大示范区》，《杭州》（党政刊）2020 年第 15 期，第 56 ~ 57 页。

② 董茶仙：《杭州萧山：“34310”助力移风易俗与疫情防控相结合》，《中国民政》2020 年第 5 期，第 61 页。

并为新冠肺炎疫情防控贡献自己的力量。同时，倡议清明祭奠应遵循“网络祭扫，弘扬新风；居家追思，减少返乡；预约祭扫，避免扎堆；绿色祭扫，保护生态；党员带头，从我做起”的准则。

4. 树立文明新风气，构建文化新农村

为打破传统陋习，提高工作、生产和学习效率，从2006年开始，杭州市富阳市（县级市）常安镇致力于“推进移风易俗、树立文明新风”活动，陆续将原来的19个传统大小时节合并为3个，致力于打造“文化宣传月”载体，举办“生态和谐魅力新常安”图版展示活动，组织各村镇党员、团员开展志愿活动，通过文化、体育系列活动，倡导健康、文明、科学的生活方式，在满足村民精神文化需求的同时，也很好地巩固了对传统时节的改革成果。每年的农历十月初一是富阳市常绿镇北坞村（美丽乡村）的传统节日，以往村民多是以逛集市、聚餐的形式过节。从2011年的农历十月初一起，常绿镇组织杭州市滑稽艺术剧院和杭州市现代歌舞团到村里演出，通过戏曲、舞蹈、小品等文艺节目，宣传交通法规、计划生育、文明礼貌等新风尚，不仅丰富了村民的精神生活，也树立了健康向上的村风和民风。

2017年，杭州市滨江区开展了“文明我先行，人人做滨滨”的文明礼仪活动，广泛宣传“移风易俗，文明殡葬”新风尚是该系列活动之一。浦沿街道东信社区在清明节前，向辖区广大居民倡导做“滨滨有礼”的文明东信人，通过发放宣传单页、中英文版倡议书，在社区宣传栏、小区电子显示屏上宣传“五禁止三倡导”等内容，要求居民治丧期不请乐队表演、不在小区内燃放烟花爆竹、不使用高音喇叭，不占用公共场地搭棚祭奠，不焚烧迷信物品，要做到厚养薄葬、丧事简办、文明殡葬和文明祭祀，引导居民共同努力，营造文明出行、文明殡葬的和谐新风尚。

作为移风易俗的“主力军”，天天开放、月月有活动的五星级文化大礼堂成为村民参与文化学习、陶冶情操、提升健康素养的重要场所，阅读学习、跳舞健身等使农民生活方式发生了根本性的变化，文化生活更丰富，邻里关系更和谐，潜移默化地转变了农村的一些不良风气。截至2020年底，杭州市共建成农村文化礼堂1939个，实现了500人规模以上行政村文化大礼堂全覆盖的建设目标。

（三）移风易俗推动健康文化积极发展

自党的十八大以来，杭州市把移风易俗作为加强精神文明建设的重要突破口，以习近平新时代中国特色社会主义思想为指导，以培育和践行社会主义核心价值观为根本，以美丽乡村建设、文明村镇创建、小城镇文明行动等为载体抓手，抓紧抓实乡风评议、文化惠民、文明创建、婚丧礼俗改革等工作，弘扬新风正气、破除陈规陋习，移风易俗工作取得了明显成效。文明乡风管理机制和工作制度基本健全，农村陈规陋习蔓延势头得到有效遏制，婚事新办、丧事简办、孝亲敬老等社会风尚更加浓厚，农民人情支出负担明显减轻，乡村社会文明程度进一步提高，农民群众初步树立文明生活新观念，有了实实在在的获得感。

杭州市文明办、市民政局等部门联合对农村红白喜事进行抽查发现，宴请时间明显缩短，燃烧纸钱、做道场法事、燃放烟花爆竹等情况也显著减少或基本没有了。例如，建德市丧事场均用时由原来的7～8天减少到2.4天，最短的当天完成；场均花费由原来的约8万元下降到约2.2万元，其中最低花费0.6万元。

截至2020年8月，杭州市顺利完成了本市殡仪馆改扩建工作，全市节地生态安葬行政村、无烟陵园（公墓）和“数字文明祭扫”覆盖率均已达到100%，全市25家大型公墓（陵园）46万墓位扫墓全部开通现场预约，搭建了浙江省首个火化的微信预约平台，开展了文明治丧奖励试点工作，使丧事规模压缩了85%。[①] 全市域范围内婚姻登记机关的场地建设全部达到国家3A+标准，并推行了婚姻登记颁证标准化流程和全免费的颁证服务。[②]

从2008年起，为重点打造“道德健康”的健康文化品牌，倡导市民自我

---

① 《在人民城市，幸福家园中展现民政风采》，《杭州》2020年第21期，第72～74页。

② 《杭州如何打造六大示范区》，《杭州》（党政刊）2020年第15期，第56～57页。

健康管理，杭州市通过整合资源平台，开展提升全民健康素养的健康文化建设工作，大力弘扬和谐人文理念。2014 年第一次发布的杭州市民公共文明综合指数（从城市公共环境、公共秩序、人际交往、公益行动方面评价市民文明素质发展水平）为 83.63，2015 年为 84.06，2016 年为 84.63，2020 年为 84.76。2020 年杭州市获得全国文明城市“四连冠”，成为测评成绩排名靠前给予通报表扬的 33 个城市之一。① 这些正向的发展趋势表明，杭州市民公共文明素养已处于较高水平，获得感、幸福感、归属感和荣誉感均大幅提升，在营造健康文化、推动健康城市发展方面，杭州市已取得明显成就。

（四）新时代发展展望

1. 除旧布新，增进百姓获得感

尽管时代变革日新月异，一些旧有的观念和习俗依旧影响着人们的生活，在生活方式中也还有着一些缺陷（问题），以及人为设置的健康和行为误区，例如，圆桌餐的餐具共用、丑陋的酒桌文化、烟酒礼尚往来等不健康、不文明现象仍然可见。移易旧风陋习的工作仍需持续开展，且任重道远。

除旧布新，居民生活观念和方式的转变需要全社会的力量支持、健康行为的干预、政府的引导治理和健全完善的法律保障，高度重视市民的主体地位，充分调动百姓的参与积极性，填补人们在旧风俗移去后的心理空白，以巩固移风易俗成果，不断提高市民的获得感和幸福感。

2. 革故鼎新，形成强大合力

尽管杭州市移风易俗工作在倡导健康文化方面取得了一定成绩，但对标“国际化健康城市建设标杆”和“移风易俗示范区”的建设目标和要求仍有一定的差距。有为政府的政治动员、多元主体的协同治理与疏堵结合的柔性治理方式是移风易俗顺利推进的保障机制。② 倡导新风正气、推动移风易俗

① 杭州日报：《杭州通过全国文明城市复核，全国通报表扬！第六届全国文明城市入选城市名单出炉》，2020 年 11 月 10 日。

② 李永萍：《村庄公共性再造：乡村文化治理的实践逻辑——基于福建省晋江市 S 村移风易俗的实证分析》，《中国农业大学学报》（社会科学版）2021 年第 3 期，第 72 ~ 81 页。

工作需要各地和有关部门密切配合、共同推动，但是目前杭州市尚未完全形成联动机制，尚不能将各地有关部门优势加以结合，互相的情况掌握尚不够完全、充分，资源整合程度还有进一步提升空间，攻坚克难的强大合力形成仍需继续强化夯实。

当今时代现有的风俗对人们的思想和言行起着一定的教育规范、引导束缚和禁锢作用，革故鼎新需要融入并壮大新生力量，以提高破旧习俗的更新换代速度。推动民俗活动创造性转化与创新性发展，推出“互联网+”等创新做法，坚持破立并举、正本清源等特色方法，让风俗回归传统，让新风教化居民；建章立制定规矩，线上线下巧联动；通过“互联网+移风易俗”，实现申报、审核和检查等重要环节的实时、动态跟踪监管，推动移风易俗工作简便化、规范化、高效化、精准化。①

3. 民需为本，坚持共建引领

浙江省正在高质量发展建设新时代共同富裕示范区，创新性挖掘“健康浙江”“文明城市”“智慧城市”“美丽乡村”“五星级农村文化大礼堂”等领域的思政元素，将其融入健康杭州建设，坚持以民众需求为本，培育和践行社会主义核心价值观，通过榜样和行为示范，弘扬孝道文化、和谐社会价值观，立足本土文化特色、挖掘本土文化资源，实施新型市民素质提升工程，营造良好的社会氛围，引领市民价值追求和健康新理念，全社会携手共建人民幸福美好家园。

4. 赓续传承，智慧创新并进

作为社会公众的集体行为模式，风俗影响着国家社会的治乱兴衰。故而，移风易俗既是一个对民众的道德教化过程，也是传承、创新优秀民俗民风并传播时代主流价值观的过程，且由此化育出更多符合时代潮流和民众需要的新民俗、新风尚等民族文化。②

① 卢琛：《创造性转化移风易俗显成效——同安区推进移风易俗工作积累有益经验，建章立制首创线上申报制》，《厦门日报》2021年6月28日，第B08版。

② 王玉华：《新时期关于乡村移风易俗问题的思考》，《大众文艺》2020年第24卷，第13～14页。

赓续红色血脉，将社会主义核心价值观融入生活践行群众路线，凝聚向心力，持之以恒地倡导良风美俗，是治国理政、实现善治的重要途径。为建设人民城市——居民幸福家园，今后，杭州市的移风易俗工作还应坚持赓续红色传承与智慧创新并进，丰富移风易俗活动载体，倡树“文明新风”，早日全面建成省级婚俗改革示范实验区，以打造城市专属德治品牌为奋斗目标，奋力展现新时代民政事业高质量发展的“头雁风采”。

三　培育健康家庭推进全社会共建健康杭州

家庭是健康城市的社会构成细胞，是每个人的人生第一课堂。家庭生活对个人健康的影响持久而深远，家庭成员是守卫全生命周期健康的第一责任人。健康家庭是“健康中国战略”的重要基石和细胞工程，创建健康家庭是推动全民健康素养提升、推进全社会共建健康中国的有效载体和重要路径。

（一）健康家庭概述

1. 概念、内涵与外延

1973 年，世界卫生组织（WHO）确定当年世界卫生日的主题为“健康从家庭中开始”，并于 1978 年美国亚特兰大会议上提出“家庭是初级卫生保健的基本要素之一”；1988 年苏联学者 M. C. 贝德内依指出“个体的健康状况形成于复杂的家庭环境中，提高全民族健康水平的前提是保证每一位家庭成员的身心健康”；1990 年美国学者 Catherine E. Ross 等构建了健康与家庭关系模型，认为家庭成员的身心健康状况会受到婚姻、父母、职业以及社会地位等家庭因素的影响。①

我国学者石红梅等将健康家庭定义为“家庭的内部构件完好与协同、

① 上海市人口学会课题组：《上海市健康家庭指标体系研究》，《统计科学与实践》2019 年第 6 期，第 22 ~ 26 页。

成员的外部关系融洽与互惠、整体功能运行平稳且可持续化，具有家庭成员健康、家庭观念先进、家庭关系和谐、家庭功能健全、家庭环境整洁和家庭外联融洽六个要素的内涵”。①

《上海市健康家庭指标体系研究》课题组认为“健康家庭”概念的外延为：健康的家庭成员、功能（关系）、生活方式、管理、环境和文化，包括家庭成员生理、心理和社会适应方面健康；家庭成员共处的衣食住行、闲暇时间利用等日常生活活动的方式有利于健康；和谐健康的家庭成员关系；在家庭就医和自我保健方面的健康管理能够帮助所有成员维护和促进健康，家庭及其成员具备较高的健康素养水平；以及有利于健康的家庭设施和居住环境（见图4）。①

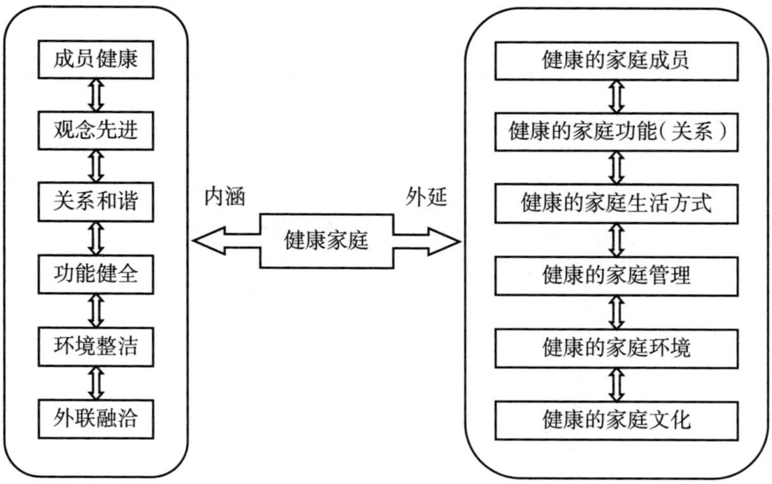

图4　健康家庭的内涵与外延②

2018年9月，《省爱卫办省卫生计生委省体育局等5部门关于印发浙江省健康家庭建设试点工作方案的通知》（浙爱卫办〔2018〕7号）明确提

① 石红梅、叶文振、王慧：《健康家庭：统计测量与社会支持》，《中华女子学院学报》2021年第3期，第39~46页。

② 上海市人口学会课题组：《上海市健康家庭指标体系研究》，《统计科学与实践》2019年第6期，第22~26页。

出：家庭是社会的细胞，开展健康家庭建设是实施健康浙江建设、落实健康中国战略的重要举措；同时，印发了《浙江省健康家庭建设试点工作方案》，将健康家庭定义为“家庭环境卫生健康，家庭成员具有良好的卫生习惯、健康意识和健康行为，健康水平持续改善的家庭”。根据该方案提出的健康家庭标准（试行），杭州市开展了健康家庭的评选活动（见表5、图5）。

表5　杭州市健康家庭评选标准（试行版）

指标	具体要求
一、基本条件	1. 家庭主要成员在本社区(村)居住满1年
	2. 家庭成员与当地社区卫生服务机构实行责任医师签约制,接受家庭签约医师的诊疗和健康科普服务
	3. 家庭成员健康状况良好
二、健康环境	1. 室内外环境整洁,通风良好,无蚊蝇滋生地,无卫生死角,家庭垃圾分类装袋投放
	2. 家庭有3种及以上健康支持性工具(如体重秤、血压计、腰围尺、控油壶、控盐勺、计步器、运动健身器材等),配备家庭保健药箱,并定期整理
	3. 家庭成员关系融洽,邻里关系好且有日常往来
三、健康知识与技能	1. 家庭成员中至少有1人具备基本健康素养
	2. 家庭成员积极参加健康生活方式和体育健身技能相关活动
	3. 家庭定期学习健康知识,关注健康信息并且拥有健康资料(如书、报、期刊、新媒体等任意一种)
	4. 家庭成员中至少一人会测量体温、脉搏、血压,并学习掌握基本急救知识和技能
	5. 购买食品仔细查看生产日期、保质期,能看懂食品标签。
	6. 科学就医,能使用网络预约挂号等智慧医疗服务平台,遵从分级诊疗,文明有序就医,严格遵从医嘱
	7. 具备获取和辨别健康信息的能力
四、健康行为	1. 家庭成员中无酗酒等不良生活方式,肥胖得到有效控制,慢性疾病纳入社区定期随访管理并得到有效控制
	2. 家庭成员具有良好的健身习惯,每人每周锻炼3次及以上,每次半小时以上,熟练掌握最少一项运动健身技能,家庭体育锻炼常态化,科学化
	3. 家庭成员定期体检并保存好体检表,每两年至少一次

续表

指标	具体要求
四、健康行为	4. 家庭成员心理健康,适应社会发展,有压力时能向家庭成员倾诉,能有效调节家庭矛盾
	5. 家庭重视营养,掌握健康烹饪方法,膳食合理,多果蔬、低脂、低盐,采取减盐控油措施
	6. 家庭成员每天早、晚 2 次刷牙,牙刷应当每 3 个月更换 1 次,不共用毛巾
	7. 家庭成员(成人)每天睡眠时间不少于 7 小时,未成年人每天睡眠时间不少于 8 个小时

2. 建设背景与发展史

2000~2003 年深圳市以罗湖区南湖办事处文锦社区为试点，实施了“健康家庭行动”示范社区项目，建立了融幼儿健康教育、小学健康教育、中学健康教育、家庭健康教育、医院健康教育为一体的“五教一体”制度。社区服务、社区文化、社区卫生和社区治安联动“四网并用”的家庭健康教育模式，提高了试点社区居民的自我保健能力和群体健康水平。①

2016 年 11 月，国家卫计委、教育部、财政部等十部委联合发布《关于加强健康促进与教育的指导意见》，提出通过广泛开展社区“营养进万家”“新家庭计划”“健康家庭行动”等活动，采取建立健全健康家庭服务体系、投放“健康家庭工具包”、树立健康家庭示范典型、对重点家庭提供健康帮扶等措施，以家庭为服务单位，为全部成员提供对应的健康指导服务，从而不断增强家庭成员健康意识，大力倡导家庭健康生活方式，以达到加强社区与家庭健康促进与教育工作、创造健康支持性环境的目的。

2016 年 12 月，中共中央、国务院印发《“健康中国 2030”规划纲要》提出“要广泛开展健康社区（村镇）、健康单位和健康家庭的建设，大力提高社会参与度”，从国家层面明确了健康家庭的行动战略。

① 温泉、李建华、郭春江等：《社区健康教育工作研究——深圳市“健康家庭行动”示范社区项目的实践与体会》，《中国科技信息》2005 年第 20 期，第 133~134 页。

一、基本条件
1. 家庭主要成员在本社区（村）居住满1年；
2. 家庭成员与当地社区卫生服务机构实行责任医师签约制，接受家庭签约医师的诊疗和健康科普服务；
3. 家庭成员健康状况良好

三、健康知识与技能
1. 家庭成员中至少有1人具备基本健康素养；
2. 家庭成员积极参加健康生活方式和体育健身技能相关活动；
3. 家庭定期学习健康知识，关注健康信息并且拥有健康资料（如书、报、期刊、新媒体等任意一种）；
4. 家庭成员中至少一人会测量体温、脉搏、血压，并学习掌握基本急救知识和技能；
5. 购买食品仔细查看生产日期、保质期，能看懂食品标签；
6. 科学就医，能使用网络预约挂号等智慧医疗服务平台，遵从分级诊疗，文明有序就医，严格遵从医嘱；
7. 具备获取和辨别健康信息的能力

四、健康行为
1. 家庭成员中无酗酒等不良生活方式，肥胖得到有效控制，慢性疾病纳入社区定期随访管理并得到有效控制；
2. 家庭成员具有良好的健身习惯，每人每周锻炼3次及以上，每次半小时以上，熟练掌握最少一项运动健身技能，家庭体育锻炼常态化，科学化；
3. 家庭成员定期体检并保存好体检表，每两年至少一次；
4. 家庭成员心理健康，适应社会发展，有压力时能向家庭成员倾述，能有效调节家庭矛盾；
5. 家庭重视营养，掌握健康烹饪方法，膳食合理，多果蔬、低脂、低盐，采取减盐控油措施；
6. 家庭成员每天早、晚2次刷牙，牙刷应当每3个月更换1次，不共用毛巾；
7. 家庭成员（成人）每天睡眠时间不少于7小时，未成年人每天睡眠时间不少于8个小时

二、健康环境
1. 室内外环境整洁，通风良好，无蚊蝇孳生地，无卫生死角，家庭垃圾分类装袋投放；
2. 家庭有3种及以上健康支持性工具（如体重秤、血压计、腰围尺、控油壶、控盐勺、计步器、运动健身器材等），配备家庭保健药箱，并定期整理；
3. 家庭成员关系融洽，邻里关系好且有日常往来

图5　杭州市健康家庭评选标准（试行版）

2017年10月，国务院发布的《"十三五"卫生与健康规划》提出：为奋力推进健康中国建设，要全面开展健康城市综合示范建设，广泛开展健康家庭、健康社区、健康单位等健康细胞建设，显著提高人民健康水平。目前，全国各地都在积极开展健康细胞工程创建工作。

2020年8月25日，中国计划生育协会联合国家卫生健康委、农业农村部等单位指导开展的家庭健康促进行动以"舌尖健康、美丽庭院"为主题正式启动，倡导树立良好的饮食风尚，杜绝餐饮浪费行为，维护好环境卫生，做好"文明、健康、绿色、环保"生活方式的家庭健康管理。

2020年11月6日，《国家卫生健康委办公厅、中国计划生育协会办公室、中国人口福利基金会关于开展以健康家庭建设为重点深化创建幸福家庭活动的通知》（国卫办人口函〔2020〕889号），要求到2020年底，各地要把"健康家庭建设活动"纳入健康中国建设总体部署，研究并制定健康家庭建设活规划，与爱国卫生运动、创建卫生城市（乡镇）等工作紧密结合，发挥好基层卫生健康服务网络作用，一家一策开展针对性强的健康促进活动，全面启动健康家庭建设工作。

（二）杭州市健康家庭培育的实践和探索

开展健康家庭培育活动是杭州市落实党的十九大"关于为人民群众提供全方位、全周期健康服务"有关要求的重要举措，也是打造"健康中国"综合示范样板、让市民享有更健康生活的重要抓手。

为提高全人群健康素养，开创人人参与健康管理的新局面，杭州市健康办从2016年起，在各区县统一发放通知，在全市范围内创建健康家庭。根据《浙江省健康家庭建设试点工作方案》制定的《健康家庭标准（试行)》，开展了以家庭为单位的健康管理模式探索。按照各区组织、定期评比、展示成果、引导共建的策略和程序，截至2020年底，共培育了14235户健康家庭（见表6、图6）。

表 6　2020 年杭州市各县（区、市）健康家庭创建情况

单位：户

地区	健康家庭户数	地区	健康家庭户数
余杭区	9100	桐庐县	400
西湖区	700	下城区	300
临安区	700	富阳区	300
上城区	680	建德市	300
拱墅区	600	淳安县	200
江干区	455	滨江区	100
萧山区	400		

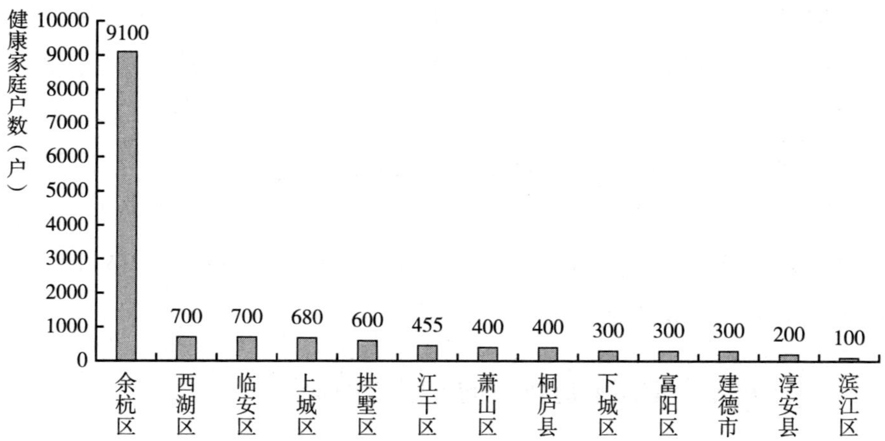

图 6　2020 年杭州市各县（区、市）健康家庭创建情况

资料来源：杭州市健康办健康浙江监测数据。

1. 利用国际家庭日，共筑共享幸福生活

2018 年 5 月 15 日（国际家庭日），浙江省卫生计生委、省计生协会，杭州市卫生计生委、市计生协会共同主办了“共筑健康家庭，共享幸福生活”活动，各部门领导、爱心企业、幸福家庭和群众代表共 500 余人参加，以视频、现场采访、文艺演出等形式，展示、分享了幸福家庭的风采和幸福之道，以及新市民家庭“第二家乡杭州”的幸福生活之貌。在此次活动前的 5 月 2 日至 9 日，主办方还通过微信公众号、网站、邮箱等网络渠道开展了“家庭幸福时刻”照片征集活动，共收集到305组家庭幸福瞬间照片，网页浏览人数超过22万。

2. 举办健康家庭大奖赛，提高社会关注度

为提高广大市民对家庭健康的关注度和重视程度，2018年11月、2019年10月由健康杭州建设领导小组办公室牵头，多部门联合举办了第一届、第二届杭州市健康家庭大奖赛，通过健康知识测试、健康家庭风采展示、国民体质监测、健康技能比武四个环节的比赛，评选出了健康家庭奖。此外，大赛还设置了“健康知识网络答题和学习打卡”环节，参与总人数达到427830人次，得到了社会的广泛关注和好评。

3. 择优先行，重点打造拱墅区培育示范

2019年1月，杭州市拱墅区政府提出以信息经济、文化创意等“6+2”产业为先导，努力打造宜居、宜业、宜游的大城北标杆区，争取早日全面高质量建成运河沿岸名区。围绕健康城市建设的六大要素，着力破解群众“不生病、少生病、迟生病”的课题，持续抓实健康家庭培育工作，目前，共完成健康家庭培育900余户，正在培育2000户，在浙江省、杭州市健康家庭比武中均取得优异成绩，具体工作有如下几个方面。

（1）因地制宜，丰富健康家庭建设内涵。一是以点带面增强居民健康意识。根据基线调查，辖区群众规律饮食、控烟控酒存在一定问题，区健康办以此为契机，宣传鼓励辖区群众合理饮食、规律作息，同时建议有条件的家庭配备血压计、体脂秤和医药箱等常用设备，不断学习健康小常识。二是强化健康小屋的辅助功能。辖区内76家健康小屋设置了“健康自助吧”，配备身高体重测量仪、BMI转盘、健康书籍、宣传册和急救箱，并为部分健康小屋配备自动体外除颤仪（AED），完善急救硬件设施，满足辖区群众就近便捷使用。三是利用健康档案解决问题。在各社区服务中心为辖区群众做好服务保障的同时，为每一名社区人员建立健康档案，社区卫生指导员根据健康档案，及时提供一对一的家庭健康指导，同时针对辖区出现的共性问题，通过开设健康综合系列讲座进行解答，2020年辖区完成健康讲座200多场。

（2）部门协力，改善健康家庭建设环境。一是抓实政府主导。成立以区长为组长的“健康拱墅”建设领导小组，组建健康拱墅“6＋2”平台专项工作组，编制下发《健康拱墅建设实施意见》，在健康拱墅的推进中为健康家庭建设提供支撑。二是强化部门牵引。由杭州市健康办指导拱墅区健康办组织发动，区疾控中心及各街道社区卫生服务中心为创建健康家庭提供技术支持，邀请省、市健康教育专家到辖区进行健康家庭创建培训，各街道、各部门结合自身工作特点主动配合健康家庭的选拔筛选工作。三是做好氛围营造。提出“一起健康吧”的健康宣传标语，利用街道、社区、商场等各种宣传平台，将健康宣传资料发放给辖区群众，电子屏、大型户外广告屏播放宣传疾病防治、科学运动、“三减三健”等健康常识的标语和视频，不断植入健康理念，为健康家庭建设提供外部环境。

（3）多措并举，提升健康家庭建设质量。一是健康家庭选择高标准。全区 18 个街道严格对照健康家庭评审的标准自行摸排，按照健康杭州（浙江）考核要求认真选取其中水平最高的家庭参与评审，坚持全面指导、重点选择的原则，坚决做到“成熟一家，发展一家”，不走过场、不搞形式主义。二是健康家庭比武高规格。结合浙江省和杭州市的工作部署，各县区市健康办每年会同总工会、妇联、卫健局、红十字会等单位开展健康家庭技能大赛，通过对健康常识、常见疾病预防、健康生活方式、急救知识的考核，以及心肺复苏和急救包扎的现场演示，经专家评审，评定出优胜家庭并推送至上级参加健康家庭评比，推荐申报的家庭，2018 年和 2019 年在杭州市健康家庭评比中连续获得一等奖，2020 年在浙江省健康家庭比赛中获得三等奖。三是健康家庭经费有保障。为强化经费保障，区健康办每年列出 60 万余元的专项经费用于健康家庭评比活动和健康相关活动，其中，用于健康宣传、健康培训、健康家庭评审与比赛经费达到 40 万余元。

4. 以“大治理”理念，协同推进健康家庭建设

2016 年，杭州市余杭区由区妇联牵头实施，并正式启动健康家庭创建活动。2017 年 6 月，杭州市余杭区召开卫生和健康大会，建立“6＋1”大

健康共建体系，把健康融入所有政策，有序推进《“健康余杭2030”规划纲要》和《“健康余杭”建设三年行动计划实施方案（2017—2019年）》。

2018年，杭州市余杭区全面实施“健康细胞”工程，创建健康家庭3001户。2019年1月19日，健康余杭建设领导小组办公室与余杭区卫健委联合举行了健康余杭首届“健康达人总动员”会演暨系列颁奖活动，为100名首届健康达人、健康环境（场所）、健康单位、健康家庭以及第三届万步有约的获奖代表进行了颁奖和授牌。

2020年，余杭区人民政府印发《推进健康余杭三年行动（2020—2022年）的实施意见》，以“大治理”理念，从政府、社会、个人（家庭）层面协同推进健康城市建设。根据《关于开展2020年余杭区“健康家庭”创建工作的通知》（余健康办〔2020〕5号）、《关于印发〈余杭区“健康细胞”标准（修订稿）〉的通知》（余健康办〔2019〕4号）要求，余杭区各镇、街道陆续开展了各类健身培训、健康知识普及等活动，并以“圆桌畅聊会”的形式择优推荐，经区健康办、区妇联审核，新建3000户“健康家庭”。截至2020年12月，该区累计创建健康家庭9137户。

5. 全民参与，加快推进农村健康家庭建设

2019年8月16日，由杭州市淳安县大墅镇人民政府、县疾控中心、县中医院医共体大墅分院联合举办的大墅镇首届“健康家庭”大奖赛在兰纳农庄举行，17个参赛家庭进行了健康体质测试（居民BMI指数）、健康知识竞答（中国公民健康素养66条）和健康技能演示（现场包扎止血）。通过活动，让更多的农村居民参与健康家庭建设，也进一步提高了家庭成员的自我健康管理能力和健康素养水平。

2020年9月26日，淳安县举办了健康中国、健康浙江专项行动启动仪式暨健康家庭大赛活动，活动主题为“全民参与健康行动、共建共享康美生活”。按照“层层推荐、优中选优”的原则，该县的23个乡镇从申报健康家庭名单中，各推荐1户由两名成年人和一名未成年人组成的家庭参加定向运动加答题、戴口罩、心肺复苏、七步洗手法、包扎止血技能演示等比赛。

（三）健康家庭培育促进健康社会融合发展

开展健康家庭建设是实施健康杭州和健康浙江建设，落实健康中国战略的重要举措。2018 年浙江省爱卫办、省卫生健康委、省体育局、省妇联、省红十字会 5 部门联合印发《浙江省健康家庭建设试点工作方案》，在全省范围内启动了健康家庭建设，截至 2020 年底，已建有健康家庭 10 万余户。

健康家庭的创建，通过发挥健康细胞生力军的作用，在提高杭州市居民家庭健康素养的同时，也带动了更多的居民关注健康生活理念，培养健康文明的生活习惯，营造清洁卫生的家庭环境，构建温馨和睦的家庭关系，加大了对困难家庭的扶助力度，营造家庭友好的社会氛围；通过健康家庭的风采展示，引领全社会民众更好地树立健康意识，大幅提升“健康家庭”创建活动的参与率、知晓率和满意率，积极营造家家创健康、户户争示范的浓厚氛围。尤其是举办的各类健康家庭评选比赛，在树立典型、弘扬先进方面，进一步深化了健康家庭创建活动，激励杭州市广大家庭积极参与健康杭州建设，切实、有序推进全社会共建健康中国。

（四）新时代发展展望

1. 加大力度，宣贯健康责任新理念

家庭成员的健康状况与家庭的生活方式密切相关。健康家庭的培育是提高全民健康素养、维护全民健康的关键要素之一。作为社会的基本单元，家庭在促进每一个家庭成员的健康行为养成和健康服务利用方面都发挥着极为重要的作用。因此，健康家庭的创建也是贯彻新时代卫生健康工作方针、推进“健康中国战略”全面落地、见实效的重要阵地。目前，健康家庭的共建共享仍需继续提高社会宣传力度，让每一位市民都建立起自己是健康第一责任人的理念，坚持健康的生活方式，形成了崇尚、追求和享受健康的浓厚健康社会氛围。

2. 积极探索，创新健康文化培育新模式

根据《关于开展以健康家庭建设为重点深化创建幸福家庭活动的通知》要求，深化创建幸福家庭活动，将以健康家庭建设为重点，遵循突出健康、统筹推进、聚焦家庭、深化内涵、重视个体、人人参与、城乡共进、鼓励创新的基本原则，开展提高家庭成员的健康素养、培养健康文明的生活习惯、营造清洁卫生的家庭环境、构建温馨和睦的家庭关系、加大困难家庭的扶助力度，以及营造家庭友好的社会环境六大主要任务。

当前，全国各地对于健康家庭的创建都处于积极推进和多维探索中，许多地方都开展了创建和深化工作，也取得了一定的健康社会推进效应。怎样建立一套符合中国家庭实际的，具有科学性、多层次、多维度的“健康家庭”评估指标体系，是全社会和各有关部门的共同任务与关注点。

3. 大力推进，引领健康社会新风尚

家庭价值观念健康、家庭成员平等和谐共处是家庭健康的核心，文化、制度和政策以及专业的家庭健康指导服务等社会支持可以提升家庭整体的健康水平。[①] 河北省滦平县通过“健康理念、健康知识、健康文化、健康指导、健康行为”进家庭的“五进”行动打造健康家庭，使全县居民健康素养水平提升了5.7%。[②] 四川省广元市苍溪县通过营造“健康村居、健康家庭、健康生活、人人参与、从我做起”的浓郁氛围，2020年建成45个健康村、8294户健康家庭，健康知识知晓率和健康行为形成率分别达到75%和76%。[③]

4. 学习先进，汇集健康文化建设新亮点

为扎实推进家庭健康建设活动，2021年6月，江西省卫生健康委率先印发了《家庭健康促进行动实施方案》，[④] 从举办健康家庭大讲堂、健康家庭知识大赛活动，加强家庭、家教、家风建设，积极响应、优质服务“三孩”政策，开展学生青春期和适龄人群生殖健康教育，组建家庭健康讲师队伍、建立家庭健康服务中心，以及将家庭健康促进行动纳入乡村振兴战略

① 石红梅、叶文振、王慧：《健康家庭：统计测量与社会支持》，《中华女子学院学报》2021年第3期，第39~46页。

② 周玉喜：《五进行动，讲好健康家庭故事》，《人口与健康》2019年第10期，第88页。

③ 熊伟：《苍溪县强力推进健康村、健康家庭建设》，《中国农村卫生》2019年第17期，第14~16页。

④ 江西省人民政府：《江西省家庭健康促进行动实施方案（2021~2025年）》，2021年6月28日。

和“健康江西”建设考核等多个方面，进行了家庭健康治理新模式的探索。

河北省丰宁满族自治县打造了健康理念培树、健康知识大普及、健康指导进家庭、跨部门健康文化进家庭、健康技能进家庭、全力打造健身环境，改变N个生活陋习的“6 + N”行动模式，收到了很好的社会效果。①

他山之石，可以攻玉。学习各省市健康家庭建设的先进做法和经验，培树居民的健康理念，引导居民养成健康文明的生活习惯，同时，以社会主义核心价值观、孝行、励志、美德等传统文化作为精神动力，引领家庭追求积极向上的生活态度，大力营造居民崇尚健康的新文化时尚。

① 周兰华：《河北丰宁“6 + N”模式创建健康家庭，助推全民健康》，《健康中国》2021年第1期，第60～61页。

健康产业篇

B.15 杭州市健康小镇发展实践与建设路径

王艳侠　韩新连　李 睿　姜华强*

摘　要： 发源于杭州的特色小镇经住建部等三部委力推已成为遍布全国的创新经济模式。健康小镇是特色小镇的重点领域，也是发展健康产业的重点平台。近年来，杭州健康小镇产业特色突出、高端要素集聚、辐射带动有力，成为产业高质量发展和区域转型升级的重要载体。本报告立足杭州健康小镇发展实践，总结了主要经验，分析了当前瓶颈与问题，提出下一步建设路径，为国内各地健康小镇建设提供参考。

关键词： 健康小镇　健康产业　特色小镇

在“健康中国”和“特色小镇”的发展战略下，健康小镇已成为中国地方集聚大健康产业相关特色、开展产城融合实践的新载体。通过健康小镇的布局和开发能够有效扩展大健康产业链，融合健康医疗、养老养生、休闲旅游、文娱运动、生态农业等多方面功能为一体，实现全产业链聚集，构建新型产城融合的新范式。

---

* 王艳侠，杭州市发展规划研究院产业经济部负责人、高级经济师，主要研究方向为特色小镇、产业经济、区域经济；韩新连，杭州市发改委产业处二级调研员；李睿，杭州市发展规划研究院产业经济部；姜华强，杭州师范大学移动健康管理系统教育部工程研究中心研究人员。

一　健康小镇的内涵特征

特色小镇是指具有明确产业定位、文化内涵、旅游特征和一定社区功能的综合体，是旅游景区、消费产业聚集区、新型城镇化发展区三区合一的产物，是产城一体化的新型城镇模式。① 健康小镇是以健康生产和健康服务行业为核心，将研发、制造、保健、养生、运动、休闲、旅游等功能融为一体的特色小镇，具有以下突出特征。

（1）生态保护特征。健康小镇注重保护和修复自然生态系统，把绿水青山作为宝贵资源，充分体现绿色发展理念。小镇把建设优美宜居的环境作为目标，借助自然风光营造有山有水有田园的美好宜居之地，满足创业者、疗养者、小镇居民以及游客的高品位需求。

（2）历史人文特征。挖掘小镇传统健康产业历史文化底蕴，注重其保护和传承。同时不断开发以产业为基础的创新、商务和时尚文化，使小镇成为传统与现代文化有机融合的综合体，充分满足小镇居民和游客的文化需要。

（3）企业主体特征。企业是特色小镇建设的主体。特色小镇的可持续发展主要动力机制是企业的成长。因此特色小镇要建立开发建设主体与行政管理主体相分离的管理体制，突出企业化运营模式。

（4）创新聚合特征。创建特色小镇的目的是打造更有激情的创业生态系统，必须把孵化器等科技创新公共服务平台建设作为重中之重，着力打造创新体系。通过集聚创新资源，转化创新成果，推进形成新的增长点。

（5）市场运作特征。特色小镇要坚持以企业主体、市场化运作为主，政府引导为辅的建设模式，协调处理好政府与市场的关系。政府主要通过规

① 魏小安：《特色小镇≠旅游地产》，《中国房地产》（市场版）2017 年第 26 期，第 47～49 页。

划政策、环境营造、投资建设来发挥引导作用，企业则按市场运行的要求来创建打造特色小镇。①

二　杭州市健康小镇发展实践

（一）现状分布

目前杭州正在创建的健康小镇有 4 个，分别是桐庐健康小镇、富阳药谷小镇、临安颐养小镇、杭州医药港小镇，数量占全市特色小镇总数的 10%。

表 1　杭州健康小镇基本情况

健康小镇	创建批次	创建时间	产业类型	2020 年主要指标		
				企业数量	特色营收	税收
桐庐健康小镇	省级创建类第一批	2015 年	康养服务	364	12.6 亿元	1.92 亿元
富阳药谷小镇	省级创建类第二批	2016 年	生物医药	23	53.0 亿元	2.4 亿元
临安颐养小镇	省级培育类第二批	2016 年	康养服务	44	7.5 亿元	1.0 亿元
杭州医药港小镇	省级创建类第三批	2017 年	生物医药	122	43.2 亿元	1.9 亿元

资料来源：特色小镇统计年报。

（二）创建进展

1. 桐庐健康小镇

桐庐健康小镇位于富春山健康城核心地块，以生命科技、中医健康为主导产业，2020 年被长三角现代服务业联盟授予首批“长三角现代服务业示范基地”。

（1）健康产业体系初步构建。成功招引江南养生文化村、爱唯（国际）细胞工程与再生医学产学研基地、纳泰医学检验实验室、光华生命谷、方回

① 朱莹莹：《浙江省特色小镇建设的现状与对策研究——以嘉兴市为例》，《嘉兴学院学报》2016 年第 2 期。

春堂健康产业基地、桐庐施强互联网医院、达利健康博览中心等生命健康产业领域优质项目，初步构建了以生命科技、中医健康为核心的健康产业体系。

（2）创新发展迈上新台阶。小镇成功创建俞梦孙院士工作站、桐庐纳泰医学检验实验室有限公司院士工作站、杭州忠欧生物医药科技园有限公司专家工作站（B类），引进法国医学促进会（中国浙江）专家工作站等科研平台；桐庐凤栖生命港成功申报成为省级小微企业园；桐庐纳泰医学检验实验室获批成为2019－nCoV核酸检测机构，完成近万份核酸检测。

（3）高端人才更加集聚。小镇实施精准招才工程，围绕大健康产业，柔性引进中科院院士吴祖泽、魏于全，中国工程院院士郎景和、俞梦孙等一批国内外大健康领域的"高精尖"人才，共15人，自主培育了哈非等市"521"人才1名，已认定D类及以上人才9名。

（4）产城融合明显提升。小镇结合区域现有地形、水系等自然资源特点，实施小镇管网建设、各条主干道及配套道路提升改造工程，并配套完成小镇排水、燃气、路灯、绿化、道路标志、监控及无线Wi－Fi等附属设施建设，基础设施网络基本成型。全面启动"大奇山路健康幸福体验区"工程，进一步完善辖区餐饮娱乐等生活配套、沿线绿化、驿站、游憩空间、停车场，成功创建国家3A级旅游景区。

2. 富阳药谷小镇

药谷小镇位于富阳区胥口镇，依托海正杭州园区和自然山水环境，明确以"医研、医造、医展、医疗、医闲"为主题，重点打造健康生产示范镇、医药产业集群镇。

（1）龙头企业引领带动。以海正药业（杭州）、瀚晖制药、海正生物为龙头，形成了高端生物技术药物、注射和口服制剂，以及出口原料药等三大主要领域，被认定为杭州生物医药产业国家高新技术产业基地拓展区，成为中国最大的抗生素、抗肿瘤药物生产基地之一。①

---

① 《富阳药谷小镇：打造医、药、养健康全产业链》，《杭州科技》2016年第2期。

（2）产业链不断延伸。在原有生物医药产业基础上，挖掘当地历史文化资源，围绕一人（葛洪）一溪（葛溪）一区（海正园区），延伸产业链条，培育发展康复疗养、休闲养老等健康服务产业，着力打造国际知名、国内示范的“生态健康谷”、药谷小镇 2.0 版。

（3）功能形态优化升级。推进药谷客厅、药谷山庄、富春药谷小镇门户、查岭亲水平台、葛溪查岭段综合整治工程等项目建设，成功创建 3A 级景区，联合小叠空项目、高联梯田，以及 4A 级景区富春桃源等打造全域旅游产业，形成了生态健康游及医药研制游两条旅游线路。

（4）管理体制机制创新。通过“开发区管委会 + 胥口镇政府 + 龙头企业”的模式实现小镇的管理运作，主要的经济发展、开发建设由开发区管委会及胥口镇政府主导；通过云计算、大数据等现代化技术手段，集中各有关部门职能，实现数据共享，做到一个窗口、一个机构、一个平台、一门受理，让入驻企业办事“最多跑一次”“就近跑一次”。

3. 临安颐养小镇

颐养小镇位于临安区锦南街道，从 2016 年开始规划建设，重点突出以健康管理、康复护理、健身康体、养生养老等“治未病”为特色的健康服务业，以人才和科研创新为支撑，逐步形成“医养结合、以医助养、以研促医”的发展模式，促进产业转型升级和产城融合发展。①

（1）医疗卫生资源集聚。小镇现有亿帆鑫富、华东制药、大冢制药、天目药业等多家大型药企，并集聚了临安骨伤医院、妇幼保健医院、临安城南医院等专科医院，杭州医学院为小镇大健康产业发展培养和储备医药人才，浙江省人民医院与区人民政府合作共建浙江省人民医院临安院区正式落户小镇。

（2）项目建设有序推进。浙江省人民医院临安院区已开工建设，城南医院利用闲置空间改造，打造集高端体检、康复疗养、健康管理等为一体的

① 杭州市人民政府、浙江省发展和改革委员会、浙江省科学技术厅关于印发《杭州城西科创大走廊规划》的通知，《杭州市人民政府公报》2016 年第 9 期。

医养结合项目，骨伤医院二期项目已完成设计，同时积极打造骨科肿瘤康复医院项目。康养项目有序推进，世界 500 强中国太保落地临安颐养小镇，开建太保家园，致力于打造集健康养生公寓、康养中心、健康管理中心、康养培训中心于一体的高端颐养社区。

（3）功能品质不断完善。小镇路网框架已全面形成，地铁 16 号线已通车。越秀、旭辉、宝龙、美好、佳源等知名房企进驻开发，文体会展中心将承接 2022 年亚运会跆拳道及摔跤赛事，融合博世凯小学、浙江师范大学附属天目初级中学、中国传媒大学附属杭州临安小学、杭州医学院、区委党校等教育资源，完成小镇 3A 级景区旅游规划方案的制定。

4. 杭州医药港小镇

医药港小镇位于杭州市经济技术开发区，围绕生物制药、医疗器械、生命医学工程、数字医疗四大领域，聚焦全球生物医药资源和创新服务要素，产业发展集聚度和影响力开始逐步显现。

（1）四大产业协同发展。小镇基本形成了以抗体药、基因与细胞治疗为代表的生物制药，以影像设备、植介入器材为代表的医疗器械，以诊断试剂、基因测序为代表的生物医学工程和以互联网医疗、数据服务等为代表的数字医疗等四大产业协同发展的产业格局，拥有药明生物、华海药业等一批行业领军企业以及奕真生物、卓健科技、天境生物等一大批独角兽和准独角兽企业。

（2）创新资源高度集聚。小镇集聚了中科院基础医学与肿瘤研究所、浙江大学、中国药科大学、浙江工业大学、温州医科大学等 9 个高能级高校院所科研平台。聚焦创新成果转化，与浙江大学医学院附属第一医院（以下简称浙大一院）合作聚焦医疗创新成果转化，在 IVD、医疗器械、细胞免疫、生物材料及制剂产品等领域，以临床研究为主要方向，利用浙大一院临床资源优势，建设研发转化中心，紧跟医疗技术创新趋势、投资热点、产业发展，实施产学研联合研究及创新转化。

（3）产业生态比较健全。围绕早期研究（先导化合物筛选）、临床前研究（药理、毒理实验）、临床试验、生产、销售等全生命周期，通过项目招引、合作共建等方式，药明生物药研发公共服务平台建成，并投入使用，累计已落地 16 个行业领先的 CRO/CDMO/CMO 企业，研发服务链条逐渐完善、服务资源进一步融合。医药港小镇与浙江省药监局、省药检院合作共建浙江省内唯一的集疫苗批签发实验室、高端生物制品检测实验室、研发和中试基地、生物安全实验室于一体的疫苗产业公共服务平台。

（4）招大引强实现突破。2020 年招引及落地总投资亿元以上项目 38 个，总投资 312.6 亿元，包括总投资 56 亿元的天境生物，以及赋源生物、药明生物等 10 个 10 亿元以上项目，为产业发展注入强劲动力。

三　杭州健康小镇现状分析

（一）特色经验

1. 依托龙头企业，打造产业特色生态

龙头企业是产业发展的领头雁，是健康小镇创建成功的核心因素。杭州市成效好的健康小镇都是以龙头企业带动上下游资源集聚，从研发到生产再到服务配套、展示、培训，构建良好的产业生态系统。最具代表性的杭州医药港小镇汇集了辉瑞制药、默沙东、奕真生物、奕安济世等全球生物医药龙头企业，构建了产业生态，已成为杭州市生物医药产业的核心平台。

2. 拓展全产业链，提升产业核心竞争力

健康小镇以产业基础高级化、产业链现代化为主攻方向，做好拓链、补链、强链文章。一是拓链型。富阳药谷小镇以生物医药为切入点，拓展到康复疗养、休闲养老等健康服务业的招商布局；临安颐养小镇在医院医疗资源的基础上，开辟康养、健康管理、健康培训新领域；桐庐健康小镇从最初的健康养生、中医药保健产业拓展到体外诊断、细胞药物等生命健康细分领域。二是补链和强链型。杭州医药港小镇集聚全球知名药企，实现“以 1 带 N”“以商引商”的良性态势，打造包括上游产品研究与开发、中游产品生产和流通，以及下游服务与消费完整的生物医药产业链。

3. 发挥政府企业合力，探索市场化模式

目前杭州健康小镇基本采用了企业投资产业 + 政府投资公共设施的建设模式，非政府投资占比较高，体现了政府主导；以企业为主体的市场化模式。在小镇创建期，各地都成立了小镇建设领导机构，负责小镇规划建设、申报考核和政策服务，小镇建设完成后实行公司化管理服务。例如，杭州医药港小镇和达药谷四期引入专业运营商进行运营，桐庐健康小镇由桐庐富春山健康城管理委员会提供管理服务。

（二）存在问题

杭州健康小镇创建工作自 2015 年启动以来，还没有通过浙江省政府验收命名的小镇，在验收进度、产业规模、配套设施和土地空间方面存在不足，应引起重视。

1. 建设进度缓慢，验收命名压力较大

杭州创建类健康小镇都已超过省级特色小镇 3 年的培育期限，但部分验收指标尚未达到验收标准。例如，桐庐健康小镇未达到“累计完成特色产业投资 35 亿元”的验收标准，非政府投资主导、投资建设多元化等共性指标情况不理想；富阳药谷小镇核心区块项目推进缓慢，小镇形态、产业和人才招引进度不够理想；临安颐养小镇一直处于培育梯度，新引进的健康企业少，特色产业不够突出，升格创建类难度较大。

2. 大企业招引较难，特色产业规模偏小

杭州医药类小镇与武汉、苏州生物医药产业平台相比，在产业规模、科创投入产出、集聚效果等方面仍有较大差距，生物医药企业单体规模尚未进入全国年销售额前 10 强。虽然康养产业前景被看好，但刚刚起步，尚未形成集聚优势。桐庐健康小镇以生物科技产业为核心，但现有生物科技类企业体量均较小，产业化程度不够高，缺乏龙头企业带动；富阳药谷小镇以海正药业为依托，产业规模与同类型浙江省椒江药都小镇相比仍有较大差距。

3. 配套设施不完善，缺乏小镇韵味

随着健康小镇产业项目的集聚，小镇就业人口和服务人口急剧攀升，商品和生活服务需求日益增加，对区域内教育、医疗、养老、休闲等配套设施品质有了更高要求。但当前小镇教育、医疗、生活、交通等公共基础配套服务不足，距“宜居、宜业、宜游、宜商”的目标还有较大差距。另外，小镇现有建筑缺乏独特性，基本是厂房加办公楼，形态外观辨识度不高；环境上缺乏特色小镇应有的自然生态和山水元素。总体上医药类小镇形态风貌还与园区接近，缺乏独特韵味。

4. 可用土地空间不足，制约后续发展

特色小镇进入 2.0 发展阶段需要有充足的土地空间，但健康类小镇规划面积内可用建设用地面积严重不足，无法满足大项目招引上下游企业配套项目的用地需求，土地要素制约明显。在临安颐养小镇核心区域规划的 1000 亩用地中，仅有 256 亩为有条件建设区，大部分用地需要调整规划性质后才能使用，“五大健康服务业”支撑项目及小镇范围内基础设施和生活配套项目难以落地。桐庐健康小镇部分项目通过收购、租赁或投资主体在小镇、项目选址在镇外等方式来解决项目落地问题，不利于小镇产业长期发展。

四　杭州健康小镇高质量发展路径和保障建议

（一）建设路径

1. 壮大产业集群，持续释放产业发展活力

立足健康小镇产业基础，落实杭州市生物医药与健康产业“156 行动”计划，打造高能级产业集群。一是以医药类小镇为主平台，以生物医药、高性能医疗器械、数字医疗和健康食品为主导产业，补齐关键制药设备、高精密药物分析仪器及高端原料、特殊辅料、大分子药物研发制造等产业链关键环节及配套链，促进产业链上下游连接。二是依托康养类小镇，以“健康 +”为主轴，实施中西医两轮驱动，加快浙江中医药健康产业集团、杭州中医药饮片公司、浙江知一药业有限公司等项目的招引，加快桐庐中医药文化传播馆、健康生活体验馆、休闲养生会所、健康城产业产品展示馆等

项目建设，构建“康医、康养、康旅、康教、康农、康居”“六康一体”的产业体系。

2. 强化创新驱动，不断增强创新发展动能

加快健康小镇创新载体建设，夯实创新策源基础，促进科研成果转化。一是依托杭州医药港小镇对接国家药物科技创新战略型平台、国家药监局重点实验室，争取国家、省级重大科技基础设施和国家高级别生物安全实验室落地杭州。二是加快小镇内浙江省生物医药产业创新服务综合体、药谷小镇医药与医疗器械等产业创新服务综合体建设，建成免疫学、分子生物学、智慧医疗、质量控制和医学检验、外包服务等公共科技创新服务平台，以及公共 GMP 加速器平台，打造创新平台发展新引擎。三是加快产学研融合发展。鼓励小镇和科研院所共同承担省级攻关任务，提升小镇研发设计、检验检测、产品认证等服务水平。探索建立行业共性技术研发平台，共享大型科研仪器，推广共享实验室、共享实验工厂等。

3. 强化功能聚合，打造产城人文融合样板

突出健康小镇形态打造，统筹做好社区功能、文化功能、旅游功能的叠加，提升小镇整体形象。一是补齐基本配套。按照省级特色小镇标准，加快配齐健康小镇“一门、一厅、一链、一展、一圈、一景、一屏、一吧”“八个一”基本配置。围绕高层次人才需求，按照构建 15 分钟舒适便捷生活圈的要求，完善人才公寓、医院、学校、餐饮、购物等基本配套建设，提高小镇综合服务能力。二是打造独特风貌。推动健康小镇开展核心区城市设计，改变原有工业园区的外观，在建筑风貌、山水自然人文环境方面形成辨识度，区别于园区及城市区域。三是促进文旅融合。以健康小镇为载体，塑造杭州医药文化、康养文化 IP，全面挖掘葛洪文化、桐君中药文化，结合小镇产业特色谋划旅游新线路，实现小镇产品研发制造与游客体验游玩的有机结合，丰富健康旅游体验。

4. 强化数字引领，争创省级数字化示范小镇

贯彻落实浙江省数字化改革总体要求，根据《特色小镇数字化建设指南》有关标准，推进健康小镇数字产业化、产业数字化、城市数字化“三

化融合”。一是实现数据互联互通。启动健康小镇综合数字化管理和服务平台建设，实现小镇端和省治理端的实时数据交换。二是推进数字健康融合发展。根据国家医疗健康大数据开放分级分类标准，争取健康小镇参与建设医疗健康大数据中心和开放基础设施，推动数据向企业有序开放。鼓励医学人工智能应用、数字健康新服务在健康小镇先行先试。三是数字赋能政府管理服务更加高效。推进小镇基础设施（如公用设施、环卫设施、地下管网等）数字化改造，构建感知网络系统，实现小镇基础设施数字化升级，实现智能文旅、智能医疗、智能交通等新一代智能公共服务。

5. 增强辐射带动，推动区域高质量发展

积极发挥健康小镇在推动产业转型升级的引领带动作用，探索“健康小镇＋外地园区”“健康小镇＋周边园区”“健康小镇＋山海协作”等联动发展模式，破解空间不足瓶颈。一是支持健康小镇开展跨市域合作。加强医药类小镇与长三角 G60 科创走廊生物医药产业联盟成员之间的协同创新，打造接轨上海、北京等国内一流园区外溢资源的承载地。鼓励康养类小镇加大与长三角机构合作，谋划建设一批辐射长三角的健康医疗旅游、养生养老、运动休闲基地，激发康养消费新活力。二是支持健康小镇与周边区域联动发展。推动药谷小镇与葛洪丹谷、颐养小镇与天目港的联动开发，整合周边景区资源，拓展健康、养生、休闲等业态，带动周边区域功能优化，助力乡村振兴。三是总结健康小镇先进建设运营经验，向浙江省内山海协作地区输出有关经验。

（二）保障建议

1. 强化要素保障

打造高质量健康小镇必须发挥政府规划引导和政策支持作用。一是强化土地要素保障。在国家国土空间规划的框架下将健康小镇建设用地纳入城镇建设用地扩展边界，优先保障健康小镇项目用地指标。加强存量土地盘活集约利用，有效整合资源。二是加大人才激励。对健康小镇的产业和管理人才申报市级高层次人才予以支持。探索将健康小镇紧缺人才纳入杭州市人才紧缺目录。三是加大资金支持。将省、市对健康小镇的返还税收全额用于小镇建设，加强市、区两级产业引导基金对健康小镇项目的支持，吸引更多社会资本参与小镇建设。

2. 分类培育建设

按照统一管理、动态调整原则，加快健康小镇的梯度培育，规范省级验收、省级创建和省级培育三类特色小镇命名及培育建设全过程管理。一是抓紧推动验收命名工作。对创建期满的省级创建类健康小镇，要对照省级特色小镇验收标准，进行查漏补缺，争取早日验收命名。二是对培育周期较长没有进入创建名单的小镇，开展及时退出工作，使其向小微企业园、其他创业创新园或城市街区转型发展。三是发挥部门合力，对健康小镇进行全过程管理、全周期培育，建立常态化的培育机制，将健康产业做大做强。

3. 优化营商环境

推动政务服务数字化改革向健康小镇延伸，深化“就近办”改革，全面落实投资项目在线审批监管平台 3.0 版、“亲清在线”平台和省政务服务 2.0 平台应用，全面推进“一窗办、一证办、移动办”，积极构建小镇“15 分钟办事圈”，实现办事不出镇。聚焦健康企业投资全周期需求，深化项目联审联批机制，以及工前审批“最多 80 天”及项目“标准地 + 承诺制”“一地一码”等重点改革，将健康小镇打造成营商环境最优平台。

B.16

杭州市生物医药产业发展现状及分析

姜华强　许伟民　冯凯琦*

摘　要：新冠肺炎疫情引发了全社会对健康的关注，生物医药产业也得到了极大的重视。杭州市生物医药产业基于创新药和高端数字医疗器械领域的研发优势，走在了国内产业第一阵营。本报告从生物医药产业链出发，分析了国内外生物医药产业发展的现状和趋势，对杭州市生物医药产业的现状进行了汇总分析，总结了杭州市产业发展过程当中的短板，并提出了杭州市生物医药产业的发展路径和建议，以期助力杭州生物医药产业在新一轮竞争中成为全国标杆城市。

关键词：生物医药产业　产业分析　发展路径

为落实《浙江省高质量发展建设共同富裕示范区实施方案（2021—2025 年)》，加快打造生物医药创新高地，构建国内领先的生物医药产业集群，2021 年 7 月，杭州市出台了《关于加快生物医药产业高质量发展的若干意见》。生物医药产业在杭州市数字化改革浪潮中迸发出新的活力，越来越多的头部生物医药项目选择将杭州作为起步或者扩张的根据地。

一　生物医药产业发展概况

生物医药产业是“未来产业”，国家在“十四五”规划纲要中提出：

* 姜华强，杭州师范大学移动健康管理系统教育部工程研究中心研究人员；许伟民、冯凯琦，杭州市经济和信息化局生物医药产业处。

“推动生物技术和信息技术融合创新，加快发展生物医药、生物育种、生物材料、生物能源等产业，做大做强生物经济。”① 在浙江省大力推进数字化改革的背景下，推进生物医药产业的发展，有利于促进信息技术与生物技术的结合，实现关键核心技术和产品攻关，为构建现代化经济体系、实现经济高质量发展提供有力支撑。

生物医药产业是指，将基因工程、细胞工程、酶工程、发酵工程及蛋白质工程等生物技术应用于药物研发、制造，以及疾病的诊断、治疗过程中形成的具有规模化生产的经济实体总和。② 我国生物医药产业的主要发展方向是：开发生物技术药物、疫苗和特异性诊断试剂，提高我国新药创制能力；提高通用名药物技术开发和规模化生产水平，推进化学创新药研发和产业化；继承和创新相结合，发展现代中药；开发先进制药工艺技术与装备，发展新药开发合同研究、健康管理等新业态，推动生物医药产业国际化。③ 新冠肺炎疫情让2020年成为生物医药产业的“高光之年”，世界各国都开始重新审视生物医药行业的重要性和独特性，并给予其极高的关注度。多支新冠疫苗用时不到一年，就完成了正常情况下数年才能完成的临床试验或审评审批流程。全球生物医药行业格局进一步演变，行业分工越来越细化，全球化特征越发明显，大量资本蜂拥而至，生物医药产业全球融资总额创历年同期新高。

（一）产业链

生物医药产业链主要由生物医药原料生产与加工、生物医药产品研发与生产，以及生物医药商品流通与应用组成，如图1所示。

1. 产业链上游为生物医药原料生产与加工，包括原料药和药用辅料等

原料药是指用于生产各类药品的原料药物（各类粉末、结晶、浸膏

① 资料来源：《中华人民共和国国民经济和社会发展第十四个五年规划和2035年远景目标纲要》。

② 王健聪：《生物医药产业发展规律与政策研究》，华中师范大学，2011。

③ 《国务院关于印发“十二五”国家战略性新兴产业发展规划的通知》（国发〔2016〕67号），国务院公报，2012，（21）。

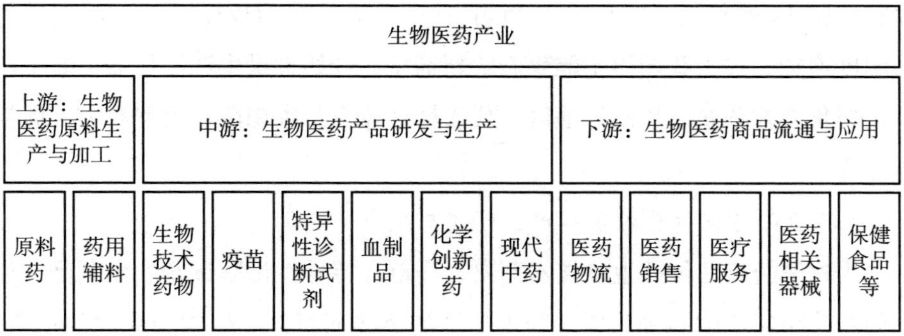

图1　生物医药产业链

等），是药品中的有效成分，通过化学合成、植物提取或者生物技术所制备。经过几十年发展，我国原料药市场已形成较完整的工业体系。2020 年受新冠肺炎疫情影响，我国原料药产品出口额达到357 亿美元，再创历史新高，同比增长约6%。其中，出口数量约1088 万吨，同比增长约7.5%。不过，国内原料药企业还存在小、散、乱的局面，企业之间低价竞争、资源浪费严重，产能过剩问题日益凸显。业内预计，在行业整合与环保升级的双重压力下，未来至少70%中小企业将消失，而具有规模化效应的原料药 + 制剂 + 药物研发生产外包型企业将有望在千亿市场中胜出。另外，新冠肺炎疫情将推动全球原料药产业结构发生调整，印度等国正积极推动原料药本土化生产，力图摆脱对中国的依赖。例如，赛诺菲计划将其在欧洲的六个原料药生产基地合并，形成世界第二大原料药生产业务。

药用辅料是指，生产药品和调配处方时使用的赋形剂和附加剂，是保证药物制剂生产和发展的重要辅助材料。药用辅料直接影响药品的质量、安全性和有效性。目前，我国药典收纳的辅料标准已从2010 年版的132 个增加到2015 年版的270 个，正在使用的药用辅料数量超过了550 种。对比全球药用辅料行业，我国药用辅料市场尚未成熟，药用辅料约占制剂产值的3% ~5%，而在欧美等发达国家，这一比例约在10% ~20%。相比国际市场，我国药用辅料行业的发展空间巨大。药用辅料产业规模增长较快，2014 年中国药用辅料总产值为350 亿元，2018 年为620 亿元，预计2025

年将达到 1406 亿元，2019～2025 年的复合增长率为121.3%。[①] 制剂品种大幅度增加，过去我国尚不能生产的新剂型已开始批量生产。目前主要生产和消费集中在华东、华南等地区，代表性企业有尔康制药、山河药辅、展望药业等。

2. 产业链中游为生物医药产品研发与生产

生物医药产品包括生物技术药物、疫苗、特异性诊断试剂、血制品、化学创新药和现代中药等。新冠肺炎疫情的突袭而至，使生物药品中的疫苗、检测诊断试剂迎来了新的发展契机。目前，在世界较大的制药公司中，有70%的项目使用生物技术进行药品研发，复星医药、江苏恒瑞、信达生物等国内企业布局较多；在疫苗领域智飞生物、沃森生物等遥遥领先；在单抗领域复星医药、三生国健位列前茅；诊断试剂领域以科华生物、迈克生物等企业为主；血液制品领域以上海莱士、天坛生物等为代表。2020 年，我国生物制药市场估值排名靠前的典型企业有：天士力生物、复宏汉霖、迈威生物等。

3. 产业链下游为生物医药商品流通与应用

产业链下游主要包括医药物流、医药销售（电商、零售、批发）、医疗服务（医院、养老院、医疗机构、健康管理机构等）、医疗相关器械和保健食品等。目前，下游行业中医疗服务占比最高，根据国家统计局数据，2020 年年末全国共有医疗卫生机构 102.3 万个。其中，互联网医疗在新冠肺炎疫情防控当中缓解了线下就诊压力，减少了交叉感染。越来越多的人选择在线问诊、送药到家等服务，医药电商的占比和影响力也越来越大。

（二）国内外产业发展现状

1. 生物医药市场规模

当前，全球生物医药产业区域集聚态势明显，其中，美国生物药品在全球市场占主导地位，相关产业总产值约占 GDP 的 17%。西欧、日本等发达

① 《2025 年，中国药用辅料市场总产值将达到 1406 亿元》，QYResearch，https://www.sohu.com/a/333605437_763925，最后访问日期：2019 年 8 月 16 日。

国家和地区也是生物技术医药产品研发生产的主要力量。国内生物医药产业从 20 世纪 80 年代开始起步，2015 年进入爆发增长阶段。据业内统计，2019 年生物医药产业工业总产值增速达 14.3%，成为工业增长的主要力量。

从全球来看，生物医药市场规模高速稳定增长，2020 年受新冠肺炎疫情影响，中国生物医药企业总营业第一季度收入和利润较上年同期明显下降，但 3 月以后，随着疫情影响减弱，企业逐渐复工复产，医院恢复正常运营后医疗需求迅速释放，企业营收和利润增速均明显回升。2020 年，规模以上医药制造业增加值累积同比增长 5.9%，增速较 2019 年同期下降 0.7 个百分点，但高于工业整体增速 3.1 个百分点。2016 ~ 2020 年，我国生物医药市场总体规模从 1836 亿元增加到 3870 亿元，年复合增长率达 20%。预计 2025 年，我国生物药市场总体规模将达到 8332 亿元，如图 2 所示。我国生物医药市场将成为仅次于美国的全球第二大生物医药市场。

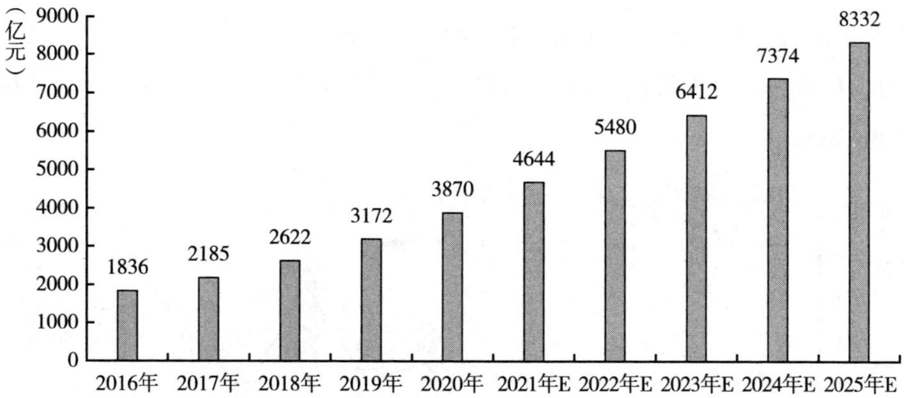

图 2　生物医药产业市场规模趋势

数据来源：中商情报网（年份带字母 E，表示估算数据）。

2. 国内产业发展格局

由于生物医药产业创新成本高、研发周期长、投资风险大的特点，需要通过集聚发展降低成本。在国家政策的支持下，我国生物医药产业集聚化发展态势明显，据不完全统计，目前我国已形成各类生物医药园区 100 多个，其中，经过国家有关部门或地方政府批准的省级以上生物医药园区有 50 多个。形成了长三角、环渤海、珠三角三大综合型生物医药产业基地。长三角地区拥有跨国生物医药企业数量在全国居于前列，产业创新能力和国际交流水平均较高；环渤海地区拥有丰富的教育和临床资源，人力资源储备充足，产业链互补优势较强；珠三角地区毗邻港澳地区，药流通体系发达，民营资本活跃，市场经济成熟，对外辐射能力强。

3. 产业投融资现状

2020 年生物医药领域融资共 947 起案例，披露金额约 2087. 04 亿元，亿元以上融资案例 395 起，亿元以上披露金额约 1088. 14 亿元。图 3 给出了 2020 年全国生物医药产业市场融资项目数量和金额的趋势图。

按照生物医药产业细分领域进行统计，其中药品类融资项目数量达 307 起，占比 32. 42%；医疗器械类有 259 起，约占 27. 35%；产业服务类 125 起，约占 13. 20%；医疗服务类 80 起，约占 8. 45%。按照地区对于融资项目数量进行分析，其中上海市（207 起），北京市（199 起），江苏省（159 起），广东省（153 起）、浙江省（101 起）合计融资项目数量占比全国总量的 86. 48%。

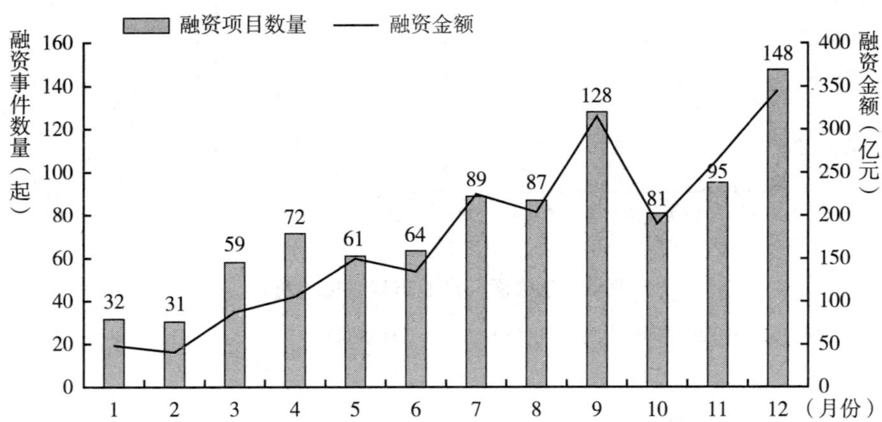

图 3　2020 年生物医药产业市场融资情况

数据来源：火石创造数据库。

2020 年，融资规模最大的一笔是由百济神州完成的 20.8 亿美元的股权募资。[①] 百济神州是一家全球性的生物制药公司，主要从事下一代癌症治疗方法、单一制剂和联合疗法的开发，致力于成为分子靶向与免疫抗肿瘤药物研发领域的领导者。年度融资规模位列第二的融资项目是，2020 年 8 月，由京东健康完成的 8.3 亿美元融资，投资方为高瓴资本；11 月，京东健康又完成了 13.6 亿美元的战略融资，投资方为新加坡政府投资公司、高瓴资本、黑石基金、老虎全球基金、清池资本、中国国有企业结构调整基金。[②] 经过两轮融资京东健康构建了医药零售、医药批发、互联网医疗、健康城市四个业务版块，逐步完善了“互联网 + 医疗健康”产业布局。2020 年生物医药产业融资规模前 10 项目的基本情况，如表 1 所示。

表 1　2020 年生物医药产业融资规模前 10 项目

单位：亿美元

序号	公司简称	业务	轮次	金额	投资方
1	百济神州	抗肿瘤药物新药研发商	战略融资	20.8	高瓴资本、贝克兄弟咨询等
2	京东健康	互联网 + 医疗健康服务提供商	战略融资	13.6	新加坡政府投资公司、高瓴资本等
3	华大智造	生命数字化设备及解决方案商	B 轮	10 +	IDG 资本、中信产业基金等
4	科兴中维	药品生产商	战略融资	5.2	中国生物制药
5	丁香园	疫苗研发商	战略融资	5	挚信资本、腾讯投资等
6	微创机器人	数字医疗健康服务商	战略融资	4.6	高瓴资本、中信产业基金等
7	天境生物	智能微创医疗器械制造商	股权融资	4.2	高瓴资本
8	凯莱英医药	医药研发服务商	战略融资	3.5	高瓴资本、中国国有企业结构调整基金等
9	微医生团	移动医疗服务平台	战略融资	3.5	未披露
10	晶泰科技	智能药物研发服务商	C 轮	3.2	五源资本、软银愿景基金等

资料来源：火石创造数据库。

① 《百济神州 20.8 亿美元股权融资创全球之最》，DeepTech 深科技，https：//xueqiu.com/5983518614/153990970，最后访问日期：2020 年 12 月 20 日。

② 《高瓴又出手了！拟超 8.3 亿美元入股京东健康》，网易财经网站，https：//www.163.com/money/article/FK8S0OR6002580S6.html，最后访问日期：2020 年 12 月 7 日。

（三）产业发展趋势

1. 创新药市场份额不断增加

创新药研发持续受到市场关注。2019 年创新药市场占全球制药市场总规模的 67.0%。在中国，创新药同样占据主导地位，2019 年中国创新药的市场规模占制药市场总规模的 56.1%，预计到 2024 年将达到 1711 亿元，年复合增长率达 22.76%。这一变化的主要原因既是顶级药厂对利润的追求，一直对创新药的研发进行大量投资，也是创新药的期满专利数量增加，以及政府为降低药品价格而采取的若干举措，如将创新药纳入国家医保药品目录、药品审批流程改进、加强知识产权保护、减免税项及高端人才引进，使创新药市场规模稳步增长。[①]

2. 生物技术行业创新

生物技术行业正在采用人工智能、数据分析和自动化等方法加快研发和生产。生命科学与信息技术、材料工程、应用化学等学科交叉融合，正在加速孕育和催生一批如合成生物技术、类脑人工智能技术等具有重大产业变革前景的颠覆性技术。生物技术创新链条更加灵巧，创新周期大大缩短。2020 年新冠病毒的大流行，世界各地都快速研发了检测试剂盒、生产了疫苗，调整了药物用途，为疫情防控提供了有力支撑。许多初创公司开始通过基因测序和基因编辑等技术的更新与发展推动了癌症治疗方法进行工程改造。各类创新要素日趋活跃，研发组织模式呈现网络化和全球化特征，研发理念不断更新，加速推动产业变革的步伐。

得益于中国与国际技术标准和指引的融合，以及中国政府实施的相关改革计划，合格创新药进一步缩短了药品审批流程的时间。因此，新型疗法可以更快速地在中国上市并造福患者。中国是细胞与基因治疗（CGT）快速发展的沃土之一。中国细胞治疗开展临床试验数量全球领先，全球细胞治疗领域目前获批肿瘤免疫细胞治疗产品 2 个，其中 1 个产品在中国已纳入优先审评，即将进入产业化阶段。

---

① 石海娥：《展望 2021 之二医药朝阳产业特质不会改变》，《光彩》2021 年第 1 期。

3. 与国际临床开发及监管标准接轨

近年来，中国高度重视药品监管法治化和科学化进程建设。中国药品监督管理局（NMPA）密切关注国际人用药品注册技术协调会（ICH）的动态，在药品监管政策法规、标准、指导原则等方面积极开展与国际接轨实践，截至2021年中国NMPA已经发布了7个适用及推荐适用ICH指导原则的公告。NMPA表示，中国将持续深化改革创新、完善指导原则体系；深化与国际监管机构和工业界的交流合作，推进国际监管数据共享和互认。邀请ICH专家对企业实施ICH指导原则进行培训，加速ICH指导原则在中国的落地实施；进一步参与国际标准的制定修订，为全球药品市场监管贡献中国智慧和力量。①

二　杭州市生物医药产业数据及初步分析

（一）杭州市生物医药产业基础数据

近年来，杭州市依托国家生物产业基地的建设，发展基础不断夯实，产业后劲进一步增强，呈现体系完备、基础坚实、集聚发展的态势。从产业规模和效益、产业主体和实力、创新产品和能力、创新平台和资源四个方面，按照中国生物医药产业发展指数（CBIB）21个指标进行综合计算，明确杭州市生物医药产业在全国的坐标。CBIB指数由中国生物工程学会和火石研究院联合发布，主要选取了中国重点城市、重点园区、重点企业、重点资本作为成分机构，对生物医药产业的经济、创新、集群、资本进行综合、量化、实时监测，并生成反映我国生物医药产业发展的“趋势线”。

对北京、上海、广州、武汉、郑州、南京、天津、宁波、大连、杭州等36个主要城市生物医药产业，按照21个指标进行排名，杭州生物医药产业

① 《国家药监局召开ICH中国进程与展望座谈会》，国家药品监督管理局，https://www.nmpa.gov.cn/yaowen/ypjgyw/hyxx/20210408145921130.html，最后访问日期：2021年4月11日。

9 项指标进入前 5 名（含第 5 名），9 项指标处于第 6～10 位，3 项指标处于第 11～20 位（见表 2）。具体情况有如下几个方面。

表 2　36 个城市进行对比分析的 21 个指标及杭州市排名

一级指标	二级指标	杭州市位次
经济实力	医药制造业总产值(亿元)	13
	企业总数(家)	7
	医药制造业规上企业数量(家)	6
	医药工业百强企业数(家)	5
	独角兽企业数(家)	3
	上市企业数量(家)	10
	上市企业总市值(亿元)	6
	上市企业主营业务收入(亿元)	6
创新成果	融资总额(亿元)	4
	国内发明专利授权数量(个)	5
	药物临床试验数量(个)	8
	CDE 受理 1、2 类新药数量(种)	8
	国产药品获批数量(种)	17
	一类新药数量(种)	5
	通过仿制药一致性评价品种数量(种)	8
	上市二、三类医疗器械数量(种)	6
创新要素	国家级人才(名)	3
	省级人才(名)	5
	市级人才(名)	4
	国家级实验室和工程中心数量(个)	5
	三甲医院数量(家)	13

资料来源：政府网站采集汇总。

（1）产业规模和产业主体规模处于全国中上游。2018 年杭州医药制造业实现产值 571.39 亿元，在全国 36 个城市中排第 13 位。2019 年 11 月底，拥有生物医药企业总量达 1500 余家，在全国 36 个城市中位列第 7。

（2）药品研发实力全国领先，研发后劲略显不足。截至 2019 年 11 月底，国产药品获批数量全国排名第 17，其中获批 1 类新药数量全国排名第 5。上市二、三类医疗器械、通过仿制药一致性评价品种的数量，以及国内发明专利授权数量分别排在第 6 位、第 8 位和第 5 位。CDE 受理 1、2 类新药 561 种，药物临床试验数量 270 个（主要参与企业见表 3），两项指标全国均排名第 8，与北京和上海差距悬殊，并且落后于南京、成都和连云港等城市。

表 3　杭州开展临床试验项目企业代表名单

项目类型	企业名单
创新药临床	艾森生物、贝达药业、海正药业、爱德程医药、奥默医药、德润玉成、多禧生物、翰思生物、和正医药、华东医药、康万达医药、容立医药、鸿运华宁、索元生物、华阳药业、养生堂生物、亚克药业、永展医药等
仿制药临床	青春宝药业、中美华东、民生药业、康恩贝制药、九源基因、和泽药业、朱养心药业等

（3）创新平台和资源集聚程度有待提高。拥有 4 个生物医药领域国家级实验室和工程中心，全国排名第 5；截至 2019 年 12 月 13 日，集聚国家级人才 395 名，全国排名第 3，但不及北京的 1/5。拥有 19 家三甲医院，全国排名第 13，与北京的 63 家、上海和广州的 32 家有一定差距。

（4）形成三大领域特色发展的产业结构，并集聚一批重点企业。新药研发领域汇集贝达药业、歌礼生物等企业，其中贝达药业历时近十年研发的中国第一个小分子靶向抗癌新药——盐酸埃克替尼（商品名：凯美纳）在 2021 年初已经上市。医疗器械领域中体外诊断与植介入器械表现不凡，拥有联川生物、启明医疗等企业。医疗大数据领域拥有微医、医惠科技、火石创造等企业，其中微医集团构建了中国最大的预约挂号网通道；医惠科技构建了医疗大数据的生态体系和知识体系；火石创造是基于大数据和人工智能加速生物医药产业集聚和创新发展的数据智能专业服务商。

（5）产业生态圈有待完善与优化。政策链层面，生物医药政策力度有待提升与细化。如高新技术企业认证奖励力度不如上海；鼓励本土企业上市奖励范围与力度不如北京；对顶尖人才团队资助奖励力度不如苏州。在创新链层面，创新载体及公共服务平台多元化供给不足。杭州生物医药产业园及大学科技园数量较少，国家级孵化器、加速器数量均落后于北上苏三地。在药物基础研究及临床前研究阶段公共服务平台覆盖类型、细分程度及数量上不及上海、北京。在金融链层面，社会资本不够活跃。生物医药领域省、市、县（区）所建立的政府引导基金数量高于苏州，低于上海和北京，但市级及以上层面的政府引导基金规模均低于以上三地。在社会资本层面，2019 年上半年，北京、上海发生投融资事件超百次，杭州仅有 30 余次，且与 18 年同期相比略有下降。

（二）杭州生物医药产业情况分析

1. 杭州市生物医药产业优势

从杭州龙头企业布局的方向来看，杭州市在化学药、数字医疗领域龙头企业实力较强，在医疗器械领域虽有突破，但龙头企业整体实力不强，在生物药领域实力较弱。在化学药创新方面，主要聚焦于小分子靶向药；在生物药方面，主要聚焦抗体药物；在创新医疗器械方面，聚焦于体外诊断、植介入器械、医学影像；在数字医疗方面，聚焦于辅助诊疗、医院管理、健康管理、虚拟助手、AI 辅助医药研发等；在外包服务方面，在药品研发、注册各个环节均有所布局，但在医疗器械领域外包企业实力较弱。

从杭州人才基础研究方向来看，在医药方面，杭州拥有一批顶尖人才聚焦小分子靶向抗肿瘤药物的研发，同时得益于西湖大学的成立，杭州市引进了一大批生物药相关领域的顶尖人才，并在细胞治疗、基因治疗，以及抗体的基础研究上取得了一定成就。在医疗器械方面，顶尖人才主要聚集在创新型器械企业，研究聚焦于体外诊断、植介入器械、注输、护理和防护器械、生物 3D 打印。

从杭州医药、器械、医疗大数据相关科研机构研究方向来看，在医药方面，杭州市在化学药原料药合成、制剂开发、绿色制药的各个环节均有布局，在生物药靶点结构学研究，药效与成药性，药物制剂研究方面均有布局；在医疗器械方面，在医用电气、光学设备、脑机接口、心脏介入、医学影像方面均有重点实验室布局；在医疗大数据方面，在医学影像分析、数据驱动药物研发、智慧医院数据系统、健康数据智能管理、疾病智能防控等方面均有涉足。

从杭州研发及产品基础（药物临床试验、获批医疗器械、医疗大数据应用场景）来看，杭州在小分子抗肿瘤靶向药领域有突出优势，目前已有2个品种进入临床Ⅲ期阶段，即将迎来成果收获期。但在生物药方面，目前仅有7个药物处于临床Ⅰ期阶段，聚焦于抗体、重组蛋白领域。在获批二、三类医疗器械方面，杭州市获批高端植介入器械数量较少，治疗或诊断设备、体外诊断试剂有一定基础，但优势不明显。医疗大数据方面，在辅助诊疗、医院管理、健康管理、产业服务、虚拟助手、AI 辅助医药研发多个应用场景均有布局。

2. 杭州市生物医药产业短板

（1）缺少在全国具有绝对规模优势的强势企业。2019 年杭州市生物医药产业上市企业数 32 家，不足上海的 1/2，北京的 1/3，上市企业 2019 年前三季度实现营收 649.58 亿元人民币，与北京、上海有较大差距。[①] 在中国医药工业百强榜中，杭州共有 4 家企业上榜，仅有 1 家进入排名前 20——外资药企分公司赛诺菲。杭州聚集的全球 TOP20 药企数量虽有 11 家，但在落地的外资药企中，仅有 3 家在杭设立研发或生产基地，落地外资药企研发或生产基地数量低于上海、北京、苏州，承接创新产出任务的能力未能充分发挥。

（2）未来产品线布局与高质量发展的能力不足。受企业创新载体集聚相对薄弱的影响，杭州在药品、医疗器械和专利创新方面创新成果指标与京、沪相比有较大差距，药物临床试验总数，CDE 受理总数，上市国产药品数，国产二、三类医疗器械上市总数，PCT 专利数均低于北京、上海、苏州。

（3）产业园区综合实力有待增强。在 2020 年生物医药产业园区百强榜

---

① 楼立群等：《杭州生命健康产业发展的对策建议》，《杭州科技》2019 年第 5 期。

中，杭州高新区和余杭区分别排名第 13 名和 33 名,① 但在上市企业数量、高新技术企业和创新成果等多项指标中，与生物医药产业顶尖园区张江、中关村生命园、亦庄生命园、苏州工业园区仍有较大差距。各产业园区在发展过程中也面临不同的挑战，例如，杭州高新区受制于土地资源严重匮乏；钱塘新区需加强创新公共服务平台的搭建；萧山区专项政策扶持力度较其他区明显不足等。

三　杭州市生物医药产业发展路径及保障建议

在浙江省提出打造具有竞争力的世界级生物经济产业集群、全国生物经济先导区和生物数字融合示范省的大背景下，杭州需要深度发掘产业发展的潜力，打磨特色，努力在新一轮赛道竞争中成为全国生物医药产业的标杆城市。

（一）产业发展路径

在对国内外生物医药产业发展趋势、国家省市战略、杭州市产业基础的研究分析基础上，我们提出了杭州市生物医药产业三大发展建议：核心产业、特色产业、前瞻布局。

1. 核心产业：以创新药与高端医疗器械为核心的产业基础

创新药和高端医疗器械是生物医药产业的制高点，杭州市应抓住产业核心，重点布局创新药（小分子靶向药、生物药）和高端医疗器械（基因测序、植介入器械、体外诊断、医学影像设备）等领域。

（1）在创新药领域重点发展小分子抗肿瘤靶向药、糖尿病等慢性病用药，在创新生物药方面，聚焦抗体及重组蛋白领域。重点布局拥有针对肺癌、乳腺癌、淋巴癌，以及关节炎、糖尿病、神经损伤与阿尔兹海默症等疾

① 《2020 生物医药产业园区百强榜》，中智科博产业研究院，https://www.sohu.com/a/406461278_423490，最后访问日期：2021 年 5 月 18 日。

病的创新药物研发企业。

（2）在高端医疗器械领域，加强基因测序设备及技术研发，强化在感染性疾病、遗传病检测、肿瘤的早期诊断、分子分型及靶向治疗、药物基因组学的应用研究。着力发展高端植介入器械领域，重点关注心血管、骨科等亟待“国产替代”的高值耗材等。重点关注医学影像设备及技术研发，包括核医学、血管内超声等影像设备、内窥镜、影像信息化系统等，重点聚焦体外诊断试剂及设备，其中包括针对靶向治疗药物的检测试剂盒、核酸试剂盒、高通量基因测序仪、化学发光免疫分析仪、新型分子诊断仪器等。

（3）在生物医药外包服务领域，构建覆盖医药、器械全产业链的外包服务系统，重点布局药物研发临床前阶段合同研发机构（CRO），药物生产合同生产组织（CMO），二、三类医疗器械研发生产 CRO、CMO 平台。

表 4　杭州市生物医药核心产业发展建议方向

核心产业	细分领域
化学药	小分子肿瘤靶向药、慢性病用药
生物药	抗体药物、重组蛋白药物
高端医疗器械	基因测序技术及设备、植介入器械、体外诊断试剂与设备、医学影像设备
外包服务	构建覆盖医药、器械全产业链的外包服务系统

2. 特色产业：数字经济与生物经济融合发展的医疗大数据产业

立足于杭州市信息产业基础与优势，全力打造医疗大数据产业，使其成为杭州生物医药产业特色名片，围绕数据价值链构建智慧健康产业链，形成覆盖数据采集和处理、数据分析和存储、数据应用的智慧健康产业体系，重点发展辅助诊疗、医院管理、AI 辅助医药研发等领域。同时，在 5G 网络落地普及的基础上，远程监护、应急救援、远程诊疗等 5G 场景应用将成为医疗大数据领域新的发展方向。此外，以体外诊断、医学影像诊断、基因测序等为未来医疗器械与医疗大数据融合发展辅助诊疗的契机，打通终端应用和数据采集的重要环节，实现医疗大数据产业发展带动人工智能赋能的医疗器械领域发展。

表5　杭州市生物医药特色产业发展建议方向

应用场景	细分领域
辅助诊疗	医学影像诊断、病理切片诊断、体外诊断结果筛查、互联网在线诊疗
医院管理	电子病历、医院数字化系统、医疗设备管理、医保控费
AI 辅助医药研发	药物分子设计、化合物、药效物质筛选
5G 新场景	远程监护、应急救援、远程诊疗

3. 前瞻布局：布局以细胞治疗、基因治疗为代表的前沿技术领域

围绕全球生物产业发展的趋势，聚焦生物医药前沿技术领域，瞄准未来生物产业，围绕未来 5 ~ 10 年内具有重大产业变革前景的新技术及新产品、新业态、新模式，寻求产业发展的新动能，打造杭州生物医药产业新的增长引擎。例如，发展细胞治疗（肿瘤细胞免疫治疗药物、干细胞治疗）、发展基因治疗（基因编辑、病毒载体）等。多渠道招引国内在生物药产能水平、研发实力和在研产品数量都具备较强竞争优势的优质项目。

表6　杭州市生物医药前瞻布局发展建议方向

应用场景	细分领域
细胞治疗	干细胞治疗、肿瘤免疫细胞治疗
基因治疗	基因治疗药物、基因编辑技术、溶瘤病毒、病毒载体

（二）产业保障建议

1. 优化产业生态体系，围绕关键卡脖子技术打造替代链

（1）优化产学研平台，探索成果转化新途径

依托浙江卫生健康科技研发与转化平台等，支持高校、医疗机构与医药企业合作，共同组建杭州生物医药产业研究院，作为研发孵化与成果转化主体，一是整合全市生物医药领域原创 IP 项目，构建项目库；二是设立杭州生物医药成果转化创新基金，鼓励社会资本加入，共同支持原创 IP 项目由

实验室研究孵化至产业化；三是对接 CRO 资源，推动研发创新和产业成果转化。

加大资金支持力度，不断健全和完善中试中心、技术咨询服务中心、企业技术中心、科技创新中心、工程实验室和工程研究中心、院士工作站、产业技术创新战略联盟的服务功能，充分调动大专院校、科研院所、医疗卫生机构和企业的力量，鼓励和支持针对新冠病毒等流行性病毒的疫苗、抗病毒及提升免疫力药物、消杀产品、病毒快速检测试剂及装备等研发和产业化推广；促进科技成果转化，重点支持金赛、东宝等重点企业的重大成果转化和产业化项目，跟踪重大科技成果进展，为供需双方提供良好服务；组建一支我省专业化科研医疗队伍，对流行性病毒溯源、变异与进化、病例机制研究、抗病毒药物筛选等基础研究做到长期、专人、专业化研究；聚焦此次疫情凸显的体外诊断、互联网医疗等新领域，加快互联网医疗平台开发、数字诊疗装备、体外诊断产品的开发与共性技术研究，培育新的经济增长点。

（2）完善公共服务平台体系，推动服务合作共享

一是增加临床前研究公共技术服务供给。鼓励以合作共建、纳入共享等形式扩大临床前研究阶段的公共技术服务的供应。二是完善公共技术服务支撑，在医疗大数据领域，完善新药研发数据服务中心、影像学诊断数据中心、医学第三方检测大平台等；在细胞治疗领域，搭建细胞治疗药物发现与筛选平台、细胞治疗药物质量检测技术平台等。三是加大临床 CRO 专业化服务机构的引进力度，支撑本土药械企业研发创新。

此外，搭建杭州市数字化公共服务平台，打通公共服务共享通道，帮助企业快速获得优质服务，助力加快研发进度。打造生物医药综合转化服务平台，集聚创业资源，解决创业痛点，加快创新成果转化。

（3）加强医疗器械审批机构的标准建设

对标本地医疗器械企业的项目需求，提升专业机构检测专业度和项目覆盖面，引入市场化运作的第三方注册检验机构，为本地企业提供服务，提高注册检验专业性与效率。此外，加强对获批上市产品的应用支持，为创新成果营造良好的市场生态，例如，协助企业对接进入国家医保目录、采购目录

的渠道，推动省级层面医疗器械“阳光采购”，鼓励本地医院优选本地产品，支持本市创新药物和医用耗材纳入全民补充医疗保险支付范围等。

2. 抓住疫情带来的发展机遇，做大做强龙头企业

（1）大力扶持本地临床前阶段项目。优质的临床前研究项目是实现创新成果产出最核心的竞争力，目前杭州对进入临床阶段的项目进行研发奖励，尚未覆盖临床前阶段，未来需要围绕全市科研机构、龙头及创新型企业布局的临床前阶段项目，形成优质孵化项目池，精准扶持，对接临床前CRO资源及GLP公共服务平台资源，提供非临床安全性评价等服务，并给予研发奖励，顺利推动临床前研究项目转化为临床研究项目。

（2）重点支持临床在研项目推进。以目前杭州市获得临床批件及开展Ⅰ、Ⅱ、Ⅲ期试验的企业为抓手，在现有政策基础上，一是增加进入临床Ⅰ期试验项目的研发奖励；二是提高进入临床Ⅱ、Ⅲ期项目的研发奖励额度，同时鼓励本地CRO服务机构、临床试验机构积极开展临床业务，提升本地服务率，助推项目注册上市。

（3）鼓励本土企业引入国内外优质项目。以政策扶持、资金补助等形式，鼓励本土龙头医药企业、CRO企业等通过合作、并购等形式引进培育国内外优质项目，助推国际、省外优质成果在杭受理获批、在杭落地研发生产。

3. 加强核心区投入建设，打造杭州特色生物医药集聚区名片

对标国内外一流园区，基于杭州生物医药产业三大方向，打造具有杭州特色和辨识度的生物医药产业园区。依托钱塘新区医药港小镇，打造具有国内影响力的创新药研发孵化和生产高地。依托余杭区，打造高端医疗器械集聚地。依托杭州高新区，打造数字经济与生物经济融合示范区及医疗大数据产业集聚区。并在产业要素导入、产业创新平台建设、产学研合作、国际合作等层面，出台产业政策，精准施策，助推形成杭州特色生物医药集聚区名片。

4. 推动国际化平台建设、促进国内外优质项目孵化培育

深化国际化合作，打造国际顶尖创新资源集聚地。探索与波士顿等生命

科学创新高地对接合作，建设波士顿 - 杭州国际创业基地或杭州 - 波士顿国际孵化中心，引入世界一流创新人才和团队、战略科技人才，加强创新源头供给。

谋划生物医药投资并购国际论坛，打造具有国际影响力的生物医药领域会议品牌。联合国内外知名投资机构、生物医药企业，借鉴美国 JP 摩根健康产业大会成功经验，举办具有国际影响力的杭州“政产投”高端峰会，扩大杭州医药健康产业知名度和产业影响力，促成生物医药项目合作交易。

鼓励企业建设离岸科研中心，并对引入国内的创新成果给予政策支持。

5. 深化探索先行先试，推动创新政策突破

（1）鼓励推动临床研究水平提升

强化医务人员参与临床试验的激励机制，重点在收入分配和职称评定方面予以支持；将临床试验资质条件和能力作为三甲医院评定的重要指标；将药物临床试验项目（按不同来源和级别）视同相应级别的科研项目，纳入主要研究者和直接参加研究者的绩效工资、职称晋升、岗位聘用、项目申报等管理。①

（2）推动医疗机构创新成果转化机制改革

向上申请探索推动出台医疗机构科技成果转化制度细则，提高成果转化收益奖励比例（浙江现有规定是不少于 70%），允许在杭高校、科研机构附属医疗机构率先突破现有医疗机构科技成果转化的限制，按照高校、科研院所制定的成果转化政策标准执行，推动医疗机构科技人员取得职务科技成果的现金奖励可以享受 50% 减免税或更高优惠，同时，将（非营利性）事业单位医疗机构纳入科技成果税收优惠政策范围，扩大医疗机构科技成果转化范围和效果。

加强科技成果中介平台建设，培养一大批懂业务、善经营、会管理、高素质的生物医药技术经纪人队伍，让他们介入技术市场化的全过程及各阶

① 《四川省人民政府关于支持重大新药创制国家科技重大专项成果转移转化工作的通知》，四川省人民政府公报，2019。

段，加强技术供给方与需求方的联系，找准技术与经济结合的切入点，使技术真正进入市场的重要渠道。

（3）推动促进前沿科技领域发展的政策创新

围绕细胞治疗、基因治疗等前沿领域，开展系列政策制度创新，向上争取申请细胞治疗等前沿领域审评审批实施细则，明晰指导原则与审批要点，加快浙江本地相关产品的审评审批速度，推动前沿领域项目进入临床阶段，缩短杭州在该领域与其他城市的差距。同时，推动本地医疗机构积极参与前沿领域临床试验项目，鼓励有干细胞临床备案的医疗机构自主开展前沿领域临床技术研究。

B.17
杭州大健康共治机制的探索与评价

马海燕　张萌　谢璐　管帅　周侃*

摘　要： 杭州市探索建设健康治理由来已久，基于健康城市的建设经验及成果，通过组建健康杭州领导小组、成立7个专项组、建立健康影响评价制度、组织专职技术指导机构、依托城市大脑推进数字赋能等措施。杭州市健康治理逐渐探索出一条具有杭州特色的健康共治新路径，形成了较为完善的健康治理新体系，提升了健康治理新效能。健康城市的建设与健康治理的发展相辅相成，本文立足于杭州市探索建设大健康共治机制的实践情况，基于健康城市建设居民知晓率、参与率、满意度，在综合评价健康城市建设方面居民的获得感，总结了公共政策健康影响评价杭州实践探索过程、工作保障机制构建，以及具体操作路径，总体介绍健康城市建设效果，为在健康治理背景下提升健康城市建设水平提供借鉴。

关键词： 健康治理　健康共治　健康城市　公共政策评价

---

* 马海燕，杭州师范大学公共卫生学院教授，硕士生导师，主要研究方向为公共卫生监测与健康促进；张萌，杭州师范大学公共卫生学院副教授，硕士生导师，主要研究方向为卫生政策与管理、健康影响评价；谢璐，杭州师范大学公共卫生专业研究生；管帅，杭州师范大学社会医学与卫生事业管理专业研究生；周侃，杭州市卫生健康委员会爱国卫生和健康促进处处长。

健康是人类永恒的主题，是社会进步的基础和保障。党的十八届五中全会正式提出“推进健康中国建设”，建设健康城市是实施健康中国战略的重要抓手，也是城市治理体系现代化的重要内容。杭州市从 2007 年被纳入我国第一批健康城市建设的试点城市和地区之一，就开始对城市治理进行有效探索，从最广泛的健康社会决定因素入手，全方位干预城市健康影响因素，在多方主体参与的基础上，贯彻落实将健康融入所有政策的要求，践行健康治理现代化。经过十多年的发展，杭州市健康治理效果初显成效，积累了具有地方特色的健康治理实践经验。

一　杭州大健康共治机制的探索

（一）传承爱国卫生精神，升华健康共治理念

21 世纪之初，随着城镇化进程的快速发展，城市规模急剧扩张，人口数量快速增加，慢性病高发、人口老龄化、环境负荷超限、公共设施滞后、交通拥堵严重、社会保障不足等问题，以及医疗资源的有限性和社会需求的无限性矛盾突出，影响居民健康的因素更加趋于复杂。单一的行动无法全面创造一个适宜居民生存发展的环境，维护居民的健康。健康城市是指从城市规划、建设到管理各个方面都以人的健康为中心，保障广大市民健康生活和工作，成为人类社会发展所必需的健康人群、健康环境和健康社会有机结合的发展整体，健康城市能很好地为居民的生存与发展提供一个和谐的环境。1986 年《健康促进渥太华宪章》提出以场所建设为中心的健康促进框架，由此开展了健康场所的建设运动，健康城市是健康场所之一，在这场建设运动中，健康城市也得到了很好的建设效果。① 健康治理指的是社会治理在健康领域的实践，是健康社会和健康中国建设的新范式。从国际实践经验来

① 傅华、戴俊明、高俊岭、贾英男、郑频频：《健康城市建设与展望》，《中国公共卫生》2019 年第 10 期。

看，健康治理的主要途径是“将健康融入所有政策”，① 体现在政府整体治理与全社会治理两个方面，涵盖了全内涵、全领域、全层次、全主体、全过程的五个特征。健康治理强调“大健康”概念、社会各层次的健康管理、多元主体协同参与、事物和人生的全过程健康管理，以及全世代的可持续性健康管理。② 健康治理的要义是发挥个人、家庭、社区、国家、社会组织、国际组织的健康共同促进作用，实现提高人口健康水平、减轻疾病负担、延长人均期望寿命的目标。健康共治是基于健康治理及健康城市发展而来的，健康共治、健康城市、健康素养第九届全球健康促进大会所发布的《上海宣言》核心要素。③ 健康城市建设为健康治理的出现与发展开辟了道路。作为健康治理的一部分，杭州大健康共治机制的探索也与健康城市的建设密不可分。

杭州市的健康城市建设有着深厚的历史积淀。1952 年，毛泽东发出“动员起来，讲究卫生，减少疾病，提高健康水平”的号召。1958 年，毛泽东视察杭州小营巷爱国卫生工作，掀起了全市人民“消灭四害、卫生防病”的爱国卫生运动高潮。1995 年，杭州市通过国家卫生城市考核验收。2003 年 12 月 19 日，时任浙江省委书记的习近平同志赴小营巷调研基层卫生工作时，做出了“弘扬小营巷爱国卫生光荣传统，进一步加强基层卫生工作”的重要指示，爱国卫生工作成为杭州卫生和健康工作的重要名片。2007 年 12 月，杭州市被全国爱国卫生运动委员会办公室列入全国建设健康城市的试点城市，杭州市开始探索建设健康城市，以解决城市化给居民带来的一系列问题，以及城市卫生状况给人类健康带来的威胁。杭州市计划从 2008 年到 2010 年，初步实现健康城市建设“七个人人享有”，即人人享有基本医疗保障、人人享有基本养老保障、人人享有 15 分钟卫生服务圈、人人享有

① 李昶达、韩跃红：《国外健康治理研究综述》，《昆明理工大学学报》（社会科学版）2017 年第 6 期，第 54 ~ 60 页。

② 杨立华、黄河：《健康治理：健康社会与健康中国建设的新范式》，《公共行政评论》2018 年第 6 期。

③ 傅华、陶沙、李江、戴俊明等：《以健康共治实现全民健康管理》，《上海预防医学》2016 年第 10 期，第 673 ~ 676、692 页。

15 分钟体育健身圈、人人享有安全食品、人人享有清新空气、人人享有洁净饮水。[①] 通过这些举措杭州市健康城市建设走在了全国前列，改善了市民的生活，也对健康治理进行了有益的探索，为日后杭州大健康共治机制的形成奠定了基础。

杭州市作为第一批健康城市试点城市，在建设健康城市的过程中形成了独具特色的治理体系，依托健康城市的建设成果，杭州市政府于 2016 年 4 月在全国率先把“将健康融入所有政策”写入地方国民经济和社会发展“十三五”规划纲要，[②] 同年底，浙江省印发《健康浙江 2030 行动纲要》，其中提出了要让健康治理更加科学有效的目标。这标志着杭州市形成了较为完善的健康治理生态。在此基础上，杭州市开始进行一系列健康治理的举措，如创建国家级生态市和国家生态文明试验区、健全基本公共服务供给机制，构建公共安全保障体系、深化医药卫生体制改革，优化医疗卫生资源配置，大力发展不同健康产业、开展全民健身，营造健康氛围，深化健康细胞培育，以健康社区、健康学校、健康机关、健康企业等健康单位和健康家庭为重点，深化实施“健康细胞”工程，通过这些手段使杭州市的健康治理能力得到了显著的提升。

（二）构建党政主导平台，完善健康治理顶层设计

1. 统筹规划健康治理工作

健康治理不是针对疾病，而是针对不健康“原因的原因”进行治理，覆盖全生命周期的各个阶段。健康治理应突破传统卫生部门与其他协作部门居于平行地位，而无法进行统筹协调的局限，建立更高层级的跨部门健康治理协调委员会。在 2008 年构建健康城市建设领导小组架构的基础上，2017 年 3 月，杭州市委、市政府成立了高规格的健康杭州建设领

---

① 李金涛、王建勋：《杭州市建设健康城市运行机制评价》，《中国健康教育》2017 第 33 卷第 7 期，第 662 ~ 665 页。

② 李金涛、王建勋：《杭州市健康治理实践》，《中国卫生资源》2020 年第 23 卷第 3 期，第 289 ~ 294 页。

导小组，并成立7个专项组全面深入推动杭州市的健康城市建设，形成了以领导小组为核心，各专项组分工合作的组织体系。领导小组组长由杭州市委书记和市长共同担任，由7位市委常委和4位分管副市长担任副组长，成员为59个市直部门和13个县（区、市）的党政主要负责人，成员单位基本涵盖了健康的社会决定因素所涉及的所有部门。该领导小组代表市委、市政府对杭州市的健康治理工作进行统筹规划，通过领导带动部门协作的模式有效地将健康治理部门调动起来，更好地实现健康共治的美好构想，在这种运转模式下，领导小组成为杭州大健康共治机制工作开展的核心。

7个专项组分别是健康环境组、健康社会组、健康服务组、健康人群组、健康文化组、健康产业组、保障支撑组。由组长单位、副组长单位和成员单位组成。组长单位对本专项组工作负总责，组织、协调本专项组所有成员开展工作，负责专项组的全局统筹规划和工作部署，提出成员单位年度考核意见等。其中，健康环境组由杭州市生态环境局担任组长，副组长及小组成员包含12个单位。为了建设一个满足居民全面发展的城市环境，健康环境组全面开展水、气环境综合治理，加强自然生态保护，定期组织会议指导杭州市环境改造活动。健康社会组由杭州市人力资源和社会保障局作为组长，副组长及成员由14个部门组成，主要负责社会保障体系的建立，为居民提供完善的公共服务。健康服务组由杭州市卫生健康委员会作为组长，副组长及成员由9个部门组成，主要负责建设基础健康服务体系，为公众提供多样的卫生服务，尤其是打造全生命周期服务体系。健康人群组由杭州市体育局作为组长，副组长及成员由7个部门组成，主要负责为市民营造良好的健康氛围，倡导和引领健康生活方式，塑造全民健身全民健康新风潮。健康文化组由杭州市文化广电旅游局任组长，副组长及成员由14个部门组成，主要负责对市民进行健康素养教育，将健康文化融入社会文化的方方面面，提高居民的健康素养。健康产业组由杭州市发展和改革委员会任组长，副组长及成员由13个部门组成，主要工作是通过制定政策，监管市场，指导健康产业的发展。保障支撑组由杭州市司法局任组长，副组长及成员由10个部门组成，主要工作是将健康融入所有的政策中，促进公共政策满足居民健康发展要求。7 个专项组分工合作，相互配合，将健康融入城市建设的方方面面。

2. 建立健康影响评价制度

《“健康中国 2030”规划纲要》明确提出“全面建立健康评价评估制度”“系统评估各项经济社会发展规划和政策、重大工程项目对健康的影响”。2019 年，公共政策健康影响评价制度建设纳入杭州市委深化改革委员会审议议题，并于 10 月发布了《杭州市人民政府办公厅关于印发杭州市公共政策健康影响评价试点实施方案（试行）的通知》，探索形成了“健康影响评价流程图”“健康影响因素清单目录”“政府部门健康影响评价操作手册”等。标志着杭州市健康影响评价制度正式建立。研发并正式启用了公共政策健康影响评价辅助决策信息系统，初步实现了通过平台化管理、智能化辅助和可视化操作，协助评价主体开展公共政策健康影响评价。《杭州市健康空间环境现状研究与规划优化建议》等研究成果，为杭州国土空间规划和公共空间提升专项规划修编提供健康融入规划的指导意见。

（三）发挥智库技术支撑，强化健康治理能力

为提高健康治理能力，组建了健康杭州专家智库并成立了专职技术指导机构。健康杭州专家智库是由健康城市专家小组发展而来的，还与杭州师范大学、杭州国际城市学研究中心等单位就推进健康杭州建设建立了长期技术合作联系，为提高大健康共治机制中的治理能力提供技术支撑。此外，2013 年成立了杭州市健康城市建设指导中心，主导开展了“健康杭州建设部门工作指南”“公共政策健康影响试评价”“杭州市健康村镇建设标准体系”“健康单位建设需求评估量表开发”“健康城市理念融入杭州市城市总体规划的政策研究”“健康杭州发展蓝皮书”等一系列应用型研究项目。2017 年 11 月，中共杭州市委组织部还将健康杭州建设纳入杭州市直部门分管领导，以及各县（区、市）和管委会分管领导干部培训的专题。同时，中共杭州市委党校也将健康城市建设有关专题纳入党校培训课程，探索将健康促进理

念纳入领导干部健康治理能力培训的必修课程。2020年，北京大学公众健康与重大疫情防控战略研究中心国内首个分中心落户杭州。通过组建健康杭州专家智库，成立专职技术指导机构，加强了大健康共治机制中的治理能力建设。

（四）数字赋能健康治理，提升健康治理效能

依托互联网优势和城市大脑，数字赋能健康治理，提升健康治理效能。全国首创“杭州健康码”，并推出“一码就医”“健康证明”“健康档案”“心理援助”“一键急救”等惠民应用，为数字防控、数智惠民贡献杭州智慧。城市大脑赋能推行舒心就医“先看病后付费”。杭州率先在国内建成市级家庭医生互联网诊疗平台，支持医保在线结算和药品配送上门。“一老一小”照护服务提质增效，“数字赋能，智慧养老服务杭州实践”引领示范全国，建立母婴室管理平台，实现0~3岁婴幼儿照护服务智能化。城市大脑通过对空气和水等相关指标的实时监测和实时分析，实现对区域环境载荷风险预判，从而为动态调整环境政策提供科学依据，为市民创造健康安全的自然环境。通过“互联网+健康医疗”服务，搭建平台发展健康产业工作，全面提升智慧医疗产业总规模水平，制定合理的发展健康产业规划和实施方案，引进或扶持具有区域核心竞争力的健康产业。[①] 智慧健康治理整合多部门资源，实现区域一体化协同医疗健康服务，推进政府“放管服”，加快卫生健康领域职能数字化转型，实现“最多跑一次”，为市民提供健康一站式便民惠民服务。健康环境、健康社会、健康服务、健康文化、健康产业、智慧健康治理六大部分在城市大脑架构中，相互依存、互利共生，组成了基本完整的、全循环的数字赋能健康治理体系。

---

① 《市委办公厅、市政府办公厅印发关于加强健康杭州“6+1”平台建设，建立大健康共建体系指导意见的通知》（市委办发〔2017〕15号）。

二　健康城市建设居民获得感评价

（一）获得感评价的设计思路

1. 居民参与是健康城市建设的重要手段

健康城市的建设为健康治理的出现和发展奠定了基础，建设健康城市也是实施健康治理的重要举措，其都是以达到改善健康、促进健康、维持健康为目标的。居民参与是健康治理的体现形式，与此同时居民参与也是健康城市建设的重要手段。一方面来说，健康城市建设的目标是实现人人健康，而每个人由于身体状况、经济条件、健康素养水平等情况的不同，对于健康的需求也不同。在健康城市的建设中，单一的由政府主导建设容易忽略部分居民的需求。只有让广大居民都参与到健康城市的建设中来才能使每一个居民都能认识到自身对于健康的需求并通过相关渠道反映在健康城市的建设中，有效提高健康城市的建设水平，使健康城市建设真正符合居民生存发展的要求。

从另一方面来说，居民是城市的主人，也是城市建设最广泛的群体。换言之，居民是健康城市建设的主体及客体。作为城市的主人，每个居民都是城市中最活跃的细胞，他们构成了城市的方方面面，想要健康城市的建设落到实处，离不开居民的合作与配合。居民参与健康城市建设的过程实际上就是市民对健康资源的使用和控制的过程，能够更好地促进城市健康资源的合理分配。[①] 在这一过程中，能有效增强居民城市主人翁意识，以及提高参与公共事物的能力。此外健康城市的建设与居民健康息息相关，健康城市建设以居民健康为出发点，目的是为居民提供更好的生存和发展的环境，参与城市的建设也是居民不可推卸的责任。

---

① 杨国安：《公众参与模式在健康城市建设中的应用研究》，《中国健康教育》2010 年第 10 期，第 779 ~781 页。

在健康城市建设的实践经验中，许多国家都意识到居民参与是建设健康城市的重要手段，我国一些城市在近几年也加强了相关方面的探索，但是由于我国健康城市建设起步较晚，发展较慢，目前健康城市建设整体水平不高，居民参与动力不足，需要有针对性地进行改进。目前，将居民参与与健康城市建设融合较好的城市有上海、杭州、苏州等。[①]

2. 信息透明是健康治理参与的必要条件

健康治理是指运用一系列政治、法律与制度手段，采用正式和非正式相结合的网络化方式，明确健康治理参与者的权与责，体现公平、尽责、透明、开放、合作等基本价值准则，实现改善健康、促进健康、维持健康的连续过程。国内外不同学者都对其内涵进行过相关阐述，不约而同地指出参与是健康治理的体现形式，社会各界参与健康治理是实施正确决策的有效途径。[②] 健康治理的核心在于合作，强调多方主体共同参与城市管理。居民作为城市最活跃的细胞，是城市的主人也是政策的执行者，对于城市建设有着不可推卸的责任，其参与是健康城市建设中非常重要的一部分，也是健康治理的体现形式。

提升健康治理水平需要创造良好的参与环境，健康相关信息透明是第一原则，信息透明是实施健康治理的基础，透明的水平决定了治理体系的开放程度。居民参与健康治理也是基于信息开放的，只有基于完整、真实、有效的健康相关信息，居民才能切实有效地参与健康治理。除此以外，信息的透明也利于居民参与对于决策者的监督，促进健康治理长久有效地开展下去。

3. 居民满意度是健康城市建设获得感的外在表现

具有本土含义的“获得感”一词最早出现在2015年2月27日举行的中央全面深化改革领导小组第十次会议上，习近平总书记在此会议上指出，要科学统筹各项改革任务，推出一批能叫得响、立得住、群众认可的硬招实

---

① 顾沈兵、李光耀、李洋等：《社区参与：创建健康城市的原动力》，《中国卫生资源》2009年第2期，第59~61页。

② 李昶达、韩跃红：《参与式健康治理对健康中国建设的启示》，《中国医院管理》2019年第11期，第1~4页。

招，把改革方案的含金量充分展示出来，让人民群众有更多“获得感”。①此后，“获得感”一词为大家所熟知并运用于各个领域。“获得感”的一般含义是“实实在在得到的感觉”，它与“幸福感”有相似之处，但更加强调所述对象“实实在在的得到”。由于这种属性，“获得感”近年来常用于评价相关主体在参与国家、企业或社区等发布的政策措施后的感受，并反映相关政策措施的实施情况。“获得感”作为一种自我意识需要通过其他指标反应，居民是城市的主人，也是建设健康城市的主体及客体，居民对于健康城市建设的满意度是衡量其获得感的有效指标。

因此，反映健康治理效果主要利用居民知晓率、居民参与率，以及居民满意率三项指标进行评价。居民对于健康城市建设的知晓率反映了健康城市宣传工作的效果，信息公开是健康治理的基础，居民是否了解健康城市建设状况及措施是参与健康城市建设的基础，对提高健康城市建设效果有着重要意义；参与健康城市建设是居民主人翁意识的体现，居民参与是健康城市建设的重要手段，也是履行主人翁责任和义务的途径；居民满意率反映了居民对于健康城市整体建设水平的感受，是反映居民获得感最重要的指标，体现了居民对于健康城市建设的认可度。

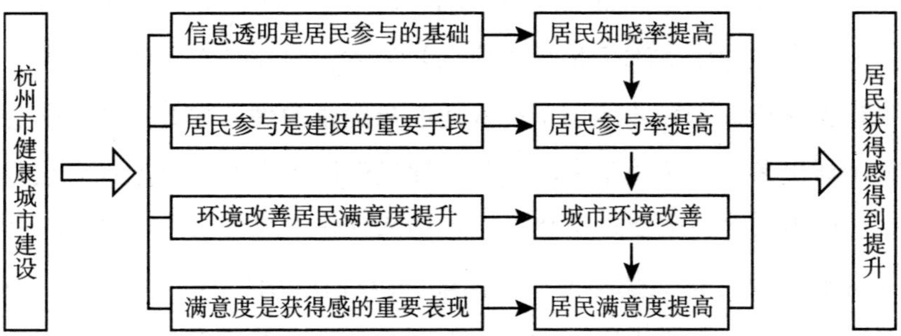

图1　杭州市健康城市建设居民获得感评价设计思路

① 蔡宁波：《增强代表“参与感”是提升“获得感”的有效途径》，《福建省社会主义学院学报》2017 年第 5 期，第 19 ~ 21 页。

（二）健康城市居民获得感评价结果

杭州市居民对于健康城市建设的知晓度、参与度、满意度能综合反映健康城市建设中居民的获得感。其具体路径表现为“居民知晓健康城市建设—居民参与健康城市建设—城市环境得到改善—居民满意度增加—居民获得感增强”。为了解杭州市居民对于健康城市建设的知晓度、参与度、满意度，并对健康城市建设中居民的获得感进行评价。根据评价结果进一步对健康城市建设提出建议，促进杭州市健康城市建设的提升以及居民获得感的增强。在 2017 年 1 月和 2020 年 5 月，研究人员针对杭州市健康城市各项建设活动居民的知晓度、参与度，以及满意度分别开展研究，2017 年选取年龄 16～75 岁的杭州市常住居民，针对不同指标各发放调查问卷 4200 份，其中，参与度调查回收有效问卷 3913 份，有效率为 93.2%，知晓度及满意度回收有效问卷 3948 份，有效率为 94.0%。2020 年，共抽取年龄在 16～75 岁的杭州市常住居民 5850 人，发放调查问卷 5850 份，其中，知晓度与参与度调查有效问卷 5211 份，有效率为 89.07%，满意度调查 5559 人完成了问卷调查，有效率为 95.03%。在 2017 年的研究中，研究人员主要针对细胞工程、慢性病干预控制行动、“五水共治”项目、三改一拆、健康生活进百万家庭行动、健康生活进千村万户行动、“七个人人享有”的目标、六大工作任务、智慧医疗、“三江两岸”规划、小学生窝沟封闭、斑马线礼让行人等十二项活动进行知晓度的调查；对细胞工程、慢性病管理活动、控烟活动、志愿者活动、全民健身活动、“五水共治”项目、三改一拆、智慧医疗、斑马线礼让行人、“我送你秀”百家社区文化行、免费公共服务、家庭庭院改造活动等十二项建设活动进行参与度的调查；对医疗卫生服务质量、社会保障、地表水卫生情况、空气质量、垃圾分类与处理情况、道路环境卫生状况、绿化覆盖情况、食品安全、当地社会治安情况、就业机会和环境、教育资源公平性、公共交通便利性、健身场所和设施建设、文化场所建设、公众媒体的健康宣传等十五项活动进行满意度的调查。在 2020 年的调查中，研究人员主要针对十项具有代表性的杭州市健康城市建设活动开展居民知晓度与参与度的调查：全科医生签约服务、慢性病管理活动、妇幼保健活动、倡导采用公共交通出行、控烟行动、全民健身活动、志愿者活动、营造健康氛围活动、健康环境改造活动、细胞工程。2020 年居民满意度调查内容与 2017 年一致。为了解杭州市健康城市建设效果，本文将 2020 年调查结果与 2017 年调查结果进行对比分析，分析结果有以下几个方面。

1. 健康城市宣传工作成效显著，居民知晓度较高

根据 2020 年调查结果，杭州市居民健康城市总知晓率是 80.7%，在十项建设活动中，知晓率排在前三位的是健康环境改造活动（92.7%）、倡导采用公共交通出行（92.2%）以及控烟行动（91.0%）。居民知晓度较低的三项活动是细胞工程（45.6%）、慢性病管理活动（75.6%）、妇幼保健活动（72.7%）。除部分活动外，杭州市健康城市建设活动居民知晓度均处于较高的水平。2020 年，杭州市居民健康城市总知晓率是 80.7%，比 2017 年调查得到的 33.08% 有了大幅的上升，说明杭州市健康城市的宣传工作卓有成效。同时，各项建设活动居民知晓度也有了较大幅度的提升，细胞工程、慢性病干预控制行动以及健康环境改造活动（“五水共治”项目、三改一拆）在 2017 年及 2020 年建设内容一致，调查结果显示这三项建设活动居民知晓率均有了大幅的提高。此外，经过两年的建设，其他活动在健康城市建设居民知晓度方面也有了较大的提高（见表 1）。

在 2020 年的调查中，健康环境改造活动、倡导采用公共交通出行以及控烟行动居民知晓度最高，这三项活动围绕居民的生活环境以及出行方式，与居民的日常生活联系较为紧密，这在一定程度上也促进了居民对其建设情况的知晓。居民知晓度较低的三项活动是细胞工程、慢性病管理活动、妇幼保健活动，这三项活动与居民日常生活联系相对不紧密，且部分针对特定人群。细胞工程活动是指建设健康单位、健康社区（村）、健康家庭、健康学校等，通过将城市层层分解构建，对建设健康城市具有重要意义。慢性病以及妇幼相关疾病是当今社会常见病，这两类疾病均可通过日常预防，或者按时体检发现问题，并及时治疗，从而降低疾病对居民的伤害。其知晓率低也从侧面反映了居民疾病预防意识的相对淡薄。

对比两次调研数据可知，健康城市建设居民知晓度有了大幅提升，居民总体知晓度较高。知晓健康城市的建设情况还能一定程度上提高居民的健康素养水平，曹承建等学者研究发现，随着杭州市健康城市的建设，居民的健康素养得到了显著的提升。① 这与健康城市建设的宣传工作密不可分，在宣传健康城市建设活动的同时，在一定程度上提高了居民对于自身身体健康的重视程度，但是居民的疾病预防意识还有待增强。

表 1　2017 年与 2020 年健康城市建设居民知晓情况

2017 年建设项目	百分比(%)	2020 年建设项目	百分比(%)
细胞工程	18.3	细胞工程	45.6
慢性病干预控制行动	35.9	慢性病管理活动	75.6
“五水共治”项目	67.7	健康环境改造活动	92.7
三改一拆	53.5	营造健康氛围活动	83.2
健康生活进百万家庭行动	38.3	倡导采用公共交通出行	92.2
健康生活进千村万户行动	31.4	控烟行动	91.0
“七个人人享有”的目标	19.3	全民健身活动	86.0
六大工作任务	17.6	志愿者活动	83.1
智慧医疗	51.4	全科医生签约服务	84.7
“三江两岸”规划	21.0	妇幼保健活动	72.7
小学生窝沟封闭	20.5		
斑马线礼让行人	55.1		
总知晓率	33.08	总知晓率	80.7

2. 健康城市建设活动居民参与不均衡，居民参与度有待提升

根据 2020 年调查结果，杭州市居民健康城市总参与率是 50.4%，在十项建设活动中，居民参与度排在前三位的是倡导采用公共交通出行（74.6%）、健康环境改造活动（65.2%）以及控烟行动（61.5%），居民参

① 张琼、曹承建、李金涛：《2008—2011 年杭州市健康城市建设对居民健康素养的影响》，《中国健康教育》2012 年第 11 期，第 936 ~939 页。

与度最低的三项活动是慢性病管理活动（35.9%）、细胞工程（35.0%）以及妇幼保健活动（33.2%），各项健康城市建设活动居民参与情况差距较大，部分活动居民参与情况较好，但是多数活动居民参与状况并不乐观（见表2）。2020 年杭州市居民健康城市总参与率与 2017 年调查得到的 65.82% 相比有所下降。在 2017 年的建设活动与 2020 年的建设活动中，细胞工程、慢性病管理活动、控烟行动、志愿者活动、全民健身活动、健康环境改造活动（“五水共治”项目、三改一拆）具有相同的建设内容，在这六项建设活动中，2020 年居民参与度均低于 2017 年。总体而言，2020 年相较于 2017 年，健康城市建设居民参与度出现了下降的趋势。

在 2020 年的调查中，居民参与度排在前三位的是倡导采用公共交通出行、健康环境改造活动以及控烟行动，这三项活动与居民知晓情况也保持一致，居民对其知晓度也最高。说明这三项建设活动整体的开展情况比较好，居民参与度高也反映出居民对于美化城市环境及节能环保的重视。根据调查结果，慢性病管理活动（35.9%）、细胞工程活动（35.0%）以及妇幼保健活动（33.2%），这三项活动在十项建设活动中居民参与度最低，同时这三项活动也是知晓度最低的三项活动。这说明在健康城市建设过程中对于疾病相关的预防知识普及不足，居民对于疾病的预防意识不强，这与赵灿等学者的研究结果也相吻合。2020 年，赵灿等学者对杭州市 2015～2018 年健康城市建设情况进行了评估，评估发现在杭州市健康城市建设中城乡居民、城镇职工基本医疗保险政策范围内住院补偿率、城乡居民规范化电子健康档案建档率指标预测不达标，城市的公共卫生监测系统不完善，[①] 结合调查结果可知多数居民理念上仍未从“治重于防”完全转变到“防治并重”或者“防大于治”。这说明要让居民更多地参与健康城市的建设，需要增强居民对于疾病预防的意识。

① 赵灿、王建勋、滕忆希、杨易、李金涛、董恒进：《浙江省杭州市健康城市建设评估》，《中国卫生政策研究》2020 年第 10 期，第 1～6 页。

表2　2017年与2020年健康城市建设居民参与情况

2017年建设项目	参与率(%)	2020年建设项目	参与率(%)
细胞工程	52.0	细胞工程	35.0
慢性病管理活动	56.4	慢性病管理活动	35.9
控烟行动	67.5	控烟行动	61.5
志愿者活动	60.5	志愿者活动	47.0
全民健身活动	65.6	全民健身活动	47.7
“五水共治”项目	70.6	健康环境改造活动	65.2
三改一拆	62.0	营造健康氛围活动	48.5
智慧医疗	73.5	倡导采用公共交通出行	74.6
斑马线礼让行人	88.9	全科医生签约服务	55.3
“我送你秀”百家社区文化行	53.6	妇幼保健活动	33.2
免费公共服务	74.7		
家庭庭院改造活动	64.6		
总参与率	65.82	总参与率	50.4

居民参与是健康城市建设的重要手段，也是居民“主人翁”意识的体现，对于提高居民健康城市获得感发挥着重要作用。根据此次调查结果，健康城市建设活动居民参与不均衡，居民参与度有待提升。主要体现在除部分与居民生活联系较为紧密的活动居民参与度较高外，其他活动均需要通过相关途径提高居民的参与度。特别是要重视增强居民的疾病预防意识，以及在社区、企业、学校等相关单位加大开展健康城市的宣传活动的力度。

3. 健康城市整体建设水平较高，居民满意度持续增加

根据2020年调查结果，杭州市居民对健康城市建设效果的总满意率为75.5%，当地社会治安情况（87.6%）、社会保障（82.8%）、公共交通便利性（82.6%）为居民满意度较高的前三项。空气质量（66.9%）、食品安全（69.2%）和地表水卫生情况（69.7%）三项活动的满意度排在后三位，各项健康城市建设效果居民满意度比较均衡，居民健康城市建设效果的总满意率较高（见表3）。2020年杭州市居民对健康城市建设效果的总满意率与2017年调查得到的53.5%相比有了较大幅度的提升。在十项相同的建设活动中，2020年居民满意度均有了明显的提高，说明健康城市建设效果总体较好，居民满意度持续增加。

表 3　2017 年与 2020 年健康城市建设居民满意度情况

单位：%

项目	不满意		一般		满意	
	2017 年	2020 年	2017 年	2020 年	2017 年	2020 年
医疗卫生服务质量	7.7	1.9	40.8	17.4	51.5	80.7
社会保障	5.7	2.4	33.5	14.8	60.8	82.8
地表水卫生情况	19.4	5.7	39.3	24.6	41.3	69.7
空气质量	26.5	6.6	36.4	26.6	37.1	66.9
垃圾分类与处理情况	19.4	4.4	38.0	21.8	42.5	73.8
道路环境卫生状况	9.9	3.1	34.9	18.3	55.2	78.6
绿化覆盖情况	6.3	2.9	28.6	18.1	65.1	79.0
食品安全	25.0	5.7	35.9	25.1	39.1	69.2
当地社会治安情况	8.3	1.3	31.1	11.1	60.6	87.6
就业机会和环境	9.4	3.3	43.8	25.8	46.8	70.9
教育资源公平性	9.2	5.5	39.2	22.7	51.5	71.8
公共交通便利性	4.3	3.3	26.0	14.1	69.7	82.6
健身场所和设施建设	7.5	5.3	33.9	21.8	58.5	72.9
文化场所建设	6.6	6.2	29.9	22.4	63.5	71.4
公众媒体的健康宣传	6.8	3.7	34.4	22.1	58.7	74.2
总满意率	—	—	—	—	53.5	75.5

当地社会治安情况、社会保障、公共交通便利性为居民满意度较高的三项。这与杭州市近年来经济发展迅速有关，与此同时，杭州市智慧交通等的建设也使城市的面貌焕然一新，居住环境得到了极大的改善，居民在健康城市方面的获得感也得到了提升。[①] 空气质量、食品安全和地表水卫生情况满意度排在后三位，这三项活动对居民的身体健康至关重要，他们分别代表着空气安全、食品安全，以及地表水安全。根据 2019 年浙江省生态环境状况

① 《全国首个智慧交通馆于杭州萧山开馆》，《现代交通技术》2019 年第 16（06）期，第 35 页。

公报，空气质量是居民健康城市建设效果中最不满意的一项。① 研究发现杭州市大气污染的主要原因是机动车数量增长以及高污染企业。②③ 截至2019年底，杭州市全市机动车保有量达267.2万辆，其中主城区约135.6万辆。④ 此外，相关学者指出，工业、建筑业，以及城镇化等也会导致空气中颗粒物增多。⑤ 所以如果想要提高杭州市空气质量，健康城市建设需要加强对这两个方面的改进。例如，制定政策鼓励市民购买新能源汽车、制定更加严格的机动车污染物排放标准、将环境治理能力作为衡量地方官员政治业绩的一部分，加强政府对于高污染企业的监管力度。居民对食品安全的满意度也较低，研究发现公众信息、感知质量、政府形象是食品安全监管公众满意度的重要影响因素，⑥ 所以想要保证食品安全，除对食品质量进行把关外，还要加强信息公开。居民对地表水卫生情况满意度也较低，根据学者汪凌佳研究发现，在杭州市各水系中运河和城市内河的水流速度较缓慢，自净能力较弱，水质情况较差，而居民日常生活中接触较多也是城市内河，⑦ 因此居民对地表水卫生情况的满意度较低，政府可考虑采用扩宽河道、清除淤泥等方式对运河和城市内进行整改，以改善地表水卫生情况。

（三）获得感评价对健康治理的启示

1. 提高市民参与度，促进健康城市建设向深层次发展

调查结果显示在三个获得感评价指标中，居民参与度还存在较大的提升

---

① 《2019年浙江省生态环境状况公报》，http：//sthjt. zj. gov. cn/art/2020/6/4/art_ 1201912_ 44956625. html，最后访问日期：2020年6月4日。

② 杨璠：《杭州空气质量治理机制探究——基于外部成本内部化视角》，《中国乡镇企业会计》2018年第5期，第5～8页。

③ 闫东艺：《机动车真是杭州雾霾的“元凶”吗？——基于杭州空气质量数据的分析》，《现代经济信息》2019年第8期，第481～482、486页。

④ 吴海卫、陈懿：《城市交通拥堵智慧治理的杭州实践》，《交通与港航》2021年第2期，第17～20页。

⑤ 胡丹丹：《杭州主城区大气污染成因及对策研究》，《环境与发展》2018年第5期，第42、44页。

⑥ 张阿兰、袁琴：《食品安全监管公众满意度影响因素实证研究》，《食品工业》2020年第1期，第250～254页。

⑦ 汪凌佳：《杭州市近十五年主要地表水水环境质量状况研究》，浙江大学，2018。

空间。居民参与是健康治理的核心特征，居民参与能有效提高健康治理的科学性、正确性、可实施性。与此同时，居民参与也是健康城市建设的重要手段，在健康城市的建设中，许多国家都采用“自下而上”的方式，让居民参与健康城市建设的决策环节。我国近年来也开始重视居民参与在健康城市建设中的作用，想要真正发挥居民在健康城市建设中的作用需要尽可能提高居民的参与度，实现全民共建共享健康城市。为提高居民参与度，可从以下几个方面开展行动。第一，知晓是参与行为的前提，[①] 在本研究中也表现出一致性，居民知晓度较低的活动其参与度也较低。要想提高居民参与度首先需要加强健康城市建设活动的宣传工作，提高居民对其的了解程度。第二，在进行健康城市宣传工作中，应该辅以健康促进知识。在健康城市建设过程中，居民未参与某些建设活动主要的原因是疾病预防意识的淡薄。随着医疗技术的不断进步，很多疾病可以通过多种方式进行预防，或者通过健康检查及时发现并治疗，从而将伤害降到最低。想要提高健康城市居民参与度，就要提高居民对于健康的重视程度，增强其健康素养，进而让其参与健康城市的相关建设活动。第三，公众参与的核心在于参与平台的构建，为提高健康城市建设居民参与度，需要构建居民参与的支持体系，在社会中营造良好的参与氛围。此外，还要明确居民参与的具体领域，将居民参与作为健康城市建设向深层次发展、城市健康治理能力迈向高水平的前提。

2. 丰富宣传手段，提高健康城市建设信息透明度

信息公开是信任的基础，而信任是居民参与的前提。根据两次健康城市居民参与度的调查结果，在健康城市相关建设活动方面居民参与不足。这提示我们在建设健康城市过程中要重视将健康城市建设相关信息公开工作，一方面能为居民参与建设营造良好氛围，促进居民与政府之间相互信任，共建健康城市；另一方面也促进了居民参与的真实性和有效性，帮助居民在参与

① 田雪莹、张丙银、杜军芳等：《山东农村高血压患者防治知识知晓程度及服药依从性相关研究》，《中国慢性病预防与控制》2021 年第 3 期，第 178～182 页。

健康城市建设过程中做出正确的决定。提高健康城市建设信息透明度需要政府在进行健康决策时坚持公开透明的原则，具体可通过在社区、单位、学校等地设置健康城市建设专栏，及时将相关信息上通下达，提高居民对于健康城市的了解程度，营造良好的建设氛围；此外，还要丰富宣传手段，近年来，网络因其自身特有的优势，在当代社会宣传中具有极大的影响力，健康城市建设相关的宣传手段也应与时俱进，在进行宣传时，除了利用传统的宣传方式，如发放传单、手册等，还可以利用新媒体技术扩大传播范围，以及传播效果，如拍摄相关微电影、宣传片，并通过公众号等方式进行推送，供居民浏览。

3. 多种治理工具组合，实现全方位协同建设健康城市

政府治理工具是指政府为了解决公共问题而采用的可辨别的行动机制。根据国内外的治理经验，想要实现健康治理，全面提高城市建设水平，靠单一的治理工具是不够的。在实际建设过程中，大到地区小到城市建设项目都有不同，不同的地区及建设项目应该采用不同的治理方式。根据2020年调查结果，居民知晓度低、参与度低、满意度低的不同活动，其原因也是不同的，应该根据具体情况使用不同的治理工具。例如，细胞工程的居民知晓度和参与度低主要是由于该活动与居民日常生活联系较少，想要提高此类活动居民参与度主要通过加强宣传，而有的建设项目，如倡导采用公共交通出行这类大众已较为了解的活动，为提高居民参与度应通过其他新的方式，如设立奖项激励居民参与等。此外，在健康城市的建设过程中还要加强政府、企业、社区、社会组织等团体的交流与配合。从政府的角度出发，要做到加强与其他部门组织的合作，需要做到政务公开、信息透明，除此以外，还要开拓多种渠道并提供资金政策支持，使社会团体参与治理活动。从社会团体的角度出发，参与健康城市的建设需要提高自身的参政能力，积极参与政府关于城市建设中的决策过程，为居民提供优质的服务。通过这种方式建立社会组织与政府之间的合作伙伴关系，实现全方位协同建设健康城市。

三　公共政策健康影响评价杭州实践

健康是幸福生活最重要的指标，是共同富裕的应有之义和重要内容。杭州市积极推进把健康融入所有政策，以高质量高水平建设健康杭州、打造健康中国示范区为目标引领，积极探索公共政策健康影响评价工作，不断拓展公共政策健康影响评价制度的实施路径，有效促进健康中国战略与经济社会发展的良性互动，为全面建立公共政策健康影响评估制度，系统评估各项公共政策对健康的影响，塑造生成以健康和福祉为核心的社会可持续发展形态不断汇入健康元素，增添健康话语，推动形成具有杭州特色的公共政策健康影响评价实践方式。

（一）公共政策健康影响评价探索过程

杭州市作为全国健康城市建设试点城市，始终把人民生命安全和身体健康放在首位，坚持“整体智治、唯实惟先”的价值理念，聚焦构建具有杭州特色的大健康现代化治理体系，在高质量推进卫生健康事业现代化的进程中，努力做到全方位全生命周期保障人民健康，全面推进健康杭州行动，积极践行健康杭州行动的各项政策措施，在健康浙江年度考核以及健康城市综合评估中均位居前列。

杭州市先行探索“将健康融入所有政策”的体制机制实践，在推进公共政策健康影响评价工作、建立健康影响评估机制进程中，对大健康共治机制进行了有益探究。杭州市从2016年起开始探索开展公共政策健康影响评价工作，在国内率先把“将健康融入所有政策”写入地方国民经济和社会发展“十三五”规划，将“城市治理框架下健康影响因素前置评估和实际应用可行性研究及推广”作为重点项目写入《杭州市建设健康城市“十三五”规划》。2017年，杭州市健康办为加快推进公共政策健康影响评价工作进程，开始着手健康影响评估制度的整体构建。2019年，杭州市政府办公厅为全面贯彻落实党的十九大关于实施健康中国战略的要求，结合杭州实际，先后出台《杭州市公共政策健康影响评价试点实施方案（试行）》和《杭州市公共政策健康影响评价试点实施意见（试行）》，将健康影响评价列入政府各部门制定各项公共政策的全过程，推动将健康全面融入杭州市的经济建设、政治建设、文化建设、社会建设和生态文明建设，杭州市成为国内最早由政府部署实施公共政策健康影响评价的城市之一。并于2019年开始利用自然语言人工智能处理技术启动研发“健康影响评价辅助决策系统”，协助评价主体开展公共政策健康影响评价，以提升公共政策健康影响评价的信息化和标准化水平。2020年，杭州市通过积极参与浙江省健康监测与评价中心在浙江全省开展的公共政策健康影响评价试点工作，积极探究健康影响评价制度的实施路径，探索形成了“健康影响评价流程图”“健康影响因素清单目录”“政府部门健康影响评价操作手册”等实施成果，并参与完成了《浙江省公共政策健康影响评价工作手册（1.0版）》的编写，为今后杭州市以及浙江省各级政府建立健全健康影响评估制度、实施健康影响评价提供了经验，奠定了基础。

杭州市秉持“将健康融入所有政策”理念，以打造“健康中国示范区”和“健康浙江新标杆”为建设蓝图，全面落实公共政策健康影响评价，为进一步提升城市健康治理能力，完善大健康共治机制奠定了坚实基础。《杭州市国民经济和社会发展第十三个五年规划纲要》的健康影响评价工作契合健康影响评价的技术程序实施路径，对规划文本所涉及的潜在健康影响与对应的健康决定因素予以相应的政策修改建议，实现大健康共治机制的适时健康回应；在组建专家组、筛选、分析评估、报告与建议、监测评估等机制施行环节中兼顾政策规划的可行性与严谨性，将健康因素融入各相关部门、相关单位的工作重点和努力方向，提升全市经济社会发展战略、目标的健康向心力。例如，杭州市健康办对《杭州市中长期青年发展规划（2020—2025年）》所开展的健康影响评价工作同样与政府部门公共政策健康影响评价内容契合，重点关注公共政策健康影响评价的技术路径，分层次展开分析评估步骤的具体实施细节，综合考虑该规划对青年人群的积极影响和可能存在的消极影响，并基于此提出了可有效提升青年健康状况的诸多建议，形成了公共政策健康影响评价意见反馈表，从政策层面有力推动杭州青年更好地健康发展。钱江道路高架下东幅地面道路建设工程健康影响评价从筹备期、施工期与运营期三个阶段对人群可能存在的健康风险进行评估，以评价和判断工程项目对人群健康的潜在影响，以及影响在人群中的分布状况，并对噪声、扬尘、汽车尾气等集中问题提出健康影响评价总结与可行的规范化建议，以此作为决定工程项目实施的依据，从而促进健康与社会经济的良性协调发展。

杭州市公共政策健康影响评价的政策执行标准在大健康共治机制的建设中实现制度化、规范化推进，为探索建立公共政策健康影响评价机制明晰了共建思路与方向指引。

（二）公共政策健康影响评价工作保障机制构建

公共政策健康影响评价是以改善人群健康和健康公平为目标的公共政策制定方法，旨在通过考察公共政策对健康决定因素、健康和健康公平的潜在影响进而影响决策过程，帮助公共政策制定者预知不同的政策选择会对健康产生怎样的差异性影响，使其在决策公共政策时充分考虑健康结果。公共政策健康影响评价的有序推行依靠人力、物力、财力等多样政策资源供给，杭州市融合大卫生大健康理念，以实现卫生健康事业现代化为目标引领，重视公共政策健康影响评价工作的有序推进，在实际践行过程中实现工作投入资源的完善完备保障。

充裕的工作资源投入有力保障了公共政策健康影响评价组织管理机制的整体建设。在杭州市委、市政府加强对公共政策健康影响评价工作组织领导的基础上，成立由各个部门组成的健康城市建设委员会，并下设健康领导小组办公室作为推进公共政策健康影响评价的跨部门协调部门，确保各项制度和措施的落实；另外，在杭州市委、市政府领导下，构建部门协同工作网络，畅通各部门之间的信息交流与资源共享渠道，各部门指定专人分别负责健康影响评价的协调管理与具体组织工作；此外，根据地域智库资源，遴选专家组成健康影响评价专家库为公共政策健康影响评价工作提供技术支持，并与外部专家、专业咨询机构和技术支持部门加强合作，进一步推进健康影响评价的成果总结和经验推广。

系统的健康能力建设支撑了公共政策健康影响评价保障机制的建立和完善。杭州市委、市政府统筹规划各类健康影响评价工作资源，夯实健康影响评价实施的主体构成与职责，合理制定和完善公共政策健康影响评价的各项制度，从而推进健康影响评价工作的深入开展；另外，公共政策健康影响评价经费被杭州市政府纳入本级财政预算，健康影响评价工作被纳入相关工作考核指标，通过财政的经费投入与考核指标的激励机制来保障和促使各部门积极主动地开展公共政策健康影响评价工作；此外，杭州市以数字化理念贯穿健康影响评价工作全过程，鼓励探索创新评价技术和手段，将数字化技术与健康影响评价工作相融合，而健康杭州建设领导小组办公室委托杭州师范大学启动研发的“健康影响评价辅助决策系统”正是对公共政策健康影响评价数智化运作模式的先行探索实践成果。

杭州市在工作资源上的大量投入促进了各有关部门将健康影响评价纳入制定公共政策的全过程，有利于探索健康优先发展的有效路径，共建大健康共治机制，全方位、全生命周期地保障人民健康。

（三）公共政策健康影响评价开展的具体操作路径

公共政策健康影响评价通过系统考虑公共政策可能带来的结果，分解可改变的健康决定因素，分析公共政策在这些因素上的影响，以达到影响和优化政策、计划、方案或项目的目的，并将健康治理和健康促进有效地融入其中。杭州市通过规范优化公共政策健康影响评价工作开展的流程，以增强各部门政策制定者对健康的责任意识，提升各部门的协调协作能力，有力保障了公共政策健康影响评价的顺利推进。

健康影响评价作为落实“健康入万策”理念的政策工具，杭州市探索形成的公共政策健康影响评价路径图（见图2）可为党委、政府以及各部门加强协同治理，提升公共治理能力提供技术参考与方法考量。公共政策健康影响评价的实施路径包含了部门初筛、组建专家组、筛选、分析评估、报告

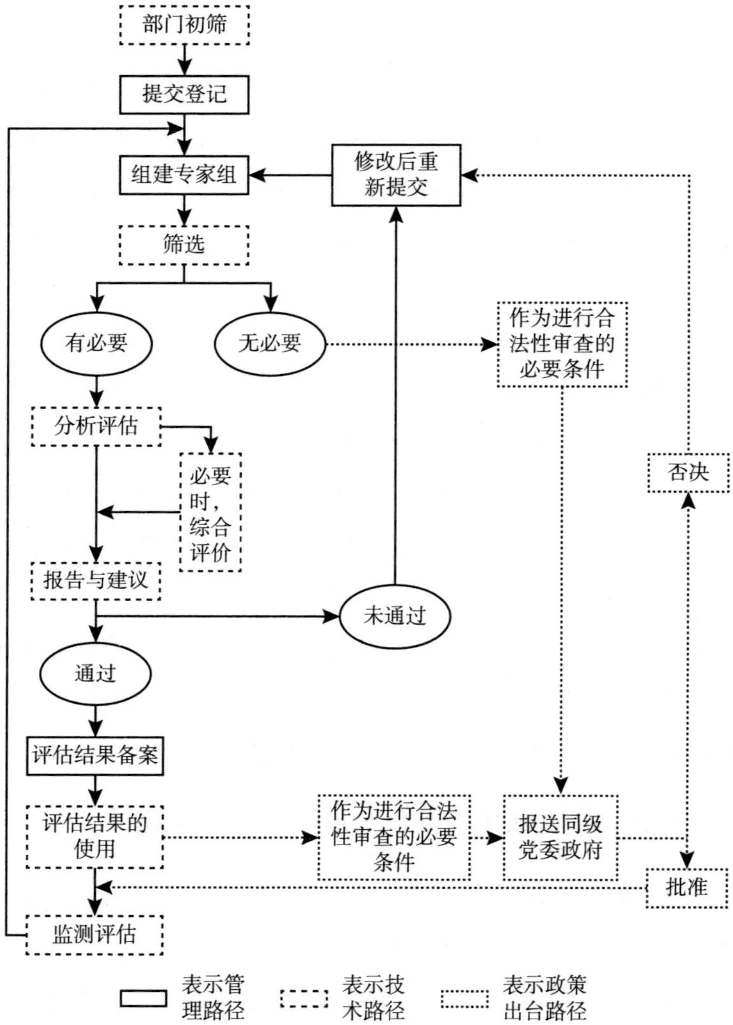

图2　公共政策健康影响评价路径

与建议、评价结果的使用和监测评估共七大环节，同时注重健康影响评价与公共政策文件的司法审查环节相结合，已保障政策出台路径的简明顺畅和公共政策健康影响评价可持续性推进。在部门初筛环节中，部门初筛由政策制定部门参考各部门涉及健康重点领域的政策文件范围及对应健康问题清单，结合必要的专家意见综合考虑开展健康影响评价的必要性；在组建专家组环节中，政策制定部门可采用“（2+X）模式”遴选相关领域专家组建健康影响评价专家组，并让专家组及时知悉掌握健康影响评价技术流程，以及相关分析评估内容；在筛选环节中，通过专家组和相关利益人群代表的筛选清单结果以评判实施健康影响评价的必要性与否，在有必要实施健康影响评价的情况下，以小组会议的形式完成《公共政策健康影响评价专家筛选意见汇总表》便于后续分析评估；在分析评估环节中，由专家组各成员对政策条款进行逐条阅读，识别拟定政策涉及的健康决定因素，识别和预测拟定政策潜在影响人群和正负面健康影响，填写《公共政策健康影响评价分析评估表（个人意见）》，并由专家组组长汇总各专家意见，在集中梳理与讨论的基础上形成专家组意见，填入《公共政策健康影响评价分析评估表（专家组意见）》，若专家组对部分拟定政策健康影响评价结果难达一致，可进一步选择适宜的评价方法和工具收集相关证据进行综合评价；在报告与建议环节中，专家组应针对如何提高健康水平、降低对健康的消极影响，撰写健康影响报告和《公共政策健康影响评价意见反馈表》，对已明确的健康问题提出解决方案或改善建议；在评价结果的使用环节中，政策制定部门在收到《公共政策健康影响评价意见反馈表》后应按照《公共政策健康影响评价结果采纳情况反馈表》要求记录对健康影响评价建议的采纳情况；在监测评估环节，各级健康办应对同级政策制定部门的健康影响评价实施情况、评估政策执行情况和政策发布实施后续影响情况进行监测评估以保证健康影响评价工作贯彻到位。

杭州市系统梳理公共政策健康影响评价工作所开展的流程，在对典型公共政策案例进行健康影响评价的基础上形成初步的健康影响评价机制并取得了阶段性成效。例如，在《杭州市中长期青年发展规划（2020—2025年）》健康影响评价中，杭州市健康办在组建专家组、筛选、分析评估、报告与建议、评价结果的使用等工作开展流程方面，始终坚持科学且客观地评估研究。在组建专家组环节，杭州市健康办根据“（2+X）模式”选定多位各领域专家组成健康影响评价小组对公共政策所涉及的繁杂内容进行综合研判；在筛选环节，专家组参考健康决定因素清单对照公共政策健康影响评价筛选清单栏目以确定是否需要对该规划进行健康影响评价；在分析评估环节，第一阶段为函询形式，专家组成员逐项阅读该规划条款，梳理该规划所涉及的健康决定因素清单、描述可能产生的健康影响及修改建议，并提出需要补充的资料，第二阶段为资料再收集和整理阶段，由杭州市健康办通过组织相关人员采用文献研究、大数据收集等定量研究方法与定性访谈等定性研究方法相结合的方法完成，第三阶段为评估专家基于上述阶段的分析结果，对该规划所涉及的健康决定因素、可能产生的健康影响及修改建议进行再一次梳理和确认，并反馈给杭州市健康办，由其进行汇总整理，并反馈专家组确认；在报告与建议环节，健康影响评价专家组分析该规划对青年人群存在的积极健康影响与可能存在的消极影响，并提出有针对性的调适措施与建议；在评价结果的使用环节，杭州市健康办结合该政策的健康影响评价结果填写公共政策健康影响评价意见反馈表，并提交共青团杭州市委以供决策参考。公共政策健康影响评价工作流程的全程塑型不仅有助于该政策相关资源的整合优化，更有利于政策执行的增质增效。

杭州市通过深化落实公共政策健康影响评价路径以加快健康融入所有政策，以健康影响评价辅助决策系统的数智化运作模式为依托优化健康影响评价工作开展流程，稳步提升健康影响评价标准化和信息化水平。

杭州市在探索大健康共治机制、建设标杆健康城市的进程中锐意进取，开拓创新，以健康治理的深刻实践为指向引领，先行探索公共政策健康影响评价的杭州模式，全面优化提升健康城市建设的杭州方案，赋能塑造健康治理的杭州名片，逐步形成具有杭州特色的健康共治新途径。行而不辍，未来可期。杭州大健康共治机制蓝图规划汇聚了人民福祉的健康话语与健康元素，其图景的完善完备还需健康治理的有序推进和健康共建共享的深度融合，并在加快打造“健康中国示范区”和“健康浙江新标杆”的过程中不断提升健康杭州的示范效应，以健康共治为共建大健康共治机制凝聚健康共识，树立价值路标。

皮 书

智库报告的主要形式
同一主题智库报告的聚合

皮书定义

皮书是对中国与世界发展状况和热点问题进行年度监测，以专业的角度、专家的视野和实证研究方法，针对某一领域或区域现状与发展态势展开分析和预测，具备前沿性、原创性、实证性、连续性、时效性等特点的公开出版物，由一系列权威研究报告组成。

皮书作者

皮书系列报告作者以国内外一流研究机构、知名高校等重点智库的研究人员为主，多为相关领域一流专家学者，他们的观点代表了当下学界对中国与世界的现实和未来最高水平的解读与分析。截至 2021 年，皮书研创机构有近千家，报告作者累计超过 7 万人。

皮书荣誉

皮书系列已成为社会科学文献出版社的著名图书品牌和中国社会科学院的知名学术品牌。2016 年皮书系列正式列入“十三五”国家重点出版规划项目；2013~2021 年，重点皮书列入中国社会科学院承担的国家哲学社会科学创新工程项目。

S 基本子库
UB DATABASE

中国社会发展数据库（下设 12 个子库）

整合国内外中国社会发展研究成果，汇聚独家统计数据、深度分析报告，涉及社会、人口、政治、教育、法律等 12 个领域，为了解中国社会发展动态、跟踪社会核心热点、分析社会发展趋势提供一站式资源搜索和数据服务。

中国经济发展数据库（下设 12 个子库）

围绕国内外中国经济发展主题研究报告、学术资讯、基础数据等资料构建，内容涵盖宏观经济、农业经济、工业经济、产业经济等 12 个重点经济领域，为实时掌控经济运行态势、把握经济发展规律、洞察经济形势、进行经济决策提供参考和依据。

中国行业发展数据库（下设 17 个子库）

以中国国民经济行业分类为依据，覆盖金融业、旅游、医疗卫生、交通运输、能源矿产等 100 多个行业，跟踪分析国民经济相关行业市场运行状况和政策导向，汇集行业发展前沿资讯，为投资、从业及各种经济决策提供理论基础和实践指导。

中国区域发展数据库（下设 6 个子库）

对中国特定区域内的经济、社会、文化等领域现状与发展情况进行深度分析和预测，研究层级至县及县以下行政区，涉及省份、区域经济体、城市、农村等不同维度，为地方经济社会宏观态势研究、发展经验研究、案例分析提供数据服务。

中国文化传媒数据库（下设 18 个子库）

汇聚文化传媒领域专家观点、热点资讯，梳理国内外中国文化发展相关学术研究成果、一手统计数据，涵盖文化产业、新闻传播、电影娱乐、文学艺术、群众文化等 18 个重点研究领域。为文化传媒研究提供相关数据、研究报告和综合分析服务。

世界经济与国际关系数据库（下设 6 个子库）

立足“皮书系列”世界经济、国际关系相关学术资源，整合世界经济、国际政治、世界文化与科技、全球性问题、国际组织与国际法、区域研究 6 大领域研究成果，为世界经济与国际关系研究提供全方位数据分析，为决策和形势研判提供参考。

法律声明

“皮书系列”（含蓝皮书、绿皮书、黄皮书）之品牌由社会科学文献出版社最早使用并持续至今，现已被中国图书市场所熟知。“皮书系列”的相关商标已在中华人民共和国国家工商行政管理总局商标局注册，如LOGO（ ）、皮书、Pishu、经济蓝皮书、社会蓝皮书等。“皮书系列”图书的注册商标专用权及封面设计、版式设计的著作权均为社会科学文献出版社所有。未经社会科学文献出版社书面授权许可，任何使用与“皮书系列”图书注册商标、封面设计、版式设计相同或者近似的文字、图形或其组合的行为均系侵权行为。

经作者授权，本书的专有出版权及信息网络传播权等为社会科学文献出版社享有。未经社会科学文献出版社书面授权许可，任何就本书内容的复制、发行或以数字形式进行网络传播的行为均系侵权行为。

社会科学文献出版社将通过法律途径追究上述侵权行为的法律责任，维护自身合法权益。

欢迎社会各界人士对侵犯社会科学文献出版社上述权利的侵权行为进行举报。电话：010-59367121，电子邮箱：fawubu@ssap.cn。

社会科学文献出版社